# 腹腔镜操作技能基础

## ESSENTIALS OF LAPAROSCOPIC SURGERY SKILLS

陈 双 主编

SPM 南方出版传媒
广东科技出版社 | 全国优秀出版社
·广 州·

图书在版编目（CIP）数据

腹腔镜操作技能基础 / 陈双主编. —广州：广东科技出版社，2020.10
ISBN 978-7-5359-7525-6

Ⅰ. ①腹…　Ⅱ. ①陈…　Ⅲ. ①腹腔镜检—外科手术　Ⅳ. ①R656.05

中国版本图书馆CIP数据核字（2020）第127706号

腹腔镜操作技能基础
Fuqiangjing Caozuo Jineng Jichu

出 版 人：朱文清
策划编辑：吕　健
责任编辑：邓　彦
装帧设计：友间设计
责任校对：陈　静
责任印制：彭海波
出版发行：广东科技出版社
（广州市环市东路水荫路11号　邮政编码：510075）
销售热线：020-37592148 / 37607413
http：//www.gdstp.com.cn
E-mail：gdkjzbb@gdstp.com.cn（编务室）
经　　销：广东新华发行集团股份有限公司
印　　刷：广州东盛彩印有限公司
（广州市黄埔区新塘镇太平洋九路十号　邮政编码：510700）
规　　格：889mm×1 194mm　1/32　印张13.25　字数280千
版　　次：2020年10月第1版
2020年10月第1次印刷
定　　价：198.00元

主　　编　陈　双

编写人员

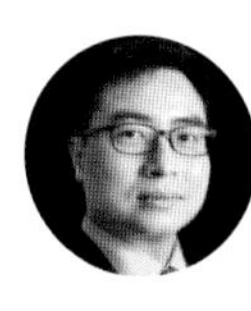
周太成

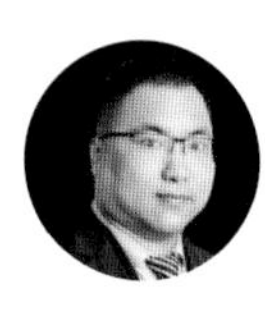
侯泽辉

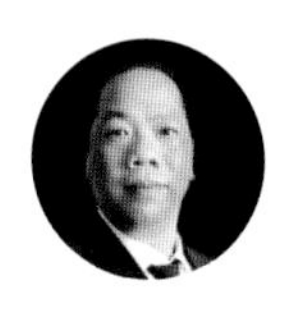
江志鹏

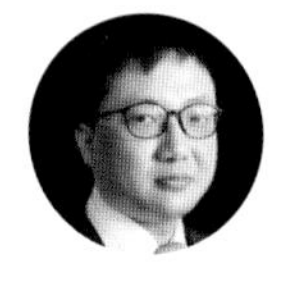
马　宁

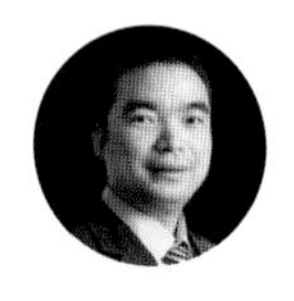
李英儒

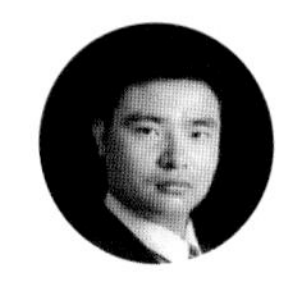
甘文昌

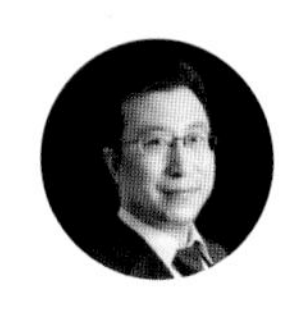
曾　兵

单　　位　中山大学附属第六医院

学术秘书　侯泽辉　马　宁

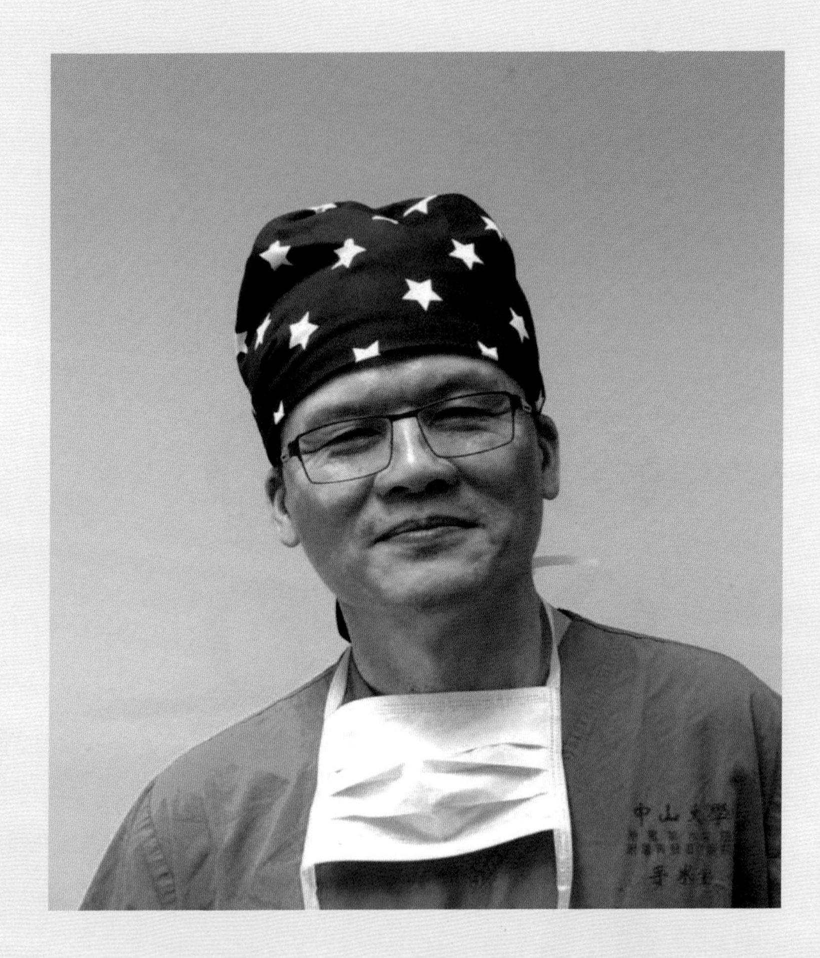

**陈　双**

教授，主任医师，博士生导师

中山大学附属第六医院

# 序

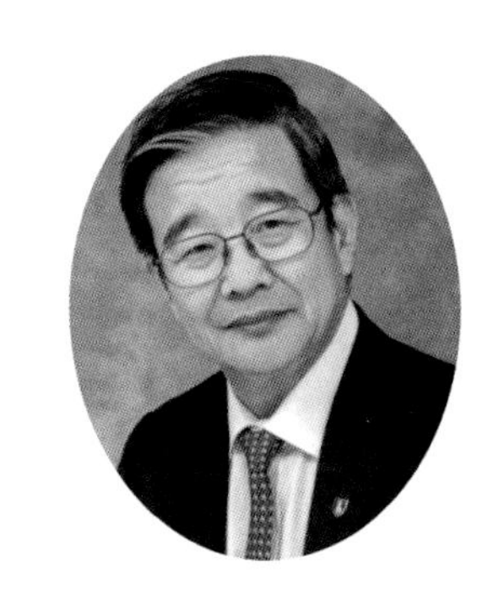

与陈双教授相识有20余载，他热衷于教学，善于思考和乐于帮助学生，进入中山大学附属第六医院6年多时间，在工作、学习和科研方面接触更多。

今年不同的是由于新型冠状病毒肺炎世界大流行，让我们的工作都按下了暂停键。最近一次偶然的机会，陈双教授告诉我在此次疫情期间，他带领他的团队又编写了一部学术新书《腹腔镜操作技能基础》，有幸先睹为快。此书从如何讲述腹腔镜技术入手，试图解构技术原理，手法颇有新意。

作为教学医院的老师，陈双教授始终以教、传、带学生为莫大的乐趣，将自己的学识经验传授给更多的学生来惠及更多的患者朋友。

作为外科医生，有人说他勤劳得像蚂蚁，但我不以为然，因为蚂蚁仅为采集和搬运；也有人说他无私得像春蚕，我也不觉得，因为春蚕只是从自己的肚子里吐丝来编织；我觉得陈双教授更像蜜蜂，不停地工作，既采集又整理又构建，最终能酿出香甜醇厚的蜂蜜来。

其实，学习与做人、做事都是一样的，只有真诚地付出，才会有收获，有喜悦与快乐。还要提及的是《腹腔镜操作技能基础》一书，图文并茂，观点明确，每章节还有“小贴士”，对腹腔镜操作技术与技巧有自己的独到之见，实用、接地气。我热忱地向广大外科界的同道们推荐此书，请同道们分享陈双教授这只“蜜蜂”酿造的甜美馥郁的“蜜汁”。

以此为序，祝愿我国腹腔镜外科事业更加繁荣强大。

2020年4月30日

# 前言

2020年的春天注定不平凡，终将作为大事件载入史册。

因为新冠病毒（COVID-19）世界大流行，我们的工作、学习好似瞬间被按压下了暂停键，多数人自行隔离，宅在家中……

人是有惰性的，原本去年就要完成的写作项目，因各种的原因和借口一再向后拖延。时机终于出现了，与我们团队的小伙伴们一合计，周太成、江志鹏、李英儒、曾兵、侯泽辉、马宁、甘文昌等医生，大家说干就干，时不我待，这也体现了外科医生的秉性。

去年的计划是完成一部关于腹腔镜操作技术的书籍。因为多年来，一直努力在做腹腔镜手术技能培训的专业医生继续教育工作，以“中国疝学院”为平台，大约每四个月举办一期的继教班（为期一周时间）。学员有来自北京、上海等全国各地各级医院的医生，课程和内容深受欢迎。10多期学习班实践，让我们深感：如何讲好、描述好腹腔镜手术操作技能是一个颇具挑战性的问题。教学相长，在不断的分析总结中我们提出了“透视法”“场景法”“七步法”等，从胚层的组织旋转、膜层之间的融合，像作战一样，既有战略上的考量也有战术上的细节。心思散发，分析细节，解构技术，终于汇成本书。由于学识和水平有限，书中所提的内容可能存在不足及错误，请广大读者批评指出，希望有机会再版时更正。

时间真快，一晃两个多月过去了，经过反复修改、再改，一稿、二稿……第五稿，打印出的厚厚的400多页的书稿《腹腔镜操作技能基础》。特别是本书的学术秘书侯泽辉、马宁两位医生仔细严谨的工作，付出了辛苦劳动！

还要感谢我的家人一直以来给予的理解、支持与关爱。

推开窗门，天已大亮，珠水向东，情满大江，2020年的春天终将过去，这正是：沉舟侧畔千帆过，病树前头万木春。

陈双

2020年4月20日

# 致　谢

感谢北京博辉瑞进生物科技有限公司和上海松力生物技术有限公司对本书编写、出版，给予的帮助与支持。

感谢广州市利玮微创医疗器械有限公司对本书编写、印制的帮助，特别是朱建平先生及其属下张译陶女士给予的多方面的帮助和支持。

感谢潘慧妍女士为本书的插图的加工、修改和编辑付出的辛勤劳动和张宇助理的辛勤工作。

最重要的是，感谢我科的全体医护员工，长期以来的支持，特别在今年年初疫情以来的付出与陪伴，谢谢你们。这正是：

瘟疫情无情，众人心有爱。

岁月同天日，科学胜天灾。

编　者

2020年4月28日

于广州天河　员村

# 目录

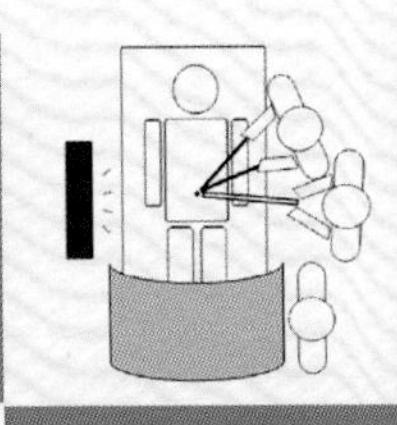

## 第三章

### 腔镜手术与开放直视手术的差异



## 第四章

### 以腹股沟疝为例谈腹腔镜视野下的解剖



## 第五章

### 在模拟器上的“刻意训练”

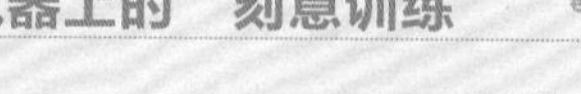

## 第六章

### 如何扶好腔镜配合好手术

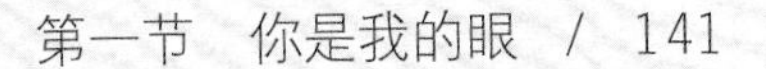



## 第七章

### 体验与训练腹腔镜操作技能

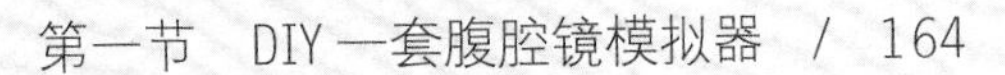



## 第八章

### 常用的腹腔镜手术

# CONTENTS

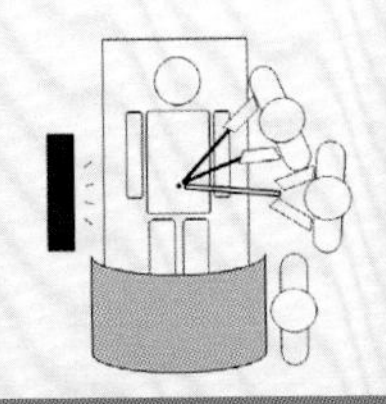

## Chapter 3 Differences between laparoscopic (endoscopic) surgery and open surgery



## Chapter 4 Taking groin hernia as an example to discuss anatomy under laparoscopic vision



## Chapter 5 Learning of laparoscopic skills

## Chapter 6 How to holding laparoscopic camera



## Chapter 7 Practice and training of laparoscopic skills



## Chapter 8 Common operations of laparoscopic surgery

1

第一章

# 腹腔镜技术的发展与演进

# Chapter 1 Development of laparoscopic technology

**观点与观念**

近一个世纪以来，如果要从外科学中评选出一项最具颠覆性的技术的话，毫无疑问是腹腔镜技术。说它最具颠覆性，是因这一技术已经改变和正在改变着今天外科的手术方式以及疗效。

**Views & Concepts**

In the past century, if one of the most fundamentally changed techniques is selected from all of discipline of surgery, that is laparoscopic surgery undoubtedly. It is said that it has the most fundamental changes, because it has changed and is changing today's surgical methods and the effects.

目前就世界范围内而言，腹腔镜技术已经从欧美传播至世界各地的各级医院，成为外科领域中一种常规的技术与手段。本章所讨论的腹腔镜发展简史，并非要简单的回顾和罗列一堆伟大人物和先驱们的名字、时间及地点等，而是想通过对其发展的回顾，一窥这一技术的发展脉络。中国有句古语：知其然，还要知其所以然。从以往看现在、看未来、看发展，这正是：以史为鉴，知兴替。

# 第一节 腹腔镜的启蒙与萌芽

# Section 1 The germination and enlightenment of laparoscope

TIPS

好奇心（Curiosity）：按韦氏辞典的定义，即强烈的探索兴趣和寻求知识的欲望。这也是外科医生的天性，加上外科医生动手能力强，行动会考虑前因后果，因此如何方便、简捷观察腹腔的一个念头，也会萌芽出腹腔镜的理想。

## 一 腹腔镜的萌芽

人就是这样一种生物：他们中总会出现一些不安于现状、头脑里会冒出一些奇特想法的个体，并做出一些让人匪夷所思的事情，这可能就是人类进步的源泉，也是技术创新的先驱。

最早，有些医生的想法可能只是想看一眼病人肚皮内的腹腔究竟是个什么模样。

葡萄牙人Dimitri Ott医生，1901年，在俄国做妇科医生，利用一个特制的带肩托及腿托的床，置病人于45° 头低足高位（Trendelenburg体位，即头低足高仰卧位，见图1-1），需要说明的是这是非常非常的头低足高位——45° ，一定需要特制的肩托及腿托。Ott医生切开病人阴道的后穹窿，再用牵开器拉开创口，以头顶上的额镜反光作为光源，观看腹腔内的情景。所以，Ott医生是第一位用镜子窥视盆腔及腹腔

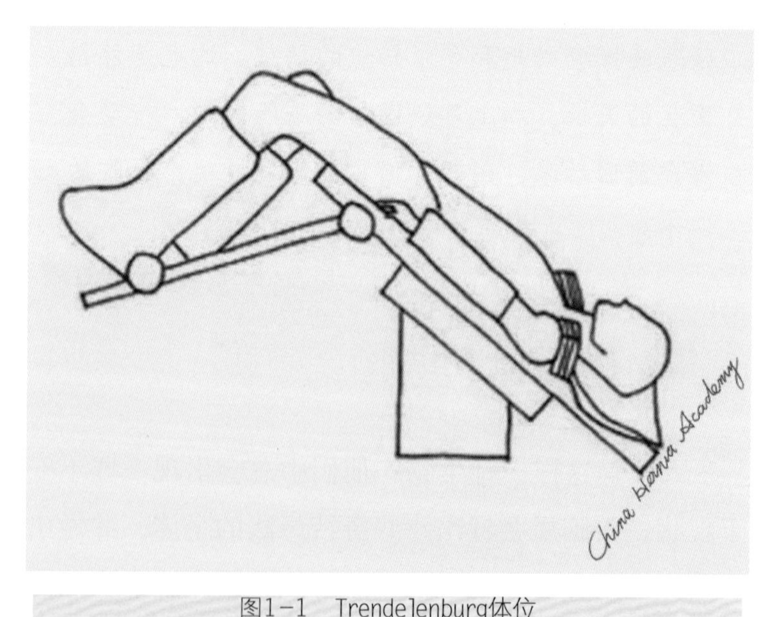


图1-1 Trendelenburg体位

此体位要求头低、足高、分腿，在膝关节处有保护措施

的医生。他的目的只在于检查盆腔、腹腔的病情，当然，他认为某些盆腔甚至腹腔内肠管手术也可经此途径完成，还提出了两点有利于显露的注意事项：一是体位，逐渐增加头低足高程度，使肠管移位到横膈的位置；二是不断地加深全麻程度，以保持视野不受肠襻活动的干扰。他将这种技术称为“腹腔镜检查术（ventroscopy）”。

德国人 Georg Kelling医生（图1-2）也是腹腔镜的先驱之一，1902年在德国汉堡发表了一篇题为“食管镜、胃镜及腹腔镜的使用”的论文。当然那时的食管胃镜都是笔直的硬镜，他将他所创的腹腔镜称为celioscopy，但研究的对象不是病人而是狗，其方法

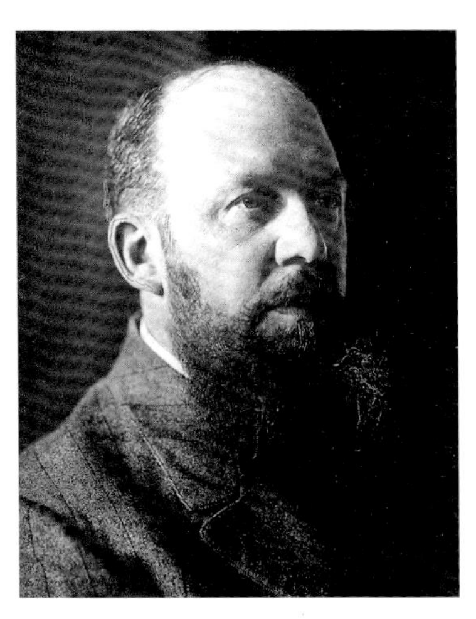

图1-2 腹腔镜的先驱德国医生Georg Kelling

与今天的腹腔镜有所类似。先穿刺腹腔注入已过滤的空气以形成气腹，以提供观察的空间。然后，通过局麻，穿入一个套管，再引入一个较细的膀胱镜（镜子是1878年Nitze所发明）来观察腹腔。因此，可以说Kelling是第一位应用内腔镜、经腹部创口进入动物腹腔内进行检查者。这是一个全新的概念（图1-3）。

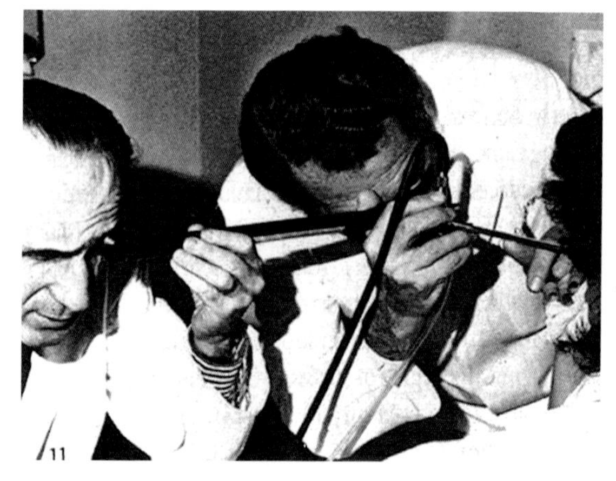

图1-3 早期的腹腔镜动物实验观察
早期的腹腔镜是没有屏幕的，直接观察镜头

## 二 启蒙与早期临床试验

世界上有创新思想的人，从不会坐等一切条件都完备了，或成熟了才去动手，而是先干起来再说。

1910年Hans Christian Jacobaeus（瑞典人）在

Kelling所发表文献启发下，基本按照Kelling的方法做了病人的腹腔镜检查术。但他操作的对象不是动物，他选择了临床上腹水患者，故多先抽除腹水再以空气代替形成气腹，之后还应用于胸水病人，故有“胸、腹腔镜术”之称。后期又进一步扩大用于非腹水患者，为72例患者做了115次胸、腹腔镜检，确诊了梅毒、结核、肝硬化及恶性肿瘤。虽然Kelling后来也将腹腔镜应用于临床，但后来的人们还是把腹腔镜的临床应用归功于Jacobaeus。

1911年Bernheim（美国人），著名John Hopkins医学院的外科医生，亦是受到Jacobaeus的启发后报道2例动物实验及2例病人的腹腔镜检：其中1例是美国外科之父Halsted的病人，因有黄疸而经腹腔镜诊断为胰腺癌，没有发现转移灶，后来这例病人的情况得到了剖腹手术的证实；另一例经腹腔镜检排除了胃溃疡，而确诊为慢性阑尾炎，从临床上证明了腹腔镜的价值。Bernheim的方法是应用一直肠镜在上腹做一小切口置入，用以窥看胃大小弯、胆囊及肝脏。后来他又进一步在胃上作一小切口以检出胃溃疡。这是美国最早有关腹腔镜技术的文献报道，但他缺乏影响力和追随者，在以后一段时期腹腔镜技术无人问津也无大的进展。

但在欧洲却有许多医生在Jacobaeus的启发下也先

后进行了自己的工作，都有自己的观点和方法上的改进，如Tedesko（奥地利，1912）、Renon（法国，1913）、Roceavilla（意大利，1914）、Schmidt（德国，1914）、Johnsson（芬兰，1916）等。

10多年后，美国的另一医生 Steiner，他完全不管其他医生已在此领域作了贡献和成就，而撰文自认为是他自己发明了腹腔镜（abdominoscopy）。1924年他撰文描述“腹腔镜是一种新方法，我们用来检查腹内脏器……至今为止还没有人在病人或尸体上使用过。这一技术方法既无危险也不困难且不需任何特殊条件”。他采用的是一个直视膀胱镜、穿刺锥，以氧气作为介质形成气腹。报道中详述了一些细节，如胃内充气以看到更大范围的胃表面；变动体位以看清胆囊等都显示他确已做了腹腔镜，他的病人均无并发症，但他未提及病人的具体数目。所以Steiner可以说是一位非常自信而又颇为有趣的人物，如今天说他妄自菲薄，可能是他确未注意到当时已有的文献报道，也只能归咎于他不看杂志，不读文献，信息不灵。不管如何评论，他仍是一位天才的外科医生和发明家。

往后， Zollikofer（瑞士，1924）应用腹腔镜研究肝病，他采用二氧化碳（$CO_2$）作为气腹，因$CO_2$术后容易被吸收而减少由于气腹带来的症状。而后，1929

年Kalk（德国肝病学家），也是德国腹腔镜学校的奠基者，还是腹腔镜肝胆病诊断的创始者，他报道100例应用他设计的135° 腹腔镜及气腹针，这种135° 腹腔镜沿用至今。他还开创了双穿刺技术为治疗性腹腔镜打下基础。至1951年，有已使用这一方法进行2 000例次的手术、而无一例死亡记录的报道。

# 第二节 2 腹腔镜技术的成长

Section 2 Growth of laparoscopic technology

## 一 气腹针的发明故事

可能很少人知道当初气腹针的原本设计不是为了制造气腹，世界上很多的成功范例都是“有心栽花花不开，无心插柳柳成荫”。

今天我们用于腹腔镜制造气腹的那根针叫Veress针（图1-4）。是的，这一根针是以匈牙利医生Janos Veress命名并且直至今日仍在使用的工具，但它的产生过程还有一段有趣的故事。

从名字上来看，你肯定不知道这一根针的设计与发明，究竟是一个人还是两个人或与更多的人有关。从名字上我们可能永远只知道的是其中之一，这人便是匈牙利医生 Veress，而另外的人，却可能永远的淹没在历史的长河里了。

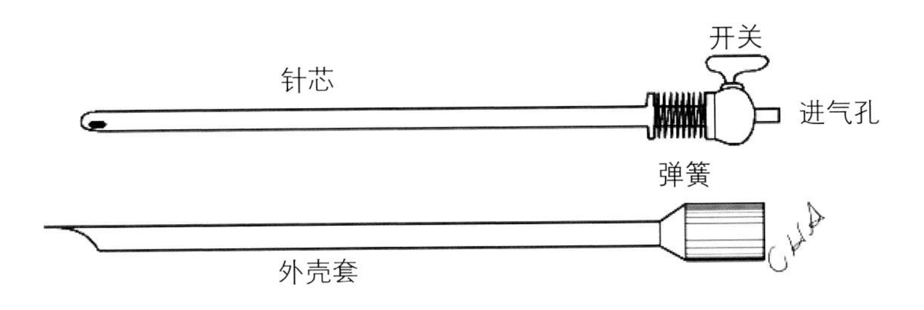


图1-4 气腹针组合示意图

组合后此针头因压力变化，针芯会自动跳出

其实，这根气腹针最早是在1932年被设计制造出来，它原本不是为制造气腹用的，而是为了制造气胸，当时是为了治疗肺结核。在20世纪初，结核病也是一种可怕的流行病，且无药可医。后来人们发现气胸或气腹，或反复的气胸对结核病有一定的疗效，因此，气胸也成为治疗肺结核的方法。为了更安全地制造气胸，Veress医生与他的结核病病人进行了沟通，他讲明了在制造气胸过程存在风险，针可以刺伤肺组织，可以有血胸，甚至可以产生张力性气胸，这些风险要医生与病人共同承担。也许病人较富有，或者病人是金属制品的制造师，或在此方面有自己的优势，或医生与病人联合发明的，或许参与设计和制造的病人真正理解医生需要一个什么样的针，所以，他才制造出这种巧妙的内部带有弹簧保护机制的气腹针，一旦压力变化时针就会弹回。1938年，Veress医生将他使用的这种带有保护装置的气胸针用德文写出了论文并发表出来，让后来的人知道并有机会将其应用到临床。进入了20世纪的40—50年代，抗结核药的出现使得人们渐渐地将制造气胸治疗肺结核的方法给遗忘、废弃了。20世纪40年代以后，Raoul Palmer在腹腔镜手术中引入了Veress针以建立气腹。这种内部带有弹簧的针，同样对腹腔脏器有保护作用。换言之，介绍Veress针的文章，就像睡美人一样，一睡近40年，又被新的目的和任务唤醒。

今天我们腹腔镜中所用的制造气腹的Veress针长12～15cm，外部直径为2mm。外套管前端有一个斜角针点切割通过腹壁组织。内针位于外套管内，其底部带有弹簧保护装置。在行进中因压力、阻力变化时针尖部位可自动弹出，通过这一机制保护内脏组织免于被尖锐的外套前端戳伤。穿刺腹壁时针芯遇到阻力变化时缩回针鞘内，所以一旦锐利的针头进入腹腔内，阻力消失，针芯因尾端弹簧的作用而弹回入腹腔，这种弹性提示操作者进入了腹腔，防止针鞘锐利部分损伤内脏。

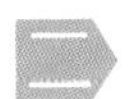

## 腹腔镜技术的长成

腹腔镜若想作为一个独门技术应用于临床，必须完备光学、电子机械等各项系统的相互协调，今天看来，这些系统应包括光学镜头、摄像系统、光纤、冷光源、气腹机、手术器械等（图1–5）。但当时好像并没有人这么高瞻远瞩，也缺乏一位像乔布斯一样，能发明推广苹果手机、彻底改变手机用途、实现今天移动互联的发明家。

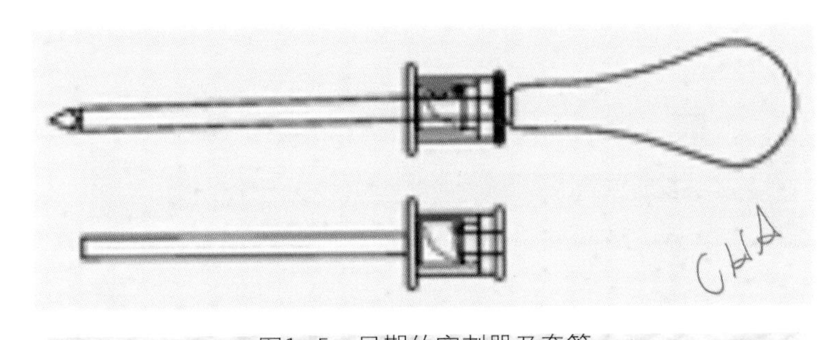

图1–5　早期的穿刺器及套管

图中穿刺器与套管都是金属制成的

这里需要一提的是英国的物理学者Hopkins，在20世纪50年代，他重新研究了腹腔镜的透镜：通过一组玻璃组合而成的透镜（图1–6），达到了明亮清晰而不失真的作用。直至今天我们使用的腹腔镜还是Hopkins透镜（图1–7），这一组小小的玻璃使外科医生长出了

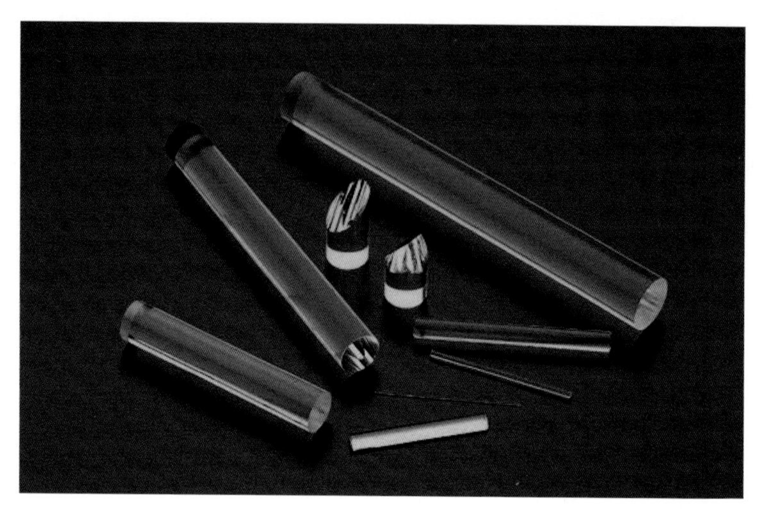

图1-6 Hopkins腹腔镜的柱状玻璃镜头

柱状玻璃使得镜头可获得更大、更清晰的视野

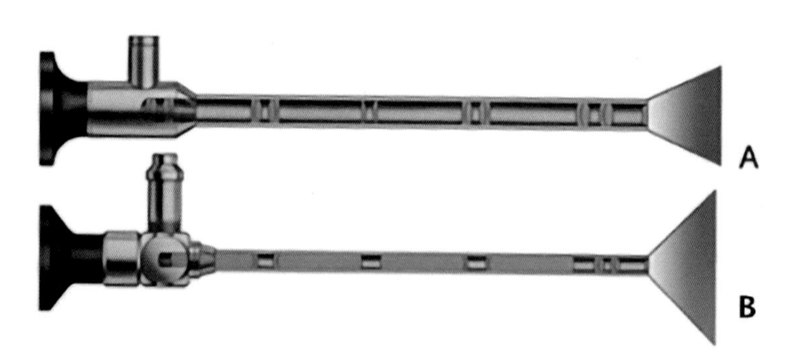


图1-7 内镜镜头

图A为常规内镜镜头，B为Hopkins柱状玻璃镜头，两者的观察视野不一样大

翅膀。

从20世纪50年代至80年代之间的30年间，腹腔镜

还是依靠社会的科技进步与技术的融合，如摄像头、光纤、显像管、平板显示屏等相关产业的发展而相互带动、相互借鉴。最终，水到渠成，成为现在的腹腔镜技术。

在腹腔镜技术应用临床方面，值得称赞的是妇科医师。正是欧洲及美国的妇科医生，通过一次次各种跨界尝试，为病人做了肠粘连，做了阑尾切除，也为早期腹腔镜和外科的腹腔镜技术的发展做出了贡献。

20世纪的50年代末，Frangenheim用玻璃纤维作为腹腔镜的光传导体，即光纤，使光损失更少，腹腔镜光照度更大，图像更清亮，为腹腔镜带来了光明。

1964年德国的妇科医师Kurt Semm发明了自动气腹机，为腹腔镜操作的空间奠定了坚实的基础。

进入20世纪80年代微型摄像机出现并融入了医学器械，影像的传输和腹腔镜的结合给内镜外科插上新的翅膀，使腹腔镜技术发生了革命性的变化，出现了质的飞跃。

摄像机把腹腔镜的图像传送到监视器上，图像和视野扩大化、屏幕化，图像比原来放在镜头后取景窗的小框里更加清晰，更重要的是，手术不再是操作镜子的术者一人可看到腹腔内的手术，而是助手和洗手护士等均可同时观看（也称为电视屏幕腹腔镜手术）。从此，腹腔镜的操作由最简单的几个动作到可以完成较为复杂的操作，这为腹腔镜外科的发展奠定了非常重要的一步，也是腹腔镜成为一门技术的重要标志。

1972年美国妇科腹腔镜协会成立，完成腹腔镜输卵管结扎（绝孕术）已超过几百万例。当时洛杉矶的Cedars Sinai医学中心的近1/3的妇科手术医生使用了腹腔镜来进行诊断或治疗。

1980年9月又是德国妇产科医师Kurt Semm教授首次成功地用腹腔镜技术进行了阑尾切除，将腹腔镜技术率先引入普外科手术治疗领域。但遗憾的是，当时外科特别是普外科的大伽们对腹腔镜技术却并不在意，也许不屑一顾这样的“雕虫小技”。

1987年3月17日还是妇科医师Phifippe Mouret在法国里昂为一位女病人施行腹腔镜盆腔粘连分离后，又切除了有结石的胆囊，完成了世界上首例临床腹腔镜胆囊切除术（LC）。但当时他并未广泛宣传和报道，直到1996年才见到他回忆当年手术过程的文章。

他这样写到当时的感受：

“Before that, there was nothing, after that there was laparoscopic surgery.”

（在这之前，什么都未发生，而这之后诞生了一个腹腔镜外科世界。）

应该说这是一个新时代的来临！

## 三 轰动美国外科界的腹腔镜手术

1989年，可能注定是个最著名的年代，世界上“冷战”即将结束，全世界都在发生着巨大的变革与动荡，一夜之间，柏林墙垮塌了，以苏联为首的阵营突然解体了，分崩离析；而作为另一阵营的美国，却以西方发达国家带头大哥的身份，更加趾高气扬，独步世界。就是在这种背景下，美国的外科医生们却被一盘来自法国的手术录像带给震惊了。

那是1989年的4月，在美国肯塔基州的最大城市路易斯维尔如期举行的美国胃肠道内窥镜外科医师协会（Society of American Gastrointestinal Endoscopic Surgeons，SAGES）会议上邀请了一位法国的同行，名字叫Jacques Perrisat。他在会上做了一席发言，同时还播放了一盒录像带，录像是源自法国著名的红酒产地波尔多一家医院所进行的“腹腔镜胆囊切除（LC）”手术。看完手术录像，场上的美国医生被震撼了，感觉技术强大的美国也落后了！这是“微创手术”！因为，以往数十年间，几代美国外科医生的信条是“更大切口，更好外科医生”，与会者纷纷议论。当年的情景，现在读一读10年以后的SASES的主席Hunter在SAGES主办的杂志上*SurgEndosc*所写的主席发言文章（图1-8），就可感受到：

*Presidential address*

Surgical Endoscopy
Ultrasound and
Interventional Techniques

Surg Endosc (1999) 13: 833–837



**SAGES 1989–1999**

**A video romance**

Ten years ago, something happened at this meeting that forever changed the future of the Society of American Gastrointestinal Endoscopic Surgeons (SAGES). Jacques Perrisat, our Marks lecturer from last year, brought to the meeting a videotape of a laparoscopic cholecystectomy that he performed in Bordeaux, France. That meeting occurred in Louisville. George Bush was the president. Monica Lewinski was in junior high school. The Atlanta Braves were the worst team in baseball.

After watching Dr. Perrisat's video, the leaders of SAGES started whispering to each other: "Should we be involved? Is laparoscopy us?" By the autumn of 1989, at the American College of Surgeons (ACS) meeting in Atlanta, the answer was clear. Yes, SAGES would do laparoscopy, and the effort would be led by George Berci.

ile technique, and trocars. He thought that the surgeon should know how to use the laparoscope, but he never anticipated the revolution in laparoscopic surgery that we have witnessed in the last 10 years.

Here in San Antonio, 11 years ago, SAGES held its first postgraduate course, a course in laser surgery organized by Dr. Dixon. The faculty included Rick Greene, Wayne Schwesinger and me, among others you know well. It was my first SAGES meeting. I had presented work at several other national meetings during my residency, but this SAGES group was very different. They liked each other. They had fun together, and (most importantly) they invited me out to eat.

Soon thereafter, in a second fit of delirium, the leadership asked me, not 2 years out of my residency, to join the

图1-8　腹腔镜的文献

1999年*SurgEndosc*杂志文章

TIPS

站在历史的角度，腹腔镜技术的腹腔镜胆囊切除只是一块敲门砖，腹腔镜技术不仅仅是微创外科（mininally invasive surgery）。作为一项技术，待它羽翼丰满，最终要代替传统的外科技术。现在腹腔镜右半结肠、直肠，甚至胃十二指肠手术等，已经不是当年的微创外科手术。

10年前，在路易斯维尔的会议上发生的事情，永远改变了SAGES的未来。法国医生 Jacques Perrisat演示的一盒来自波尔多到“腹腔镜胆囊切除”录像带引起了轰动，SAGES的领袖们开始窃窃私语：“我们应该参与进来吗？我们要做腹腔镜吗？”直到当年的秋季，在亚特兰大的美国外科大会（ACS）上，答案明确了：“是的，我们美国医生也要做腹腔镜！”

随之而来的是美国和欧洲的德国、荷兰、英国、比利时等国家也争先恐后开展了腹腔镜胆囊切除手术和腹腔镜技术，在全世界掀起了腹腔镜胆囊切除的热潮。

亚洲是1990年2月在新加坡开展了第一例腹腔镜胆囊切除。紧追其后，在1991年2月19日，我国云南曲靖地区第二人民医院荀祖武医师也完成中国首例腹腔镜胆囊切除。之后，腹腔镜胆囊切除在北京、天津、上海等地相继开展，微创外科如星星之火，传播到了各地，燎原全国。

有人说，是腹腔镜胆囊切除敲开了外科的大门，让腹腔镜技术进入外科。

还有人说腹腔镜手术就是微创外科。其实，微创外科只是早期的理念。腹腔镜技术真正要做的和真正能做的是替代现有的外科手术技术，因为这一技术能实现外科手术的精准、精细、精致。

# 第三节 学习的代价与启示

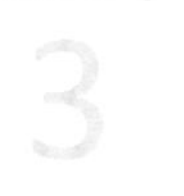

Section 3 Cost and enlightenment of learning

腹腔镜胆囊切除的成功，影响了整个外科界。30多年来，对微创腹腔镜技术的热情好像已无法阻挡，但数年之后，人们还是发现了问题。

## 一 腹腔镜胆囊切除并发症的代价

学习和体验过后，人们看到了学习知识和技术，同时也付出了学习代价。

至20世纪末，美国的腹腔镜胆囊切除手术有飞跃的发展，现在每年有超过75万例的腹腔镜下胆囊切除手术，在患者受益（减少手术及术后的疼痛，更快地恢复正常的活动， 减少了手术部位感染的风险）的同时，也看到了医生学习微创所付出的代价。在之后的研究发现：与开放手术的胆囊切除相比，腹腔镜方法的胆囊切除胆管损伤率有所增加，每1 000例中有4~7例或更多伴有胆管损伤并发症，而这些胆管损伤并发症中有些会影响终身。换句话说，以每1 000例中有4例来计算，75万例每年会有超过3 000例的胆管损伤并发症。学习的代价是巨大的。

从入门到掌握腹腔镜技术，每个医生都有“学习曲线”。如何能缩短学习曲线，不但是为医生着想，更重要的是保证医疗质量，对病人负责。

在世界范围内，各种层次的有关微创技术学习班、培训班、大师班，层出不穷，还有各种各样的模拟训练器，其目的都是为缩短和/或降低学习曲线。在进入了移动互联网时代的今天，各种腹腔镜手术示范和演示直播，直到现在都深受外科医生的欢迎，说明还有很多医生通过各种途径在不断地学习腹腔镜技术。

腹腔镜外科，其实有两个方面的问题。一是腔镜本身的硬件，如摄像头的清晰度，监视器是“标清”还是“高清”或“超高清”，这些硬件直接影响了手术质量。当然，硬件的问题容易解决，只要有经费，设备更新换代就能解决问题。二是具体操作的规范性问题，操作的熟练度和操作技巧这些属于软件，软件的更新需要重新编程，不能像硬件的更新那样方便。从高潮中醒悟的美国胃肠道内窥镜外科医师协会认清了问题的实质，制定了在腹腔镜胆囊切除手术中具体处理胆囊血管时应该有的规定动作和视野，提出“关键性安全视野”（CVS）的概念，要求每例的腹腔镜胆囊切除手术需要关键性安全视野的画面。这个“关键性安全视野”在今天的美国胃肠道内窥镜外科医师协会官网上仍可查阅。从前些年的文献中，可以看出，通过对那些出现胆管损伤并发症的病例，回看手术视频的研究，几乎都是没有达到美国胃肠道内窥镜外科医师协会所规定的关键性安全视野要求。这从另一方面也证明了规范操作的重要性。

## 二 医学教育的滞后与启示

从腹腔镜手术的发展历史与轨迹，我们可清晰见到医学教育有滞后的表现。自从腹腔镜技术的兴起，到今天腹腔镜设备的普及已经走过了30余年。如今，稍有规模的医院外科中若没有腹腔镜设备，或不能开展腹腔镜技术，那就是非常落后的科室。30年应该说为期不算短，少说也是二代医生成长的周期，但迄今医学院本科课程里没有腹腔镜技术的培训课程或腹腔镜原理的理论课。这样也就很难在教学大纲要求医学生们需要完成含有腹腔镜技术的课程。换言之，不管是五年制还是八年制的医学教育，毕业后腹腔镜从原理到技术基本都是零，这种局面一直存在了30年。一些先进的理念、观点写入外科教科书常常是在诞生之后10年或20年之后，30年对于外科这个行业而言，滞后得太长太长。

改变这种局面，不是几个人或几群人呼吁就可以改变的。真正的改变，需要所谓的“顶层设计”，即从上至下产生的体系。医学教育，归根到底还是专业教育，专业教育的“顶层设计”改变也非易事。一位医生、一位外科医生的成长周期太长、代价太大，对社会对病人都是不利的。从此点让人想起中国的一句古语：十年树木，百年树人。

## 三 如何面对未来

其实，不仅需要强调和重视腹腔镜技术教育，还应当将着眼点放在未来。未来的腹腔镜应该如何发展，从历史角度能带来什么启示。

TIPS

腹腔镜技术的未来是向人工智能（AI）发展，AI与腹腔镜技术的结合，要求外科医生要有通过腹腔镜画面构建结构的能力、应用算法的能力。

未来腹腔镜技术一定是向着人工智能方向发展，利用AI进行深度学习，利用AI解码镜头画面的立体空间。实际上目前的机器人技术还只是机器辅助的人工系统，一句话，还是人在做手术，是人指挥驾驭着机器臂进行手术，这与真正的AI技术要求还有距离。实现AI技术还应在手术中加入数学成分或算法。例如将来AI如何分离斜疝的疝囊：加入几何学的成分，加入算法，将疝囊几何透视分割成若干个面，利用点线面，先清理分离面，诸如此类，达到手术的精确、精准和精致。（详见本书的有关章节）

在技术方面，外科医生还需要在没有结构的情况下，有“预见”结构的能力。或者是在已有的结构上可以类比、优化，技术，特别是在存在约束的条件下进行手术设计的能力。这也是回顾历史的启示。

（周太成　江志鹏　侯泽辉　马宁　陈双）

## 参考文献

[1] 陈双, 江志鹏. 经腹腔腹膜前腹股沟疝修补术技巧的探讨[J]. 中华消化外科杂志, 2019, 18(11): 1015–1017.

[2] MCKERNAN J B. Origin of laparoscopic cholecystectomy in the USA: personal experience[J]. World J Surg, 1999, 23: 332–333.

[3] MOURET P. How I developed laparoscopic cholecystectomy[J]. Ann Acad Med Singapore, 1996, 25: 744–747.

[4] The Southern Surgeons Club. A prospective analysis of 1518 laparoscopic cholecystectomies[J]. N Engl J Med, 1991, 324: 1073–1078.

[5] HUNTER JG. SAGES 1989–1999. A video romance: Scientific Session of the Society of American Gastrointestinal Endoscopic Surgeons[J]. Surg Endosc, 1999, 13(9): 833–837.

[6] NIJSSEN MA, SCHREINEMAKERS JM, MEYER Z, et al. Complications after laparoscopic cholecystectomy: a video evaluation study of whether the critical view of safety was reached [J/OL]. World J Surg, 2015, 39(7): 1798–1803. http://doi: 10. 1007/s00268-015-2993-9.

[7] POLYCHRONIDIS A, LAFTSIDIS P, BOUNOVAS A. Twenty years of laparoscopic cholecystectomy: Philippe Mouret−−March 17, 1987[J]. JSLS, 2008, 12(1): 109–111.

第二章

# 腹腔镜的设备与手术器械

# Chapter 2 Laparoscopic equipment and surgical instruments

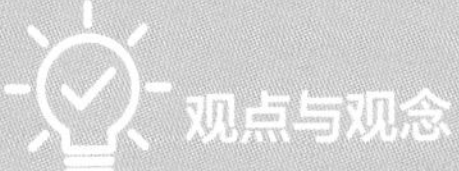

## 观点与观念

从历史的角度来看，每一种外科术式和技术都会打上时代的烙印，这是因为手术设备和器械都带有所属年代的标签，也反映着那个时代的科技水平和手术理念。

## Views & Concepts

From historical point of view, every surgical method was branded with the times. Because the surgical equipment and instruments are labeled with the era they belong to. they also reflects the surgeons' operative idea and the technological level of that era.

腹腔镜手术如何入门?

首先要从认识和了解腹腔镜的设备与器械开始，正所谓“工欲善其事，必先利其器”。主刀医生应首先要充分了解手术的工具，掌握其特性，发挥其所长，这样才能做出赏心悦目的手术。

腹腔镜由摄影成像系统、气腹形成系统和外科动力系统构成。所谓的腹腔镜手术，就是利用摄影成像系统，将腹腔内的影像在屏幕上清楚显示出来，术者使用特制的手术器械配合动力系统观看着屏幕进行操作，从而完成外科手术。

# 第一节 摄影成像观察系统

## Section 1 Laparoscopic imaging system

一般来说，整个摄影成像系统包括五个部分：腹腔镜头、摄像机、冷光源、导光缆和监视器（图2-1）。有些腹腔镜的摄像系统还带有视频信号的采集、储存等设备。

### 一 腹腔镜头

现在使用的腹腔镜头基本都是采用Hopkins柱状透镜系统。这个系统是在1952年由英国工程师Hopkins所发明并申请了专利，它具有透光性好、光损失少、分辨率高、成像清晰、视野大、周边视野不失真等特点。也许当初它并非是为腹腔镜而研发的，但却是内

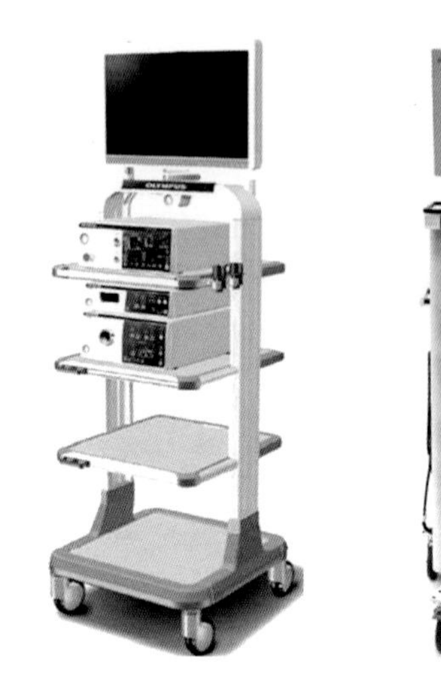

图2-1　摄影成像系统

摄影成像系统由腹腔镜头、摄像机、冷光源、导光缆和监视器五部分组成

镜发展史上的一个重要里程碑，使人类观察体腔的性质发生了根本性的变化。最重要的是具有利用透视原理，在平面的监视器上看出立体的效果。

用于诊断和手术的腹腔镜头有各种不同的尺寸，镜身长度一般280～330mm，直径5～10mm。根据镜面的前倾角，可以划分为0°镜、30°镜、45°镜、70°镜等（图2-2，图2-3）。

临床上最常用的是直径5mm或10mm的30°腹腔镜。10mm腹腔镜传递光线的强度比5mm腹腔镜强5倍，因此更明亮清晰，能提供较大的视野和更清晰的

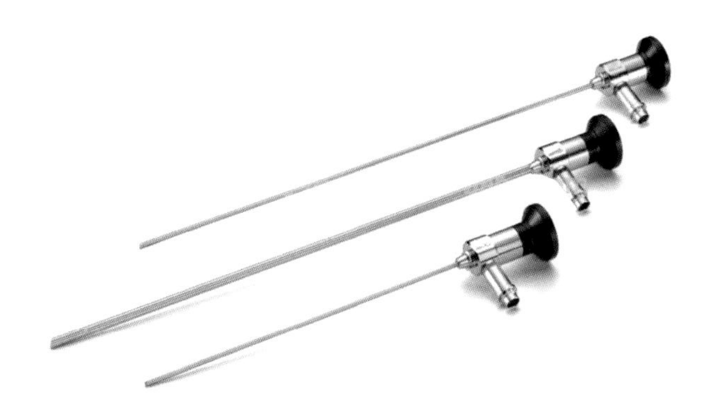

图2-2　不同长度和直径的腹腔镜

镜身长度一般为 280 ~ 330mm，直径 5 ~ 10mm，临床上最常用的是直径 5mm 或 10mm 的腹腔镜

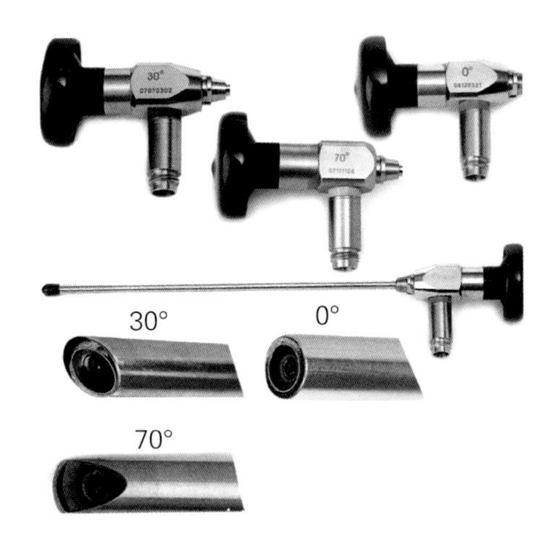


图2-3　不同前倾角度的腹腔镜

根据镜面的前倾角，可以划分为 0° 镜、30° 镜、45° 镜、70° 镜等，临床上最常用的是 30° 镜

放大倍数，适合开展较复杂的手术。5mm腹腔镜视野相对较小，光线偏暗，但更具微创特点，适合用于诊

断或简单手术和小儿外科手术。30° 镜的镜头具有一定的前倾角，其视野位于镜头的前下方，因此可通过转动镜身改变视野方向和观察角度。与0° 镜（视野位于镜头正前方，转动镜身不会改变视野方向）相比，更有利于在二维的显示屏上还原三维立体的影像，而且通过观察角度的变换，更适合进行比较复杂的腹腔镜手术。

## 二 摄像机

如果把腹腔镜头比作眼球的屈光系统，那么摄像机就是眼球的视网膜，是整个摄影成像系统的关键所在。

摄像机的主要作用是将镜头传输过来的体内影像（光学信号）转换为电信号，其核心是感光组件。目前最常用的两种感光组件是感光耦合元件（CCD）（图2–4）和互补性氧化金属半导体（CMOS）（图2–5）。两者都是利用感光二极管进行光与电的转换，将影像转换为数字信息，主要差异在于数字信号传送方式的不同。CCD传感器每一行中每一个像素的电荷信号都会依序传送到下一个像素中，由最底端的部分输出，再经由传感器边缘的放大器进行放大输出；而在CMOS传感器中，每个像素都会连接一个放大器及模/数（A/D）转换电路，用类似内存电路的方式将数据输出。

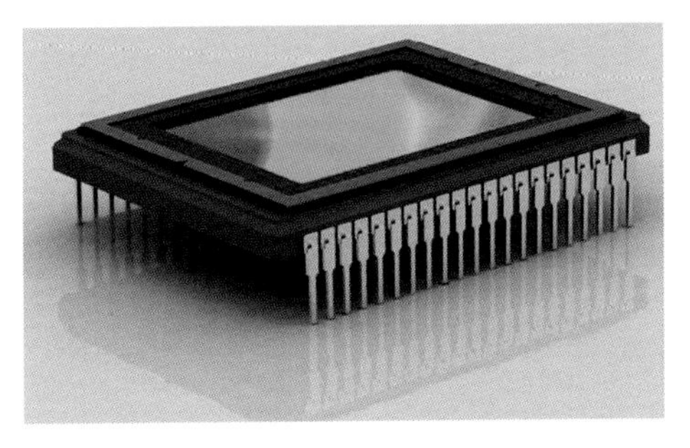

图2-4 CCD

又称感光耦合元件，是一种用电荷量表示信号大小，用耦合方式传输信号的探测元件

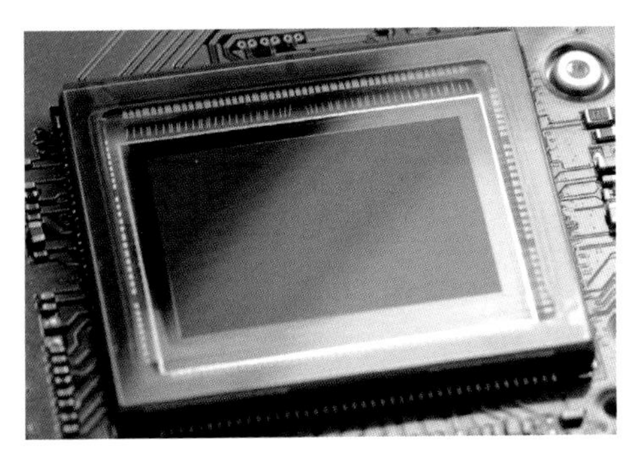

图2-5 CMOS

又称互补性氧化金属半导体，每个像素都会邻接一个放大器及A/D 转换电路，用类似内存电路的方式将数据输出

由于数据传送方式不同，CCD与CMOS传感器在灵敏度、成本、分辨率、耗电量等方面存在着一定的差异。一般CCD传感器在灵敏度、分辨率等方面优于CMOS传感器，而CMOS传感器则具有低成本、低耗电及高整合度的特性。随着技术的进步，两者的差异正

逐渐缩小，目前市面上的腹腔镜既有使用CCD也有使用CMOS作为传感器。

TIPS

10年前苹果公司推出了一个营销术语——视网膜屏，是指手术屏幕的分辨率超过了人眼的分辨率。其实现在算一下它的像素/英寸（ppi）只有300单位而已，目前临床上的Full HD级别的分辨率是1 920×1 080，其ppi达441单位，更不用说4K摄像头的分辨率（4 096×2160）。换句话说：2K高清腹腔镜给你一双1.0的视力，那么4K等于让你的视力超过了2.3。

值得注意的是，所谓“标清”“高清”和“全高清”，“2K”“4K”“8K”的概念也与摄像机处理图像的像素密切相关。所谓标清，是图像的物理分辨率低于720p（p，progressive，代表逐行扫描）以下的一种视频格式。关于高清的标准，国际上公认的有两条：视频垂直分辨率超过720p或1 080i（i，interlace，代表隔行扫描）；视频宽纵比为16：9。所谓全高清，是指物理分辨率高达1 920×1080（包括1 080i和1 080p）（图2–6）。

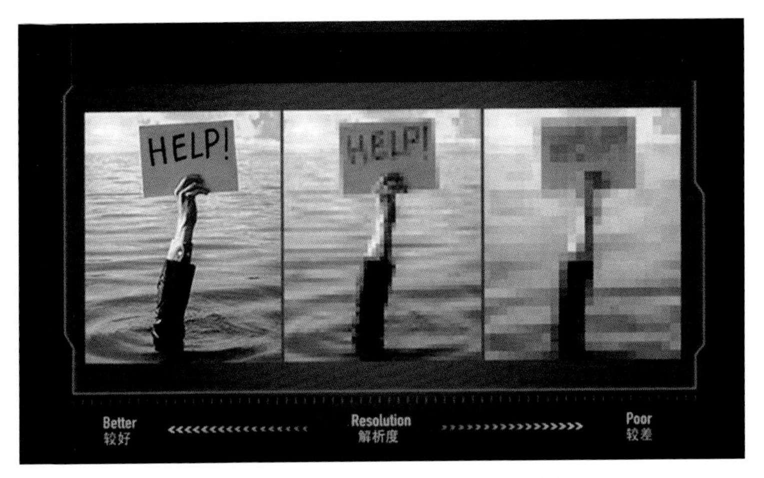


图2-6 不同像素对图像质量的影响

图从左到右：高清等于给了你一双视力达 1.0 的眼睛，标清等于 0.5 的视力，未达标清等于视力 0.3

## 三 冷光源和光缆

冷光源和光缆，可为腹腔镜手术视野提供照明。

冷光源的发光原理是在电场作用下，产生电子碰撞激发荧光材料产生发光现象，具有十分优良的光学、变闪特性。冷光源工作时不发热，避免了与热量积累相关的一系列问题。常用冷光源有卤素灯、金属卤素灯及氙灯。其中氙灯因其色温接近自然光（5 500 ~ 6 000K），灯泡的寿命长（>500h），更适用于内镜照明，常用300W氙灯（图2-7）。新的冷光源有LED灯，寿命可达50 000h。目前大多数的摄像机利用自动白平衡（2 100 ~ 10 000K）来分析和补充冷光源的不同色温，让不同的光源可以得到相同的影像效果。

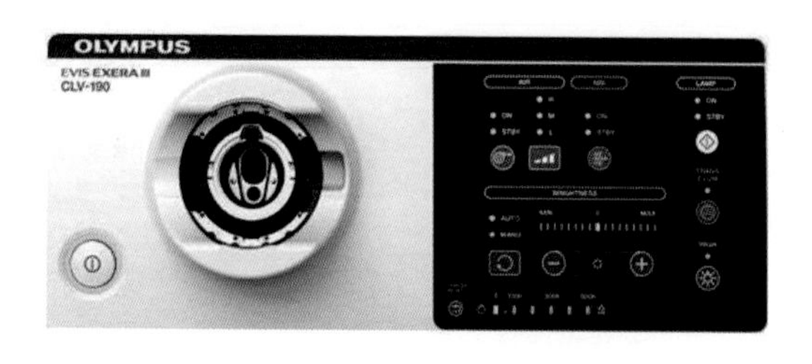


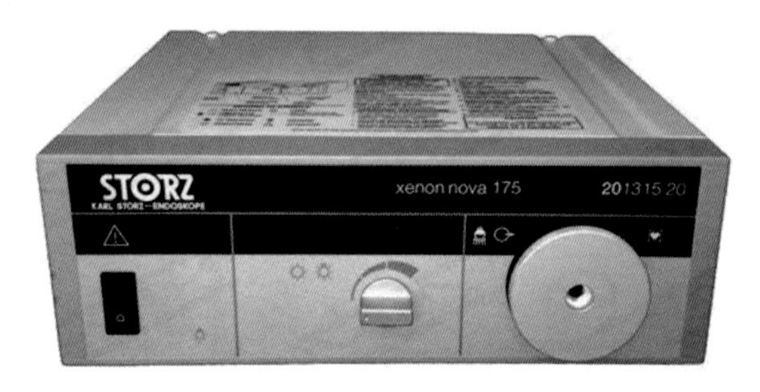


图2-7 冷光源

为腹腔镜手术视野提供照明，冷光源工作时发热很低，避免了与热量积累可能产生的问题

光缆一般用光导纤维导光束，用于连接腹腔镜和冷光源。光导纤维技术的问世与Hopkins柱状透镜系统一样，对推动腹腔镜的发展起到非常重要的作用，正是光导纤维的进步才使冷光源得以使用。光缆内每根光导纤维直径10 ~ 25μm，每条光缆含有多达10万根光导纤维。常用光缆光导束直径有1.6mm、2.5mm、

3.5mm、4.5mm等多种规格，选择光缆时应选择直径略大于腹腔镜镜头的光导纤维束。由于光导纤维纤细，使用过程中容易折断，故在使用时避免对折，以免损坏光导纤维，影响光线的输送。

## 四 监视器

摄像系统采集的信号通过处理后最终输出至监视器上显示，外科医生观看着监视器进行手术操作，因此监视器也是腹腔镜系统中的重要一环。

监视器的大小一般为24英寸以上即可满足手术要求。选配的监视器通常要有至少两种形式的接收输入：即复合的NTSC、Y/C和RGB信号，通常使用RGB和Y/C系统，监视器上的图像更加清晰。另外，监视器的图像分辨率为1 920×1 080，能带来更加细腻、清晰的图像细节，帮助医生分辨细微的血管、神经等组织结构，提升手术安全性及精准度。逐行扫描（p）较隔行扫描（i）减少了图像滞后现象，避免了行间闪烁和垂直边缘锯齿化现象。16：9的图像能带来更大的显示范围，帮助医生更早发现手术器械，提高手术安全性，该显示比例更符合人体工程学人眼的视觉比例，可降低视觉疲劳。

# 第二节 2 气腹形成系统

Section 2 Pneumoperitoneum system

腹腔镜手术需要建立气腹，以增加腹腔内的空间，既有利于观察，也有利于手术操作。气腹形成系统由气腹机、二氧化碳钢瓶、气体输出连接管道组成。

## 一 气体

目前建立人工气腹一般采用二氧化碳（$CO_2$）气体。原因在于，$CO_2$在血液和组织中的溶解度是氧气的10倍，在腹膜的扩散没有任何形成气栓的危险，并且$CO_2$是正常新陈代谢的产物，很容易经肺泡排出。呼吸机通气也有利于$CO_2$的排出，因此腹腔镜手术通常需要采用气管插管全麻。

## 二 气腹机

气腹机是腹腔镜外科手术建立和维持气腹的专用设备，通过一定的参数将$CO_2$气体注入腹腔，以维持恒定的气腹条件。

按驱动方式分类，气腹机主要分为两类：①气动式气腹机。气动式气腹机为连续送气方式，当腹腔内压达到预定压力后停止送气。气动式气腹机通常最高流量仅为4L/min。②电子式气腹机。电子式气腹机的送气流量远大于气动式，其最高流量可达到30L/min（甚至40L/min），且腹内压、流量可以自动控制与调节，并能显示数字。临床主流的气腹机都是电子式。

电子式气腹机的控制版面上有4种比较参数的显示：静止的腹腔内压力、实际的注气压力、每分钟气体流量、$CO_2$总消耗量。通过这些数字可以监测腹腔内的正确注气：证实气体确实是充入腹腔内，控制气体注入的速度，使腹腔内压力维持在需要的、安全的范围内（图2-8）。一般腔镜手术腹腔内压力维持稳定在12～15 mmHg（1.6～1.9 kPa）为宜。随着手术时间的延长，部分气体会被吸收或者由器械的装配处、腹壁的切口处泄漏。当腹腔压力下降时，全自动气腹机会根据预设的腹腔压力和充气速度向腹腔内充气；当达到预设的腹腔压力时，充气停止。

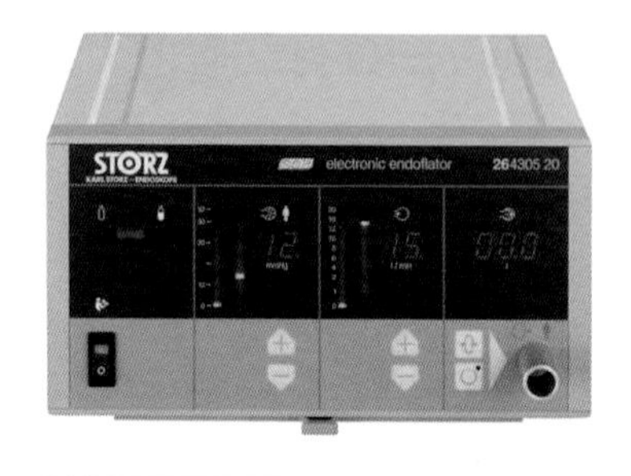

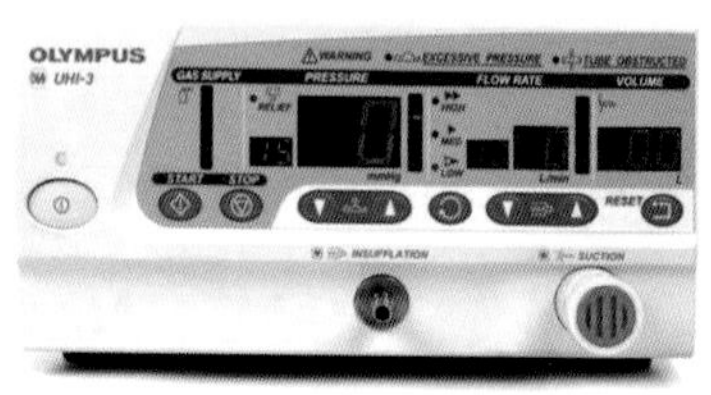


图2-8　二氧化碳电子式气腹机

上图不同品牌的气腹机，主要差别在单位时间内的进气量、有无温控等

另外，气腹机还需要具备输出气体加温装置。$CO_2$气体由气瓶输出的过程是液态转换为气态的过程，在液/气转换中必然会吸收大量的热能；另外，$CO_2$气体在管道输送过程中还将使气体温度转换为室温。建立气腹时，低温的充气气体必然会降低病人的腔体温度，因此，现代的气腹机需要对$CO_2$气体进行加温处理，目的是使进入腔体的气体温度与腔体内环境温度基本一致。气腹机的输出气体采用即时恒温加热方式，可以使进入腹腔的气体温度保持为30~37℃。

# 第三节 电（热）外科动力系统

# Section 3 Electric (thermo) surgical power system

所谓电（热）外科动力系统，是指当今使用腹腔镜进行手术操作的主要器械，将高频的电转化为热能；或让电发生震荡（超声波）而产生热能，对组织进行切割、分离、解剖等作用。

## 一 高频电刀

1924年，Cushing 将 Bovie 设计的高频电刀技术引入外科手术中，在控制出血的同时大大提高了术中组织切割的速度。至今电刀已经历了火花塞放电、大功率电子管、大功率晶体管、大功率省电的MOS管四代的更变。

高频电刀的工作原理是利用电流通过机体所产生的电热能，使组织内的水分汽化蒸发，从而使组织凝固或者分离。所谓“高频”是指电流输出频率为300 ~2 000kHz，电流密度为104 ~ 108A/cm$^2$，工作温度可达100 ~ 200℃（图2–9）。这里要解释一下电流密度（CD）的概念，它是指单位面积上流通的电流强度（CL），即CD=CL/接触面积。因此，在特定区域传导相同能量时，细薄工具传导更加精确，同时对周围组织影响范围更小。这也解释了为什么电钩相较于剪刀或抓钳能更精确的传导高频电流。其中电切是以高能量作用于组织，当电流在接触部位瞬间产生大量热量，使细胞破裂、汽化，从而分离、切割组织；电凝是以相对较低的能量作用于组织，所产生的温度和热

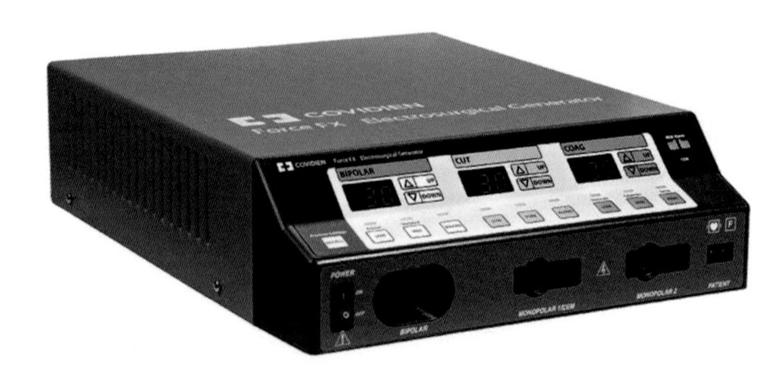


图2–9 高频电刀

所谓“高频”是指电流输出频率为 300 ~ 2 000kHz，利用电流通过机体所产生的高频产热，有不同的档位使组织内的水分汽化蒸发，从而使组织凝固或者分离

效应导致细胞脱水、蛋白质变性、组织失活，从而封闭小血管。

目前使用的高频电刀主要包括单极电刀和双极电刀：

1. 单极电刀

用一完整的电回路来切割和凝固组织，该电路由高频电刀内的高频发生器、病人极板、接连导线和电极（刀头）组成。在大多数的应用中，电流通过有效导线和电极（刀头）穿过病人的身体，再由病人极板及其导线返回高频电刀的发生器。为避免回路中电流产热灼伤病人，病人极板必须有较大接触面积，以降低阻抗和电流密度。

使用单极电刀的技巧是：注意“电刀不是刀”，不靠切开的速度和按压的力度来切开组织。上文已述，电刀的工作原理主要依靠电流所产生的热能，所以不能将电刀当成刀使用。应该让电刀刀头与组织保持很小的距离，产生均匀的火花即可。另外，牵拉组织的张力对切开非常重要。张力可以表现在组织被牵拉为180°到120°的角度之间。

2. 双极电刀

双极电凝是通过双极镊子的两个尖端向机体组织提供高频电能，使双极镊子两端之间的血管产热脱水而凝固，达到止血的目的。它的作用范围只限于镊子两端之间，对机体组织的损伤程度和影响范围远比单极方式要小得多，适用于对小血管（直径<4mm）的封闭。故双极电凝多用于脑外科、显微外科、五官科、妇产科及手外科等较为精细的手术中。双极电凝的安全性正在逐渐被人所认识，其使用范围也在逐渐扩大。

## 二 超声刀

超声刀是20世纪90年代开发的一种兼有凝固和切割功能的新型手术器械。它能同时完成分离、切割、止血等功能，是腔镜外科最常使用的动力器械之一。

1．结构和原理

超声刀主要由发生器、能量转换器和手控器械三大部分组成（图2-10）。其中发生器产生高频电流，能量转换器将电流转换成超声振动并传送到手控器械，手控器械与组织接触摩擦，产生凝固与切割作用。能量转换器是超声刀的核心部件，它将高频电流转换成高频的机械振动。经过内在结构的放大作用，刀头的最大振动幅度可达55.5 kHz。

发挥凝固作用时，超声刀头高速的机械振动产生组织摩擦热，组织升温达80～100℃，使细胞内蛋白结

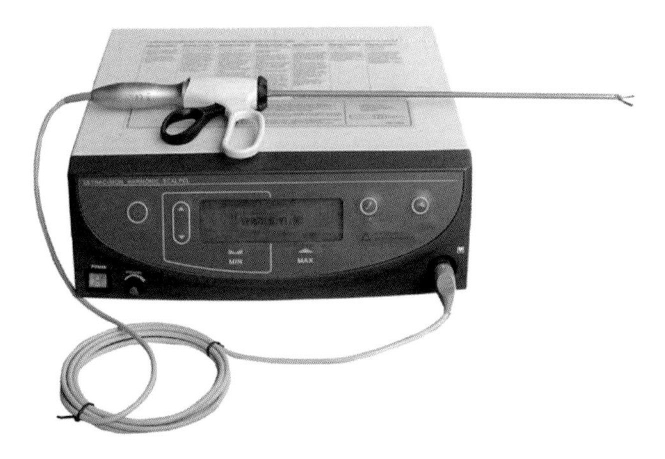


图2-10 超声刀的结构和组成

超声刀主要由发生器、能量转换器和手控器械三大部分组成

构的氢键断裂，导致蛋白多糖及胶原质纤维变性形成胶样物质或凝结物封闭血管，从而起凝固作用。发挥切割作用时，主要通过以下两种机制：第一，刀面的高频振动对组织产生切割作用，这种切割作用在含蛋白质密度高的组织，如筋膜、皮肤及肌肉的切割中起主要作用。第二，由于刀面振动产生低压带，局部低压使细胞内的水分汽化，产生与电手术及激光切割同样的细胞爆裂作用。这种切割机制认为是在含蛋白质低的组织，如肝实质及脂肪组织的切割中起主要作用。

2. 超声刀头的结构和应用

超声刀头由两叶组成，其中一叶固定，具有振动功能，称为工作面；另一叶可活动，用于固定组织，无振动功能，称为非工作面（图2-11）。工作面具有不同的棱面，包括夹持面、锐面、弧面和钝鼻头，根据需要可作不同用途：夹持面可用于“切”，主要夹持和切断血管、组织等；锐面可用于“刮”，用于血管等管道结构的骨骼化，以及“削”，用于组织间隙的分离；弧面（含凹、凸两个面），凹面视觉效果好，不易滑脱，常用于协助刮、捅等动作的完成，凸面常用于协助“推”动作的完成；钝鼻头主要用于“捅”和“推”。

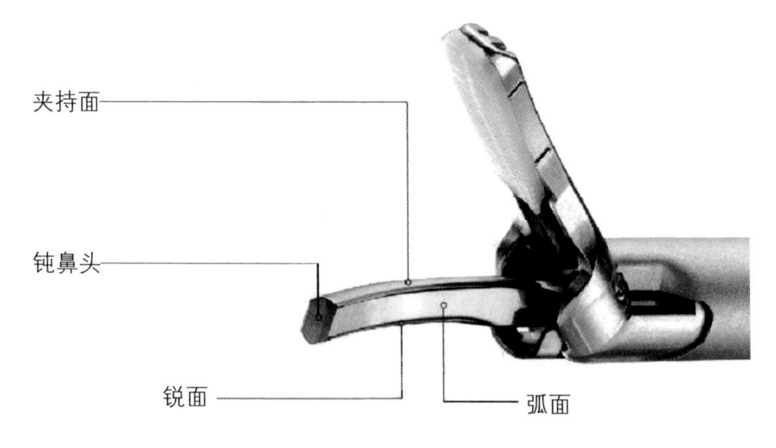


图2-11　超声刀头的结构

超声刀头由工作面与非工作面构成，工作面具有不同的棱面，包括夹持面、锐面、弧面和钝鼻头，根据需要可作不同用途

3．超声刀优点与使用注意事项

超声刀具有以下优点：精确的切割作用，可在重要脏器和大血管旁边进行分离切割；一器多用，可分

离、切割、止血能同时完成；没有电流通过人体；较少的侧向热损伤；极少的焦痂，极少的烟雾。

超声刀使用注意事项：需要凝血时将组织处于松弛状态，需要切割时将组织拉紧以增加张力；止血时要找到出血点再钳夹，不要在血液中使用；刀头持续激发时间最好不要超过10s，把组织钳夹在刀头前2/3的部位；刀头工作时，工作面避免与金属器械接触。

# 第四节 常用腹腔镜手术器械

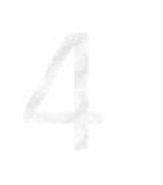

Section 4 Laparoscopic surgical instruments

TIPS

腹腔镜手术是依赖器械完成的手术，对器械的应用就像中国人使用筷子一样也讲究习惯和技巧。

腹腔镜手术是通过特制加长的器械来完成的，这点与开放手术有很大的区别。腹腔镜器械多种多样，术者应结合器械的特点和用途，根据不同的需要进行选择。下面介绍几种常用的腹腔镜手术器械。

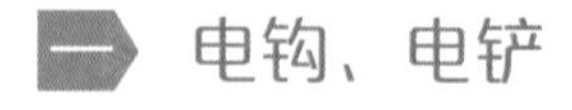

## 一 电钩、电铲

又称电凝钩和电凝铲，属于单极电刀范畴的器械，在腔镜手术中应用十分广泛。可用于解剖、分离、电切和电凝止血等操作。

1. 电钩

电钩可分为三个不同部分：头端金属外露部分呈“钩”状，根据不同的使用需要设计有不同的长度和弧度；体部由绝缘材料包裹，防止漏电；尾部为柱状金属外露部分，与高频电刀连接（图2-12）。由于其头端的金属部分面积较小，可产生较高的电流密度，切割、电凝效果佳，且操作精细，灵敏度高。电钩使用时要善用其“弧”面和“钩”面。“弧”面主要用于推和分离，以及常规的切割、电凝；“钩”面主要用于靠近重要结构和深部结构的分离，将组织挑起后向术者方向“钩”，同时激发电切或电凝，这样可以最大限度地避免副损伤。

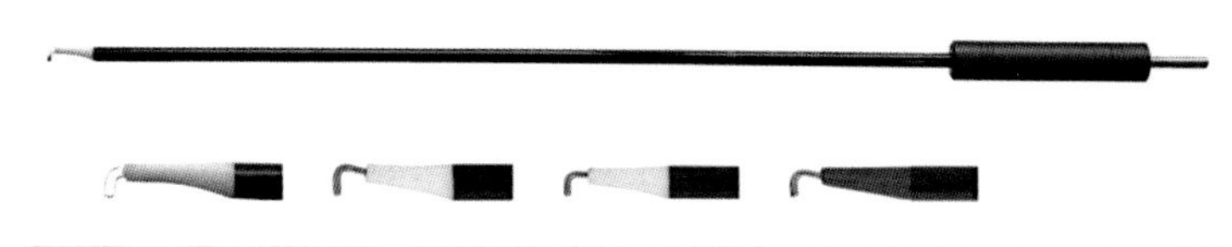

图2-12 电凝钩

头端金属外露部分呈“钩”状，根据不同的使用需要设计有不同的长度和弧度

2. 电铲

电铲的结构与电钩类似，但头端的金属部分呈扁

平铲状，面积较大（图2-13）。使用时主要用于推和切割、电凝，速度较电钩快，但往回挑的精细操作不如电钩。

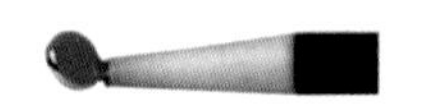

图2-13 电凝铲

头端的金属部分呈扁平铲状，面积较大

值得注意的是，电钩和电铲在使用过程中都要遵循单极电刀的一般使用原则。另外，在使用前一定要检查器械的绝缘部位有无破损，否则容易漏电而造成副损伤。

## 二 手术钳

腔镜手术钳与开放手术钳的工作原理不一样。后者主要利用了杠杆原理，起到省力的作用；而目前使用的腔镜手术钳一般是可拆卸的，由手柄、外鞘和内芯组成，内芯又由传动杆、连接部（带滑车关节）和钳头构成（图2-14），其工作原理主要利用连接部的滑车关节改变力的方向，而不产生杠杆作用。

更换不同腔镜手术钳时可以只更换内芯，外鞘和手柄一般是通用的。内芯由金属制成，可通过手柄上的金属柱连接动力系统，而外鞘则是绝缘的。

腔镜手术钳的手柄上有转轮，转动转轮可以改变钳头的方向，方便术者的操作。因此，握持手术钳要以正确的手法，做到即稳定又灵活（图2-15）。

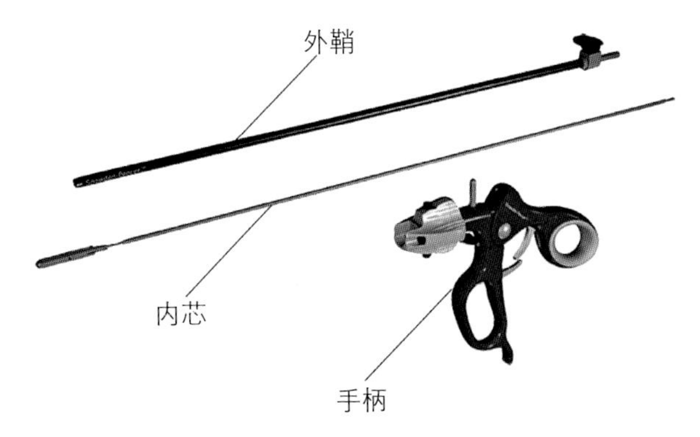


图2-14 可拆卸手术钳的结构

腔镜手术钳一般是可拆卸的，由手柄、外鞘和内芯组成

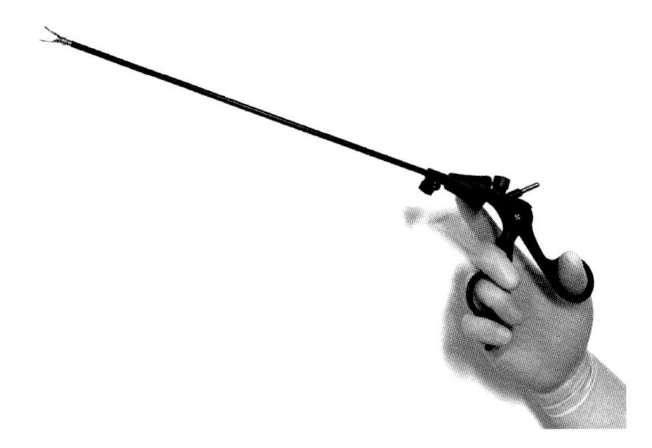

图2-15 腔镜手术钳的正确握持手法

正确的手法，食指放于转轮之上，做到即稳定又灵活

1．分离钳

分离钳的钳头较尖细，夹持面带齿，主要用于分离、止血、牵引及缝合打结等，也可连接高频电刀作动力器械使用（图2–16）。

2．抓钳

根据对组织抓持损伤程度分无创和有创两类。主要用于对组织的夹持、牵引和固定，常用的抓钳见图2–17。

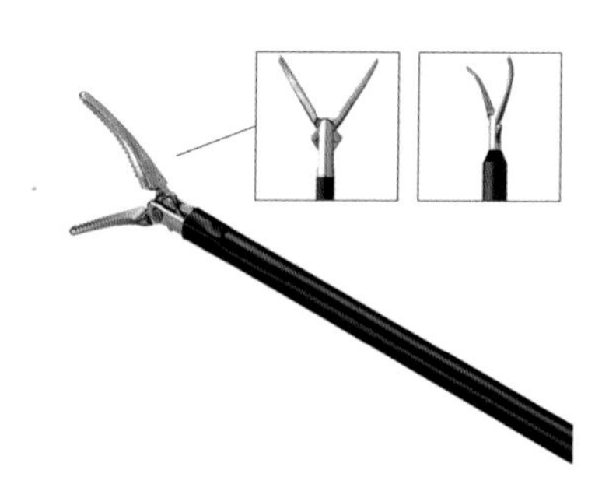

图2–16 分离钳

钳头较尖细，夹持面带齿，主要用于分离、止血、牵引及缝合打结等

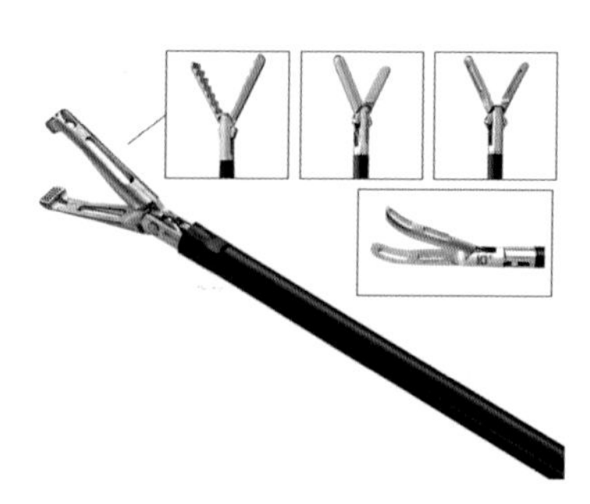

图2–17 抓钳

分无创和有创两类，主要用于对组织的夹持、牵引和固定

## 三 持针器

腹腔镜下缝合是腔镜操作的难点之一，入门练习时最好从选择一把适合自己操作习惯的持针器开始。持针器的结构和原理与腔镜手术钳相类似，但其头部一叶是固定的，另一叶是可活动的。根据持针器头部的形态可分为：直头、弯头和自动复位三种（图2–18）。

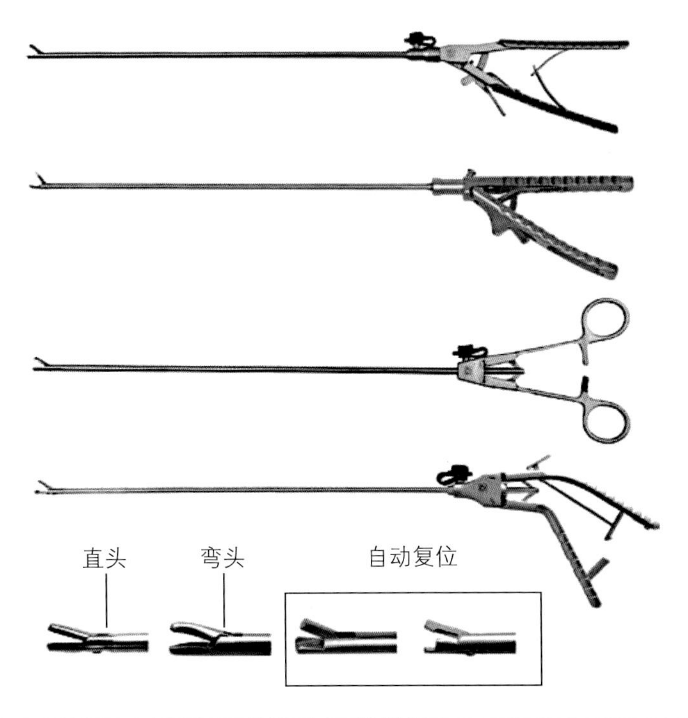


图2–18 持针器

腔镜持针的手柄也有多种不同的设计，根据个人习惯选用，头部的形态可分为直头、弯头和自动复位三种自动复位针持的头部有凹槽，夹针时可使针沿凹槽转动至适合缝合的位置，但这种设计容易使针变形，甚至折断，因此仅适用于初学者。直头和弯头的针持较多术者选用，视个人习惯而定，通常弯头更容易让术者适应手眼的配合。腔镜针持的手柄也有多种不同的设计，有类似开放手术持针器的指圈型和单纯的握持型，根据个人习惯选用。

## 四 吸引及灌洗器

腹腔镜手术因为在相对密闭的空间内操作，必须要有良好的冲洗、吸引设备，才能保证术野的清晰。

冲洗吸引器由圆柱状吸引管、冲洗通道及操作阀门组成（图2-19）。①柱状吸引管头部有侧孔，通常有双侧孔和多侧孔（三排共9个侧孔）之分，多侧孔不容易被组织堵塞，吸引效果更好。吸引管尾部连接负压装置，一般为中心负压。吸引由阀门控制，一般情况下阀门处于关闭状态，推动或按动阀门时可进行吸引。②冲洗通道与吸引管腔相通，根据需要可连接冲洗液。冲洗由阀门控制，平时阀门同样处于关闭状态，推动或按动阀门时可进行冲洗。注意，冲洗和吸引不能同时进行。③操作阀门是冲洗吸引器的关键部件，设置在操作手柄

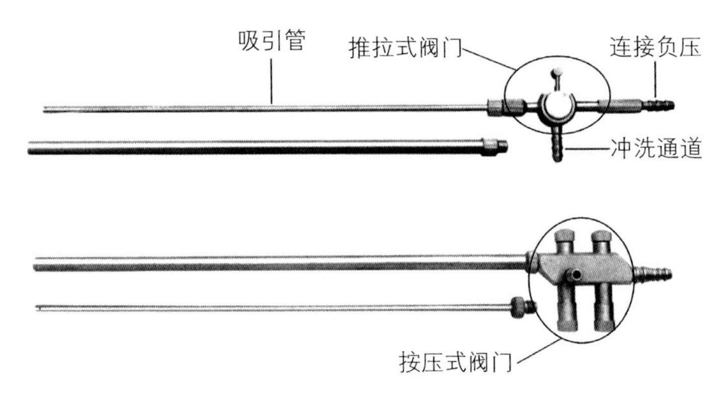


图2-19 吸引及灌洗器

用于腔镜手术中吸引、灌洗和钝性分离，根据操作阀门的不同分推拉式和按压式两种

上，有推拉式和按压式两种。推拉式阀门向前推时为冲洗，向后拉时为吸引，推拉杆中立位时则两个阀门同时关闭。按压式阀门按下前位阀门时为冲洗，按下后位阀门时为吸引，不按压阀门时则均处于关闭状态。一般按压式阀门操作更为方便，但阀门内有弹簧圈，有时会出现松脱，使用前要注意检查。

冲洗吸引器除了上述用途以外，在腔镜手术中也经常用于分离和显露，因为其头部宽大圆钝，不容易损伤组织。分离时主要用头部作“推”的动作，协助显露时主要用吸引杆作“挑”或“压”的动作。

（江志鹏　侯泽辉　李英儒　曾兵　陈双）

## 参考文献

[1] 刘斯, 刘荫华. 高频电刀及临床安全使用[J]. 中国实用外科杂志, 2005, 25(6): 383-384.

[2] 陈萍, 何光彤, 卢贞燕, 等. 超声刀与外科手术[J]. 中国医学装备, 2011, 08(7): 75-76.

[3] 李国新. 超声刀在腹腔镜胃肠手术中的使用技巧[J]. 中华胃肠外科杂志, 2013, 16(10): 919-921.

[4] 温总莲, 王晓阳, 潘石蕾, 等. 腹腔镜手术设备、器械的管理[J]. 中国内镜杂志, 2001, 007(004): 87-89.

[5] Haluck R S. Laparoscopic surgical instrument and method[J]. FreePatentsOnline, 2004.

[6] Baber B W. Laparoscopic surgical instrument apparatus[J]. FreePatentsOnline, 1992.

[7] TULANDI T, BUGNAH M. Operative laparoscopy: surgical modalities[J]. Fertil Steril, 1995, 63(2): 237-245.

[8] VERDAASDONK E G G, STASSEN L P S, VAN D E M, et al. Problems with technical equipment during laparoscopic surgery-An observational study[J]. Surgical Endoscopy, 2007, 21(2): 275-279.

[9] MOIR C R. Diagnostic laparoscopy and laparoscopic equipment[J]. Semi Pedia Surg, 1993, 2(3): 148-158.

[10] XIONG J, ALTAF K, HUANG W, et al. A meta-analysis of randomized clinical trials that compared ultrasonic energy and monopolar electrosurgical energy in laparoscopic cholecystectomy[J]. J Laparoendosc Adv Surg Tech A, 2012, 22(8): 768-777.

[11] BERGLER W F, HORMANN K, HAMMERSCHMITT N. Principals of high frequency surgery[J]. Laryngorhinootologie, 2004, 83(10): 683-693.

第三章

# 3 腔镜手术与开放直视手术的差异

## Chapter 3 Differences between laparoscopic (endoscopic) surgery and open surgery

### 观点与观念

腹腔镜的问世不但改变了手术的方式，也改变了外科医生的思路和理念。

### Views & Concepts

The advent of laparoscopy not only changes the approach of surgery, but also changes the surgeon's thought and idea.

腹腔镜手术大多都是从腹部（普外）的开放手术而来，手术的目的和疗效都是一致的。早年做腹腔镜的医生也都是从开放手术转至腹腔镜手术。这种情景，就像有人比喻的一样：在一个严冬的早晨，要发动一辆旧式的老汽车，人和机器都要先忙碌一阵子。

是的，学习腹腔镜手术开始都有许多困难。例如，术者所见的腹腔镜监视器虽然属现代高分辨率的显示器，但它是平面的是二维的，如何体验术野的深度和空间，术者要改变策略来判断空间关系。再如，腹腔镜器械比开放手术器械加长了许多，腹腔镜本身又会将手术野放大1～5倍，这会使我们的操作感到不稳、困难，甚至显得笨拙。而且，每个器械都是通过Trocar（穿刺器）固定在腹壁上，活动范围大大受限，器械又丧失了触觉反馈，等等。

本章节就是针对以上观点，帮助学员和读者分析、梳理这些方面的问题，寻找解决之道。

# 第一节 腔镜手术方向、视野、视角、视距

# Section 1 Direction, visual field, view angle and visual distance of laparoscopic surgery

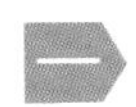

## 腔镜手术的手术方向

手术方向指手术操作中镜头视轴的指向，也可大致理解为手术入路和步骤。一般开放手术的手术方向是从前向后，从浅表到深入的；而腔镜手术就腹壁而言是从后向前，由里及表的，与开放手术几乎相反。腹腔镜的内脏手术，也是另辟蹊径，有独有的方向。

以腹股沟疝手术为例：

开放疝修补的手术方向是先切开皮肤，然后是皮下组织、Camper筋膜和Scarpa筋膜，再切开腹外斜肌腱膜进入腹股沟管。即使后入路的开放腹膜前修补，虽然不用打

开腹股沟管，但也需要经过从前向后的分离才能进入腹膜前间隙。而腔镜疝手术则是直接进入腹腔内（TAPP）或腹膜前间隙（TEP），然后再向皮肤侧分离疝囊。

手术方向的改变最重要的是伴随术中解剖标志的改变。开放腹股沟疝手术中，外环口、耻骨结节、腹股沟韧带、腹股沟镰、髂腹股沟神经、生殖股神经生殖支等结构都是重要的解剖标志，但在腔镜手术中却不能看到。腔镜下所呈现的是原本开放手术中不能直接看到的耻骨梳韧带、髂耻束、Retzius间隙、Bogros间隙、“死冠”血管、“危险三角”、“疼痛三角”等（图3-1）。因此，腔镜手术与开放手术看到的是两个完全不同的世界，面临的也是不同的风险。我们需要

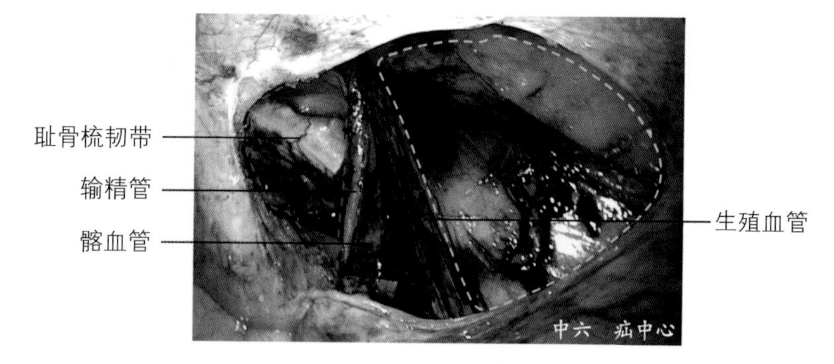


图3-1　腔镜手术所见解剖标志

腔镜手术所看到的解剖标志与开放手术完全不同，如腔镜疝手术可见耻骨梳韧带、Retzius 间隙（蓝线范围）、Bogros 间隙（黄线范围）、“危险三角”（红线范围）等

重新熟知这些解剖结构和标志，作为新的手术指引。

另外，腔镜手术尤其是TAPP术式，可以直接从腹腔内观察到疝缺损的位置、类型及大小（图3-2），并且可以探查双侧腹股沟区，这样就不容易遗漏对侧隐匿性疝、复合疝、股疝、闭孔疝等，还有如原发性耻骨上疝这种在开放手术中会误以为是直疝的特殊类型疝。这是手术方向改变所带来的一大优势。

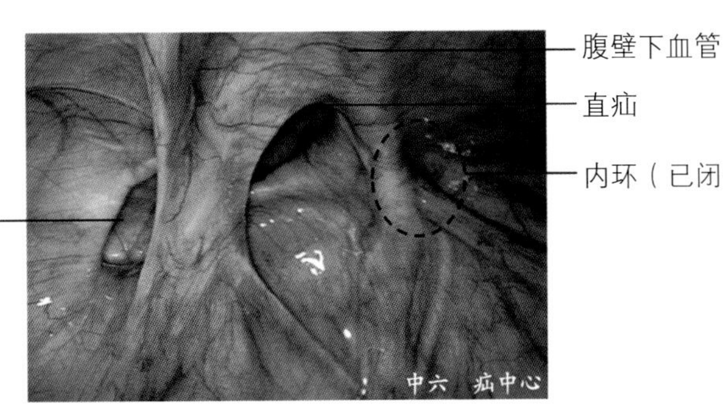


图3-2 腔镜手术所见腹壁缺损

腔镜疝手术能辨明各种缺损，如比较罕见的原发性耻骨上疝等，不容易漏诊

## 二 手术视野

TIPS

如何利用腹腔镜镜头与目标的远近、角度以加强手术视野的显露，扬长避短，是做好腹腔镜手术的前提。

开放手术的视野属于“直接视野”，即术者双眼直接观看到手术部位，是真实的世界，只要助手显露的手术范围都能尽收眼底。优点是看到的事物在空间上是三维立体的，不会失真；同时，能对显露的术野一览无遗，能准确预知、预判风险所在。缺点是在空间较狭小的情况下，难以对一些深在的细微结构进行近距离观察，只能通过手触或手感去弥补。

腔镜手术的视野则是通过腹腔镜镜头拍摄，实时传输到监视屏上所呈现，因此属于间接视野。缺点是：三维的景象在二维的屏幕上显示，景深受到压缩，可能存在一定的失真；另外，由于镜头有一定的可视范围，只能拍摄到部分的术野，拍摄范围以外的术野不能在监视屏上显示，存在视觉盲区（图3–3）。

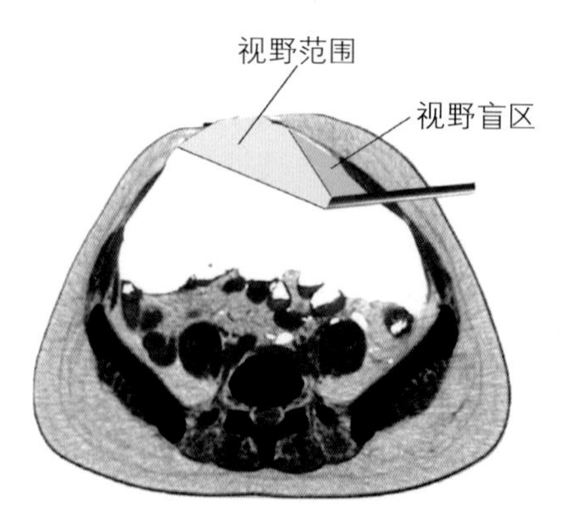


图3–3 腔镜视野存在盲区

腔镜镜头有一定视野范围，在视野范围以外的术野是看不到的，称为视野盲区

但腹腔镜镜头能到达相对狭小的空间，可对深部的细微结构和一些潜在的间隙作近距离、多角度观察，且有一定的放大效应，从而有助于更精细的操作和对重要组织、器官的保护。

另外，由于腹腔镜镜头操控在扶镜手手里，所提供的视野也由扶镜手决定。换句话说，扶镜手所持镜头能看到什么，主刀医生就能且仅能看到什么。因此，腔镜术者常把扶镜手比喻成自己的眼睛。扶镜手需跟上主刀节奏，根据手术进程和需要，通过移动镜头或转动光纤及时获得所需视野（图3-4），手术才

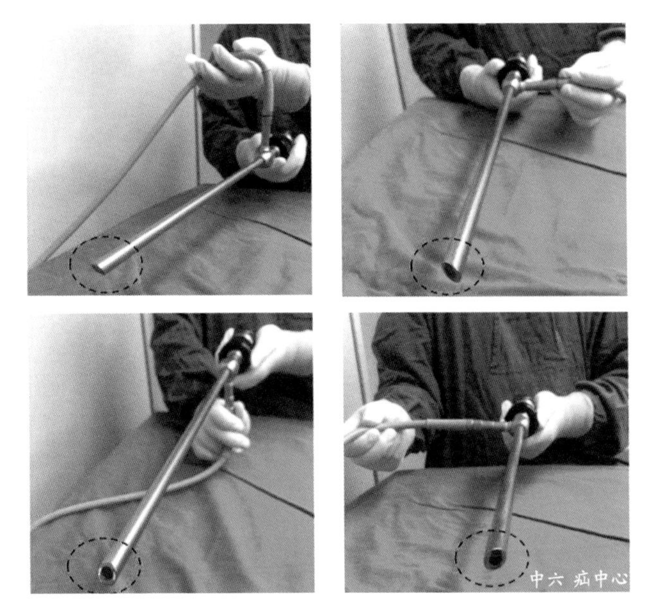


图3-4 腔镜观察角度的调整

30° 镜通过转动光纤转动镜头可以改变观察角度，获得不同的视野

能流畅。否则，很容易把时间浪费在不断的视野调整上，甚至由于未能显露关键结构而把主刀医生陷于危险的境地。因此，扶镜手需要经过一定的训练，并且和术者之间也要经过磨合才能做到心领神会。

## 三 视角

目镜可见范围为视野角，目镜镜轴方向与视野角中分线所成夹角称为视角。

开放手术是通过术者眼睛直接观看术野，视野角就是眼睛的可视范围，眼睛的视轴与视野角中分线所成的视角应该是0°。

而腹腔镜的镜头根据视角划分，有0°、30°、45°、70°等镜（图3-5）。目前0°镜已基本不用在腔镜手术；45°或70°镜更多是用在内窥镜检查；而30°镜是目前腔镜手术的主流，因为30°镜带来了视野的革命，更适合于复杂的手术操作。

30°镜镜面带有一定的前倾角。因此，镜头所看到的视野并非正前方术野，而是带有一定角度的前下方的术野。为什么要这样设计呢？我们认为，这是出于两方面的需要：①30°镜更有利于将三维立体的手术景象在二维的显示屏上呈现出来。如果是0°镜，

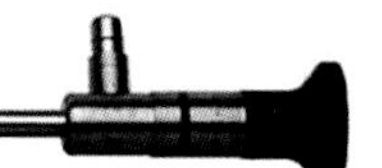

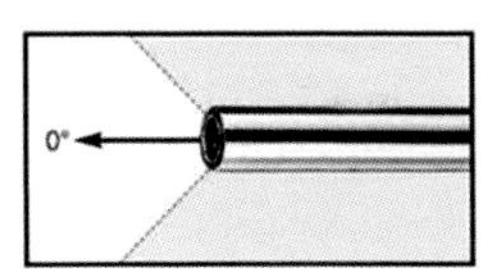


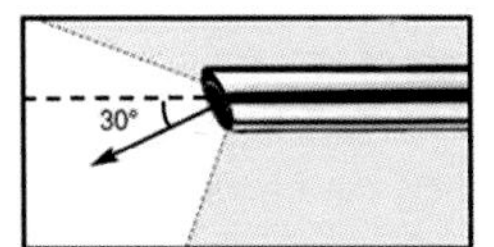


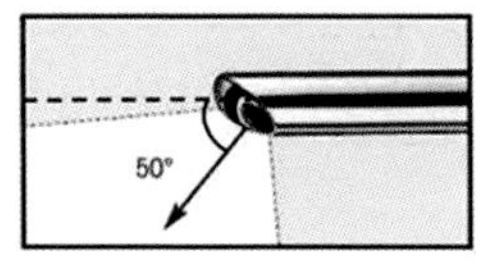


图3-5 根据视角划分不同镜头

镜头根据视角划分，有0°、30°、45°、70°等镜

景深受到压缩，术者对着显示屏操作时不容易辨远近和距离。人眼睛的视角虽然也是0°，但开放手术时左右双眼同时观看目标，在大脑中枢可还原出立体的景象，对着显示屏观看则不能。30°镜通过前倾角的设计，在一定程度上还原了景深，使三维景象更好地在二维的屏幕上呈现。②30°镜的前倾角，通过转动镜头可获不同视野，改变观察的角度。一些原本直视下无法观察到的部位和间隙，在30°镜下也能呈现，这是腔镜手术的一大重要优势。

## 四 视距

这里所指的视距是指观测点到观测目标之间的距离。

在开放手术时，观测点就是术者的眼睛，观测目标就是手术靶目标。这个距离主要通过手术床的高度来调节，因为术者不可能弯腰低头去凑近手术目标进行观察。但手术床不能无限的升高，所以一般开放手术的视距约50cm左右。

腔镜手术的观测点是腹腔镜镜头，观测目标同样是手术靶目标。但腹腔镜镜头可以超近距离（拉近至1cm）接近手术目标，而且不同直径的镜头会产生不同倍数的放大作用。一般最多放大4～6倍，相距越近放大倍数越大：常规状态下7～6cm=1.5倍，5～4cm=2.5倍，3～2cm=3.5倍，1cm=5倍（图3-6）。这样就能最大限度的看清目标的细节。这也是腔镜手术的一大优势。

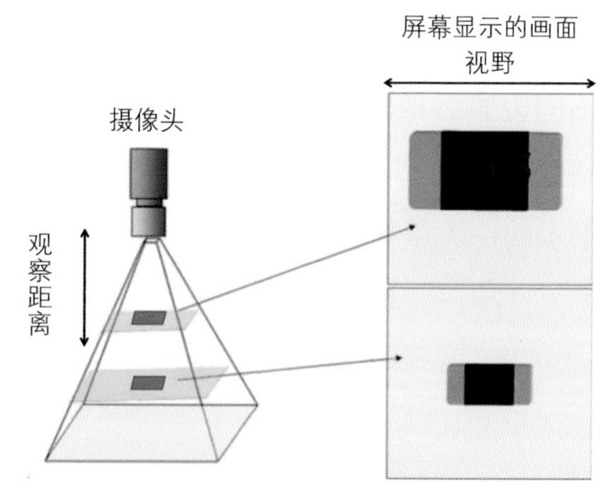


图3-6　腹腔镜的放大作用

距离越近，放大倍数越大，但视野越小；距离越远，放大倍数越小，但视野越大

# 第二节 腔镜手术的短板

## Section 2 Disadvantages and deficiencies of laparoscopic surgery

我们需要客观地看待事物，腔镜手术与开放手术相比也并非占尽优势，毫无短板。下面我们就来分析一下腔镜疝手术的短板。

### 一 失去了术中手的触觉

腔镜手术是利用摄像成像系统，将手术图像在屏幕上显示出来，术者使用特制的手术器械，在患者体外观看着屏幕进行一步一步地操作。也就是说，在手术过程中术者的手无法直接触摸和感知手术目标，也就无法反馈像开放手术那样的触觉和手感，例如无法触知目标的硬度、血管的搏动与周围的关系等。同样，也无法利用手去直接显露或做钝性分离。这对于外科医生来说的确带来一定的不便或不适应。

## 二 手术视野的局限

腔镜手术的视野是通过摄像头摄取的，由于摄像头有视野角的限制，只能拍摄到部分的术野，拍摄范围明显小于双眼直视的范围，在镜头以外的术野则不能在显示屏上显示。因此，腔镜手术视野存在一定的局限性，无法时刻统观全局。而且，腹腔镜镜头由助手把持，视野范围也由助手调节，如果扶镜手扶镜不熟练或与主刀未磨合好，会给手术带来更大的不便。

## 三 镜头画面的立体感

腹腔镜屏幕上的画面图像，说到底是依据电视机成像原理一行一行扫描出来的图像，利用人眼视觉残留效应显现的。由一帧一帧渐变的静止图像，形成视觉上的活动画面，这种画面的特性决定了对视觉深度的知觉丧失，也就是视觉的立体感丧失。

什么是视觉的立体感（stereopsis）？这一词源自

希腊语中的“solid sight”，它是指视觉中对物体深度信息三维立体形状的感知。人类双眼是平行并排的，每一只眼都从自己的角度（双眼角度稍有差别）观看相同的目标，这种小差别造成了视差。正是由于视差的存在，产生了有关图像的相对深度（视觉上的三维立体感）。但腔镜手术时术者眼睛是看着屏幕进行操作的，这就缺失了双眼直接观看目标时的视差，从而丧失了视觉的立体感（图3-7），影响操作的准确性，甚至容易造成误伤。

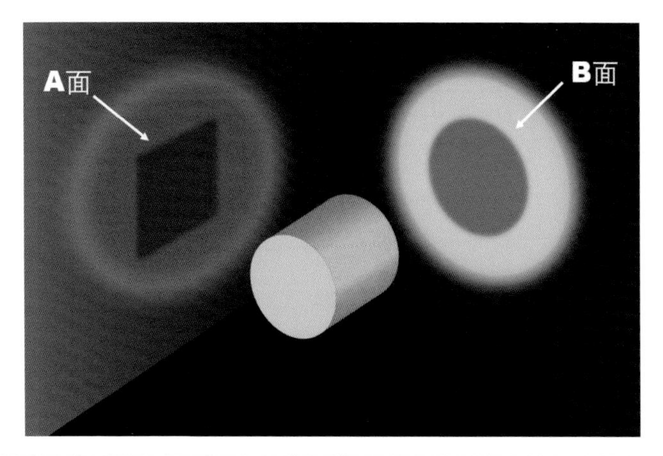


图3-7 二维屏幕观看三维图像

由于双眼视差的缺失，在二维屏幕上难以获得目标三维立体的真实信息。A面是真实的？B面是真实的？非也

外科医生如何解决腹腔镜画面上存在的这种短板？其实，是靠人类视觉上存在的经验来获得帮助

的。这种经验是指人类视觉特有的一种抽象的“透视学”概念。所谓透视学是指在平面画幅中依据视觉原理获得的显示物体的立体感，如图3-8所示，有时一幅画可胜过几百个字的说明。

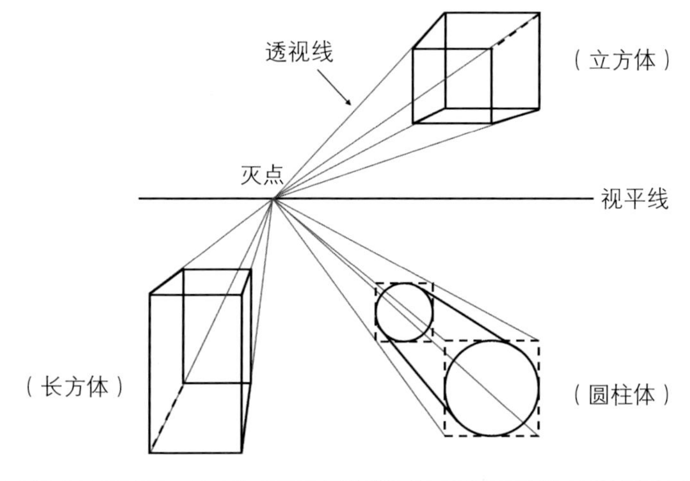


图3-8 几何体透视图

单一视点透视图，不同几何体沿透视线呈现近大远小的特点，在二维平面中显现出一定的景深，从而获得视觉上的立体感

在常规的腹腔镜（单镜头）画面中，立体感就是从这种透视效果表现出来的（图3-9）。所以说做腹腔镜的医生要具有“构建”结构的想象力和方法。

## 四 腔镜手术需要全身麻醉

腔镜手术需要有操作空间，因此需要给予肌松和

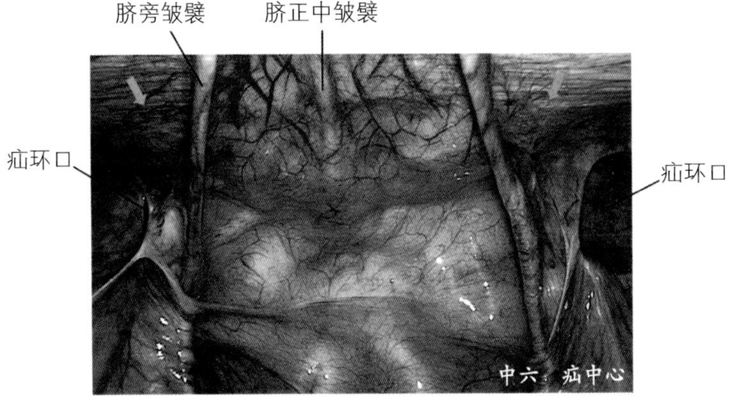


图3-9 腔镜下的透视效果

腔镜下由于脏器、组织呈现出近大远小的“透视”效果，如图中脐正中皱襞、脐旁皱襞、前腹壁（蓝色箭头）等，因此在二维的屏幕上能看出一定的三维立体的效果

制造二氧化碳气腹，后者可造成气道阻力升高和高碳酸血症，需要气管插管全麻以保障通气和协助二氧化碳排放。患者的心肺功能和身体状况不能耐受气管插管全麻和气腹，或主观意愿不接受全麻者，不能选择腔镜手术。

## 五 腔镜手术操控好需要更长的学习曲线

腔镜手术讲求的是“手眼配合”，且手术过程中不能直接触碰手术目标，丧失了手的触觉，因此手术难度要远超开放手术，也需要时间去适应，这就需要更长的学习曲线。例如腹股沟疝手术，开放手术的学习曲线大概20例左右，而腔镜疝手术，有学者认为30～50例能渡过学习曲线，而我们认为远远不够，虽然上手的快慢与术者本人的悟性有关，但要成为腔镜疝手术的熟手或高手，至少要有200例以上的经验。

总结腹腔镜手术的特点，可以归纳为以下：

“一个丧失”和“两个依赖”，即腹腔镜手术丧失了开放手术的触觉，手术操作依赖镜头画面图像，依赖手术者对器械的操控。

腹腔镜技术的难度还在于镜头画面对三维立体空间的表达。

# 第三节 弥补短板的方法

# Section 3 Methods to make up for shortcomings

充分了解不足就能有的放矢，主动去弥补。我们认为弥补腔镜短板的方法包括以下几个方面。

## 一 走正确的手术层面

手术层面通常指无血管或少血管的平面，如直肠癌手术的骶前间隙、结肠癌手术的Toldt间隙、腹股沟疝手术的膀胱前间隙等。这些间隙或平面多源自胚胎发育时期不同胚层的旋转及融合。手术走在这些层面内，不仅解剖层次清晰而且基本无出血。因此，熟知胚层发育、解剖是操控手术进程的基础。

腔镜手术虽然不能直接用手去分离，但镜头可以深入到狭小的间隙内，通过转动镜头可以对深部结构进行近距离仔细地观察，并且有放大作用，对寻找正确的手术层面间隙很有帮助。另外，在气腹压力的作用下，气体可以进入间隙内，使其分开，间隙呈现为疏松的丝状结构。因此，腔镜手术更有利于找到正确的手术层面，在层面内可以直视下进行锐性分离，不仅速度快，而且基本无出血，可以弥补不能像开放手术那样用手去分离或按压止血等不足。

## 二 精细操作，合理运用器械

如上文所述，腔镜的重要优势是可以超近距离观察，多角度观察，且具有放大作用，借助现代的高清技术，细微结构包括毛细血管、神经等都可以一目了然。对术野中的无名小血管甚至毛细血管可以先预凝再切断防止渗血，对重要组织结构可以更好地加以保护，手术讲究精细、精准。因此，虽然腔镜手术缺失了手的触觉，但可以替代为直接的视觉，只要牢记“腔镜手术只有看到才能做到，只有看得清才能做得好”的秘诀，可以有效地弥补这一点不足。

精细化操作离不开腔镜器械的合理应用，在前一章节中我们已经详细介绍了常用腔镜器械包括外科动力系统的工作原理、器械特性和使用要点等。在腔镜直视下合理应用这些器械，可有效减少出血，保持术野清晰，提高腔镜手术的效率。

## 三 加强扶镜手的训练与磨合

扶镜手是主刀医生的眼，掌控着腔镜手术的视野。现在腔镜手术使用的基本都是30°镜，有一定的前倾角度，视野在镜头的前下方，通过转动光纤可以改变观察的角度。因此，扶镜手要去适应和掌握这一重要特性。将镜头画面显示得更具空间感，进退有度、保持视野平稳、快速准确的调整至需要的画面都是扶镜手要去训练和掌握的内容。

另外，主刀医生要与扶镜手反复的磨合。扶镜手要掌握手术的步骤和主刀医生的习惯，这样就不需要术中浪费大量时间去调整和纠正视野，从而提高手术的效率和流畅度。有人说主刀医生和扶镜手的配合要经历三个阶段：第一阶段，言语不断、调整不断；第二阶段、只言片语、点到即止；第三阶段，不言不语，心领神会。

通过上述训练与磨合，可以有效弥补腔镜手术视野存在盲区的不足，最大程度地发挥腔镜的优势。

## 四 通过刻意训练，缩短学习曲线

所谓“刻意训练”指有目标的、专注的、有反馈系统的训练。其核心是“反馈”，包括自身反馈和外部反馈。自身反馈即要注重体验，通过自身的不断练习，体验每个动作、技巧的要领，从而做出调整和改进。外部反馈即通过外部的信息对自身动作做出指导和纠正，可以通过指导老师、同行交流、手术视频等途径。刻意训练的提高效果要远超普通的练习，可有效缩短腔镜手术的学习曲线。

（江志鹏　周太成　马宁　李英儒　陈双）

### 参考文献

[1] 陈双. 从解剖入手做好腹股沟疝规范手术[J]. 中国实用外科杂志, 2014, 34(5): 384-385.
[2] 陈双, 宗振. 应用腹腔镜技术诊治疝和腹壁外科疾病利弊思考[J]. 中国实用外科杂志, 2015, 35（11）: 1150-1152.
[3] BITTNER R, ARREGUI M E, BISGAARD T, et al. Guidelines for laparoscopic (TAPP) and endoscopic (TEP) treatment of inguinal Hernia. International Endohernia Society (IEHS) [J]. Surg Endosc, 2011, 25(9): 2773-2843.

[4] BENNETT A, BIRCH D W, MENZES C, et al. Assessment of medical student laparoscopic camera skills and the impact of formal camera training [J]. Am J Surg, 2011, 201(5): 655–659.

[5] FANSON R, KHABBAZ F H , KAPOOR A, et al. a system for laparoscopic surgery ergonomics and skills evaluation[J]. Journal of Endourology, 2011, 25(7): 1111–1114.

[6] ERICSSON K A. Deliberate practice and acquisition of expert performance: a general overview[J]. Academic Emergency Medicine, 2008, 15(11): 988–994

[7] ERICSSON, Anders K. Deliberate practice and the acquisition and maintenance of expert performance in medicine and related domains[J]. Academic Medicine, 2004, 79(supplement): S70–S81.

第四章

# 4 以腹股沟疝为例谈腹腔镜视野下的解剖

# Chapter 4 Taking groin hernia as an example to discuss anatomy under laparoscopic vision

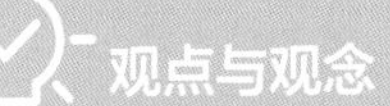

观点与观念

开展腔镜下的腹股沟疝修补手术，首先需要掌握腔镜下腹股沟区域解剖。这是腔镜手术的必要前提，就像在茫茫大海上航行，方向和目标是尤为重要的，不然会迷失在入路的途中，甚至会触滩搁浅在重要血管或器官前。

**Views & Concepts**

When a surgeon performs laparoscopic inguinal hernia repair, he needs to master the anatomical characteristics of the groin area under the laparoscope in the first place. Just like sailing in the vast sea, the direction and goal are particularly important, otherwise you will get lost on the way and even run aground in front of important blood vessels and organs.

本章讲述的解剖属于开展腔镜术者必备的基础知识（knowledge）。对于知识，它不同于技能（skill），两者的体验有着根本的差异与不同，例如，地理属于知识范畴，游泳属于技能。知识只要多学勤记就能熟记于心，但它容易被遗忘，而技能的反馈可以保持很久不易忘记。所以，对于解剖知识要反复地学习、通过理解来加深印象。

# 第一节

# 从腹腔内观察的标志

Section 1 Anatomic structures and landmarks under laparoscopic vision

腹腔镜的出现，改变了外科医生对腹股沟区观察的方向、角度和视野，也从根本上改变了手术的路径及修补的方式与方法。作为临床医生若要驾驭腹腔镜的疝修补技术，首先需要熟知掌握腹腔镜下的有关解剖。

## 一 前下腹壁（腹膜及皱襞）

从脐部戳孔进入腹腔后，将镜头转向前下方向观察：

在脐以下可见有5条纵行的腹膜皱襞或隆起，两侧对称，位于正中线的称为脐中韧带或脐正中皱襞，它是胚胎时脐尿管所残留的痕迹，许多人可能退化得较为完全，从膀胱底一直延伸到脐。在两侧为脐侧韧带或称脐内侧皱襞（注：若称脐内侧韧带，但其结构上与其他韧带差别太大，故命名为皱襞），是脐动脉残留的痕迹。脐内侧皱襞向上与正中皱襞在脐部汇合。再向外侧的皱襞称为脐外侧皱襞或血管皱襞，是腹壁下血管表面的腹膜隆起，但此皱襞大多并不明显，腹壁下血管常清楚可见（图4-1）。

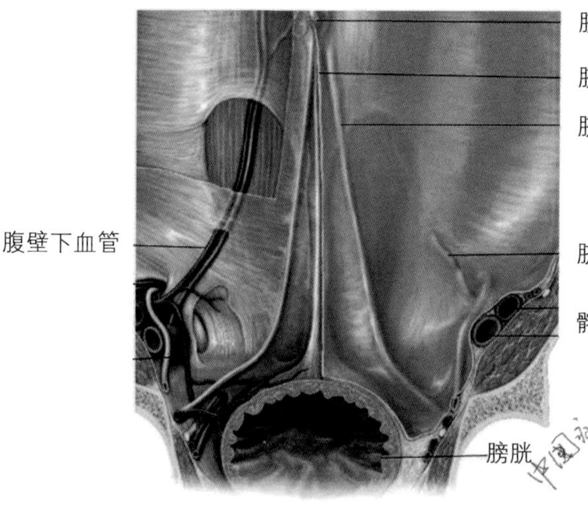


图4-1　腔镜视野下前下腹壁的腹膜及皱襞

脐以下有5条皱襞，以脐正中皱襞为镜面，左右对称，分别是脐内侧皱襞、脐外侧皱襞。脐正中皱襞为脐尿管的遗迹，脐内侧皱襞为脐动脉的遗迹，两者在脐部汇合，而脐外侧皱襞大多不明显。有学者把这5条隆起又称韧带，实际上这5条隆起又不具备韧带的结构，故本书还是认为称皱襞合适在脐外侧皱襞两侧有两个浅凹（窝）（图4–2）。外侧浅凹是斜疝的起始部即腹股沟管内环的所在部位。内侧浅凹是位于脐内侧皱襞与脐外侧皱襞之间的区域，与直疝的形成相关。在正中皱襞与脐内侧皱襞之间，不一定可见浅凹，因为腹直肌及其鞘膜使此区域加强，因此很少发生膀胱上疝。

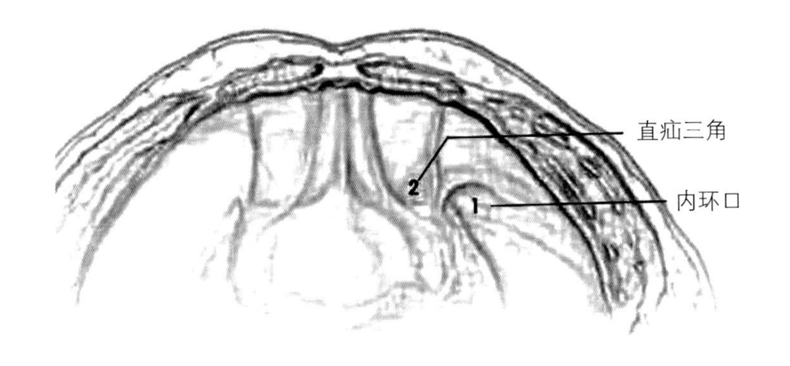


图4–2 脐内侧皱襞外侧有两个浅凹（窝）（用1，2标注）

两条脐内侧皱襞之间是膀胱上窝，前方有腹直肌覆盖，一般不发生疝。脐外侧皱襞的外侧是外侧陷窝，斜疝的发生部位。脐外侧皱襞的内侧是内侧陷窝，直疝的发生部位

## 二 腹腔镜下可辨认的一些结构（图4-3）

（1）腹壁下血管（inferior epigastric vessel）：腹壁下血管通常来自髂外血管，形成斜疝内环口的内界，该血管在12点钟位置向上向头端走行。在腹膜表

面略呈蓝色，有时动脉搏动也十分清楚。多数情况下在其旁可见有伴行的静脉。

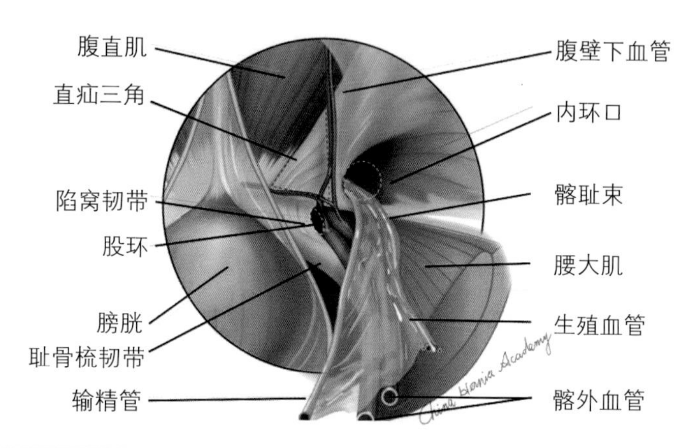


图4-3 腹股沟区的血管及韧带

在腹股沟区域可看到腹壁下血管发自髂外血管，其外侧是内环口，内侧是直疝三角。输精管为白色条索状，右侧多位于内环口8点钟位置，左侧位于内环口4点钟位置。右侧精索血管一般从5点钟方向进入内环口，左侧的则从8点钟方向进入。耻骨梳韧带附着于耻骨上支后方，是补片固定的地方。髂耻束的走行与腹股沟韧带一致，为腹横筋膜增厚形成，在腔镜下大部分显示不清

（2）输精管（vas deferens）：该结构呈白色的条索状，从膀胱底部后方，由中间向外上走行，跨过Cooper 韧带进入内环口，腹腔镜的观察下进入内环口的位置右侧多是在8点钟位置，左侧多在4点钟位置。

（3）生殖血管（spermatic cord）：生殖血管从侧方进入内环口，生殖血管和输精管汇合后形成精索。

透过腹膜，蓝色的血管常清晰可见。

（4）耻骨梳韧带（pectineal ligament）：又叫Cooper韧带，该韧带呈白色，比较坚韧，向正中走行，止于耻骨结节。腹腔镜下需要打开腹膜进入Retzius间隙才可见到，它是一条白色组织。补片可以固定在此韧带上。

（5）髂耻束（iliopubic tract）：为髂前上棘至耻骨结节之间的腹横筋膜增厚形成，与腹股沟韧带平行走行，但位于其深面，即靠近腹腔侧，有时腹腔镜下显示不清，或以为是腹股沟韧带。髂耻束跨过股血管的前方形成内（深）环的下界，最后呈扇状散开止于Cooper韧带内侧部和耻骨结节。

（6）髂外血管（external iliac vessels）：髂外血管走行于腰大肌内侧筋膜的上方，经髂耻束和腹股沟韧带后方，移行于股鞘内为股血管。

（7）内环口（deep inguinal ring）：内环口形状差异很大。没有斜疝的时候，内环口是一平面，可以见到腹膜在此有白色增厚样结构。看起来就像是输精管、精索静脉的交汇点。如有小的斜疝，内环口呈浅浅的陷窝状，如果斜疝比较大，则内环口的形状可以是宽而浅的半月状。

（8）直疝三角（inguinal triangle）：又称为

Hesselbach三角，该三角位于脐内侧皱襞和脐外侧皱襞之间。由腹直肌外侧缘、腹壁下血管、髂耻束中段构成。

# 第二节 2 两个间隙

Section 2 Bogros' space and Retzius' space

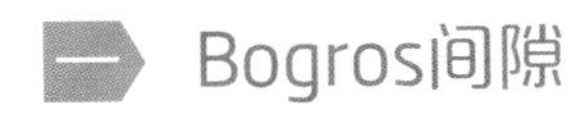

## 一 Bogros间隙

这里称为“两个间隙”是因为在前下腹壁后方存在两种名称不同的间隙。实际上，该区域有三个间隙，中间的是Retzius间隙（Retzius' space），左右各一个Bogros间隙（Bogros' space），位于外侧，又称腹股沟间隙。

腹腔镜仍保持在原来的视野，假设将腹膜和腹膜前除去，还将看到什么？（图4–4）

Bogros间隙为腹壁和腹膜间隙的一部分，外侧为髂筋膜，前方是腹横筋膜，后方是壁层腹膜。进入这一间隙的途径一般是从脐下腹直肌后方，向外下分离。从这一间隙很容易将腹壁与腹膜分开（图4–5）。

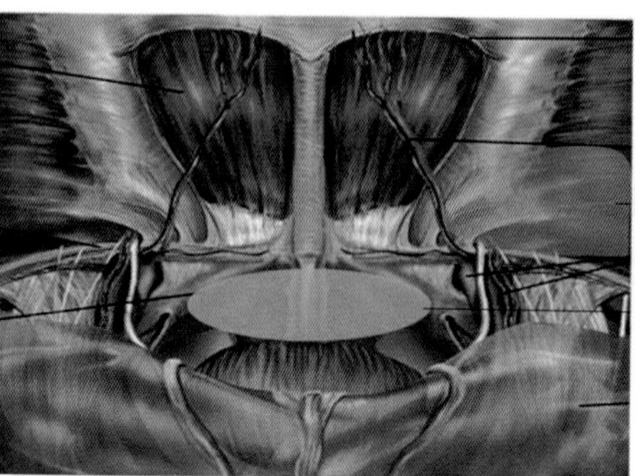


图4-4　切开腹膜及腹膜前脂肪

腹股沟区的间隙有两个：腹膜前间隙和耻骨后膀胱前间隙。其中耻骨后膀胱前间隙（Retzius 间隙）位于耻骨后、膀胱前区域。腹膜前间隙范围较广，Bogros 间隙是其中的一部分，位于腹股沟区外侧，左右对称

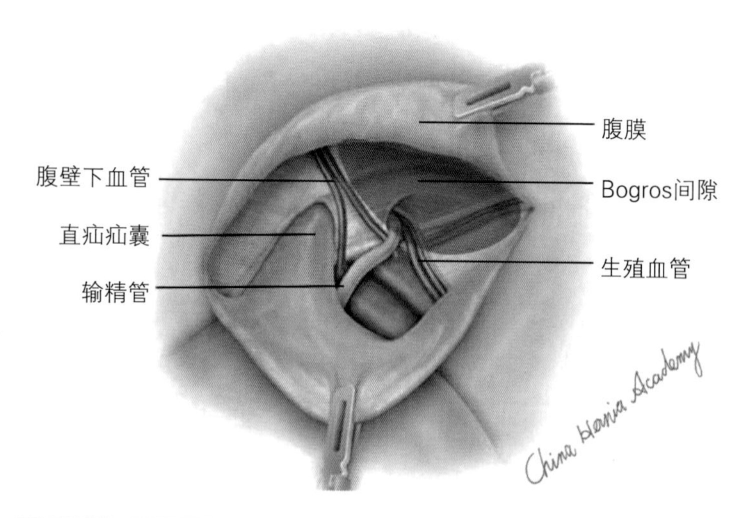


图4-5　Bogros间隙

Bogros 间隙外侧为髂筋膜，前方是腹横筋膜，后方是壁层腹膜，这一间隙较疏松

提及这一间隙，还有一段历史，Bogros间隙是以法国医生Bogros的名字命名的，源自Bogros在1832年的毕业论文课题。1832年，那个年代还没有什么无菌术，若想开刀进腹腔，是非常危险的，会常常被禁止。因为，开刀进腹术后病人的腹膜炎常无法控制，最后会死于腹腔的感染。Bogros当时的想法是不进腹腔，能否从腹膜外找一个进路，可以结扎控制子宫出血或结扎控制下肢血管，最后他找到了这个间隙，也成就了他的论文。临床上真正用到他这个间隙来止血的少之又少，但后来又发现这一间隙与髂窝脓肿或女性盆腔脓肿的扩散有关。

今天对疝外科而言，Bogros间隙的认识成了不可缺少的，它是后进路修补（Stoppa，Nyhus的修补）和腹腔镜修补（TEP和TAPP）必经的通道或要分离的空间，也是放置补片的空间。

## 二 Retzius间隙

Retzius间隙（Retzius' space）又称为耻骨后间隙或膀胱前间隙（图4–6），这就说明了这个间隙的具体位置，这一间隙在腹直肌后方很容易到达。TEP和TAPP手术都是利用这一间隙建立空间，放置补片的。

Retzius间隙的前界：耻骨联合、耻骨上支、闭孔内肌筋膜；后界：男性为膀胱和前列腺，女性为膀胱；两侧界：约为脐内侧皱襞投影部位；上界：壁腹膜折返至膀胱上面；下界：男性为盆膈和耻骨前列腺韧带（连结前列腺至耻骨联合下缘），女性为盆膈和耻骨膀胱韧带（连结膀胱颈至耻骨联合下缘）。

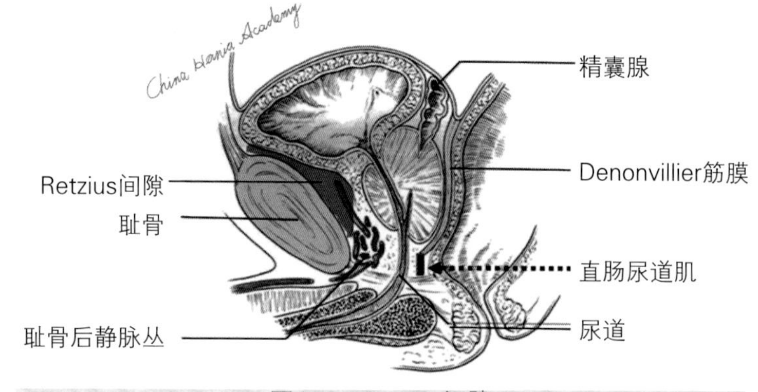


图4-6 Retzius间隙

Retzius间隙的前界：耻骨联合、耻骨上支、闭孔内肌筋膜；后界：男性为膀胱和前列腺，女性为膀胱；两侧界：约为脐内侧皱襞投影部位；上界：壁腹膜折返至膀胱上面；下界：男性为盆膈和耻骨前列腺韧带（连结前列腺至耻骨联合下缘），女性为盆膈和耻骨膀胱韧带（连结膀胱颈至耻骨联合下缘）

耻骨前列腺韧带或耻骨膀胱韧带成对，左右各一，两韧带之间有阴茎（或阴蒂）背深静脉通过，此间隙向上与腹前外侧壁的腹膜外筋膜延续，间隙内充以疏松结缔组织，以利膀胱的功能活动。

Retzius间隙除了对腹股沟疝外还有临床意义：耻骨后隙向上与腹前壁腹膜下筋膜延续，临床上常将此间隙作为膀胱、前列腺和剖宫产的腹膜外手术入路，手术时不伤及腹膜。此外外伤引起膀胱破裂，尿液外漏于此间隙。

还要强调的是，人体只有一个Retzius间隙，左右对称，但Bogros间隙分为左、右两侧。

这两个间隙之间有无明显的界限?

有的，即间隙韧带，从人体的生长发育角度来看，这两个间隙还是存在一定的运动的，Retzius间隙，在出生后，随着站立的改变，向下方下移，而Bogros间隙随着骨盆生长向两侧延伸。

间隙韧带在做TAPP手术时，分离输精管时常常遇到（见图4-7）。

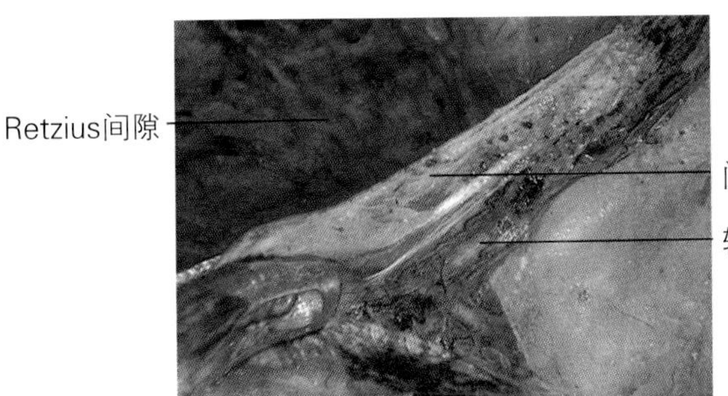


图4-7 间隙韧带

Retzius 间隙与 Bogros 间隙之间由间隙韧带阻隔。该韧带位于输精管上方，在分离疝囊与输精管的粘连时特别明显

# 第三节 3 五个三角与死冠

## Section 3 Five triangles and corona mortis

肌耻骨孔可以简化为五个三角组成（图4-8）。

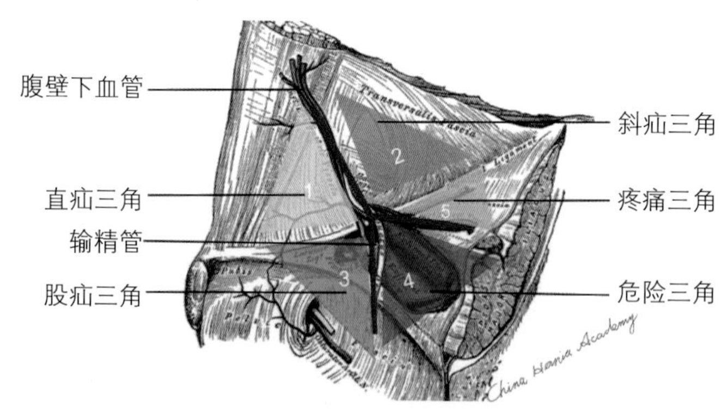


图4-8 肌耻骨孔可简化为五个三角组成

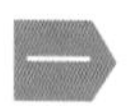

### 一 直疝三角

又叫Hesselbach三角。由内侧腹直肌、外侧的腹壁下血管以及下方的腹股沟韧带共同组成的三角区域，为直疝的发生部位。

## 二 斜疝三角

该三角为一个虚拟三角，包含内环口，为斜疝发生部位。该三角区域内侧界为腹壁下血管，内下方为髂耻束。

## 三 股疝三角

该三角包含股环，是股疝发生部位。上缘为髂耻束，外侧为髂外静脉，内侧为腔隙韧带，下缘为耻骨梳韧带。股疝容易发生嵌顿，因此要松解股环的时候，可以向内侧切开腔隙韧带。

## 四 危险三角

危险三角（也称为Doom三角，图4-9）这一名词，是专指在腹腔镜下所见的由输精管和精索血管所围成的三角，三角中包含有髂外动、静脉。之所以称为危险三角，其重要性在于髂外动脉、静脉在此三角中穿行。如果从腹腔内看，其表面还有腹膜和腹横筋膜覆盖。划定这个三角是为了避免手术伤及这些重要的结构，特别是在固定补片时不能在此三角中进行钉合的操作。

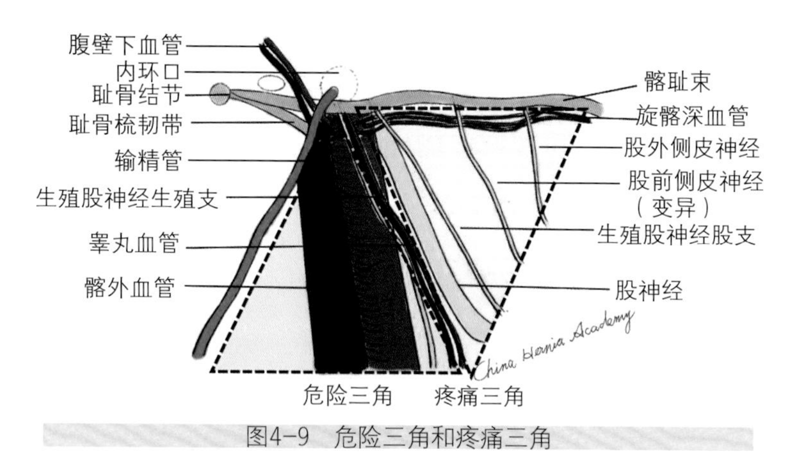


图4-9 危险三角和疼痛三角

危险三角又叫 Doom 三角，是指输精管与精索血管之间的三角区域，内有髂外血管走行。切忌在此区域进行盲目的操作

## 五 疼痛三角

疼痛三角是由精索血管与髂耻束之间构成的三角区域，其内有多条神经走行。切忌在此区域打钉固定补片，否则容易导致术后疼痛。

疼痛三角位于危险三角的外侧，与其平行，但为一个倒三角，内侧边与危险三角的外侧边共边，即精索血管。上边是髂耻束的下缘。外侧边没有明显的解剖标志，大约为转弯的侧腹膜。在此三角内有3～4条的神经穿行。划定这个三角的意义是在固定补片时不能在三角中进行钉合的操作（图4–9）。

## 六 死冠（Corona mortis）

髂内血管与髂外血管（通常见于腹壁下血管与闭孔血管）在跨耻骨处的吻合，形成一个血管的吻合环，由于位置较深，以往在开放手术中若损伤此血管环，常造成严重的出血，而且止血困难，可造成致死性的出血性休克，故称为死冠。

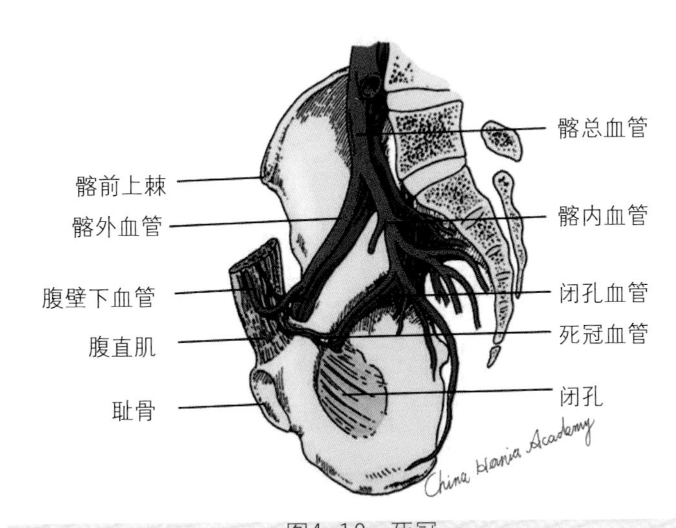


图4–10 死冠

死冠是髂外血管系统与髂内血管系统的交通支。由于位置较深，一旦损伤，难以止血。死冠可以是动脉，也可以是静脉，也可以二者兼有

死冠血管可以是动脉，也可为静脉，且有较高的出现率。临床腔镜手术中常在向耻骨梳韧带位置打固定钉时损伤死冠，有时在游离嵌顿性股疝时，在陷窝韧带内侧非直视下切开时也可造成损伤。因此，要避免损伤一定要看清（图4-10）。

# 第四节 肌耻骨孔和腔镜下腹股沟区的缺损

# Section 4 Myopectineal orifice and groin area defects under the laparoscope

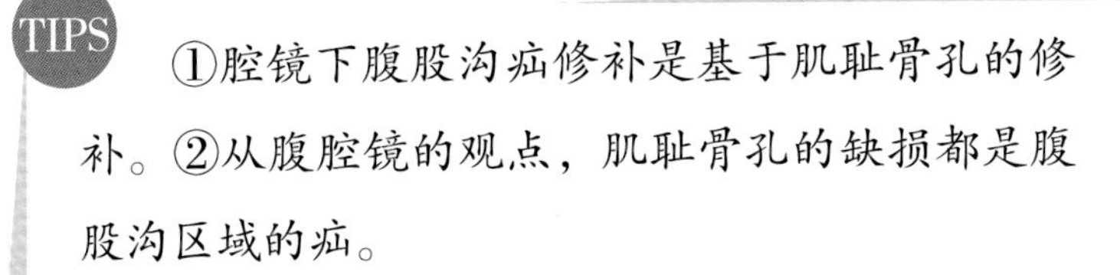

TIPS

①腔镜下腹股沟疝修补是基于肌耻骨孔的修补。②从腹腔镜的观点，肌耻骨孔的缺损都是腹股沟区域的疝。

## 一 肌耻骨孔（Myopectineal orifice）

又称Fruchaud孔，由法国学者Herry Rene Fruchaud在1956年首次描述并提出。随后，法国的疝学家Stoppa根据此观点开创了巨大补片加强内脏囊手术（Giant Prosthetic Reinforcement of the Visceral Sac，GPRVS），又称Stoppa手术。其实，腔镜下腹股沟疝修补基本都是按Stoppa手术原理进行的。

肌耻骨孔近似四边形，有上、下、内、外4个边界。上界为腹前外侧壁的肌肉，包括腹外斜肌、腹内斜肌、腹横肌。下界为骨盆的骨性边缘，内侧为腹直肌，外侧为髂腰肌。（图4–11）

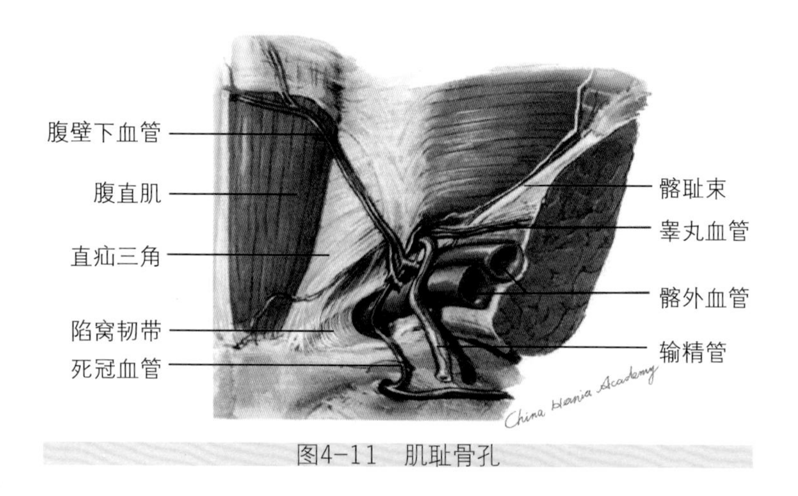


图4–11　肌耻骨孔

可以这样认为：肌耻骨孔内出现的结构上的薄弱或缺损是所有腹股沟区域内疝的起源，腔镜疝的修补也是基于肌耻骨孔的修补，所以疗效非常可靠。

肌耻骨孔的外侧，由髂腰肌及其增厚的腱膜和覆盖股神经的髂筋膜构成，覆盖髂肌的髂筋膜出了盆腔后，内侧增厚形成髂耻弓。该弓外侧连于髂前上棘，内侧达髂耻隆突。它是腹股沟外侧结构的总结合点：腹外斜肌腱膜的附着点，腹内斜肌部分纤维的起点，腹横肌、髂耻束的外侧附着点。

肌耻骨孔被腹股沟韧带分成上下两部分。上方腹股沟水平处为精索（或子宫圆韧带）的通道，下方是股神经、股血管和股管通道。肌耻骨孔是由腹横筋膜封闭的，腹横筋膜外翻包绕此区域的精索或神经血管鞘。

肌耻骨孔的概念是腔镜疝修补以及开放后入路修补（Stoppa、Nyhus等术式）的基础。可以说，后入路的疝修补就是基于肌耻骨孔的修补，而淡化了腹横筋膜的修补。只要足够大的网片，就能把该区域所有的疝（直疝、斜疝、股疝及耻骨上疝）一并修补。

## 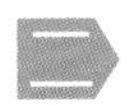 腔镜下腹股沟区缺损的表现

临床上腹股沟疝就是表现为腹股沟区出现包块，但腹腔镜可从腹腔内观察，对腹股沟疝的发生部位和诊断更明确。

（1）斜疝：疝环位于腹壁下血管外侧，腹股沟韧带上方。

（2）直疝：疝环位于直疝三角内。

（3）股疝：疝环位于股环。

（4）耻骨上疝：是腔镜下新发现的疝的类型。在开放手术中常误以为是直疝，但腔镜下观察，作为原发疝，耻骨上疝疝环不是位于直疝三角，而是在直疝三角的内侧，耻骨的上方。

# 第五节 腹横筋膜及其衍生物

# Section 5 Transverse Fascia and its derivatives

腹横筋膜（Transversalis Fascia，TF）在疝外科的重要性，已不需要强调，因为在外科史上，凡对腹横筋膜进行修补的手术都是成功的手术，如Shouldise手术，McVay手术等。

腹横筋膜是腹横肌固有筋膜，是全身深筋膜的一部分，后方与胸腰筋膜前层延续，下方与髂筋膜、盆筋膜延续，上方与膈肌下面的薄膜延续（图4-12）。

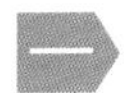

## 一 腹横筋膜的历史

腹横筋膜最早是由解剖学家Cooper在1844年提出

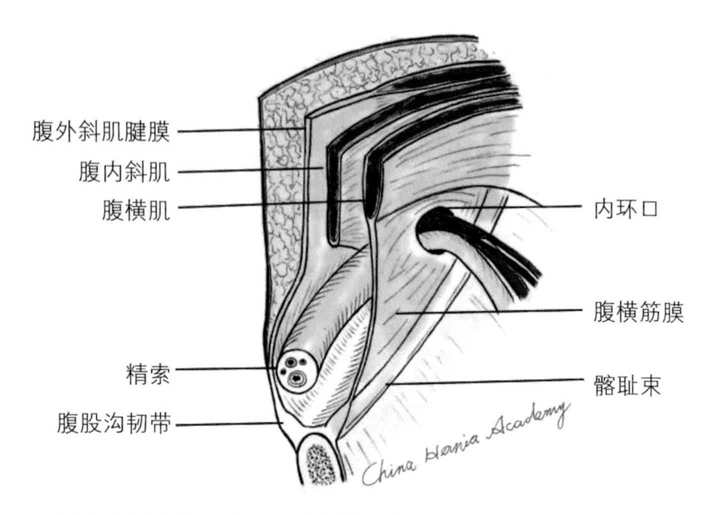


图4-12　腹横筋膜

的一个腹壁上的解剖层次和结构。Cooper可称为当时最伟大的外科学家、解剖学家，他是在血管外科、病理学、解剖学及疝外科都有杰出的贡献的英国人，全名叫Astley Paston Cooper（1768—1841）。

对于腹横筋膜（Transversalis fascia），从发现至今，100多年来，争论一点没有消停过，世界上可能找不出第二个这样的解剖结构或层次不断地被人发现、又被人否定，又再重新发现、又再重新定义。腹横筋膜这一认识过程完全可以做小说的题材，写几篇历史传记。

在1804年Cooper写道："在腹壁肌后方，一薄层筋膜自股浅弓（腹股沟韧带）向上延伸，作为腹壁肌腱膜的衬里。这一筋膜留下一个开口，在男性容纳精索通过，在女性容纳子宫圆韧带通过。”当时，Cooper仍未正式使用“腹横筋膜”这一命名。直到1844年，他在解剖学教科书上对腹横筋膜的最初定义作了一些修改：“在腹内斜肌和腹横肌下缘结合部以下，可发现一层筋膜插入肌层和腹膜之间，精索血管经其自腹部出现。现将这层筋膜命名为‘腹横筋膜’，其密度在不同部位有所变化，在靠近髂骨部其强壮和坚韧，在靠近耻骨区其薄弱和富含细胞”。Cooper认为腹横筋膜由两层构成，外层较为坚韧，与腹股沟韧带相连。

此后，不少学者赞同Cooper对腹横筋膜的看法，Mackay和Lytle支持腹横筋膜由双层组成。其中Mackay对腹横筋膜作过如此描述：

“在腹直肌外缘的外侧部，腹横肌腱膜和部分腹内斜肌腱膜融合，并在腹直肌后方向内下走向腹白线。在腹直肌后鞘弓状线以下，腹横筋膜清晰可见并容易与之分离。”Lytle描述腹股沟管的后壁由两层组成，就是较浅的腹横肌层和较深的腹横筋膜层。他同时提出在腹股沟区除内、外环外还存在另一环口，称作“中间环”（middle inguinal ring）。

## 二 腹横筋膜分几层?

今天看来腹横筋膜为一层的结构，而且有两个口，一个在腹股沟韧带的上方即内环，另一则是在腹股沟韧带的下方，即股血管鞘和股环的开口，如下图（图4-13）。

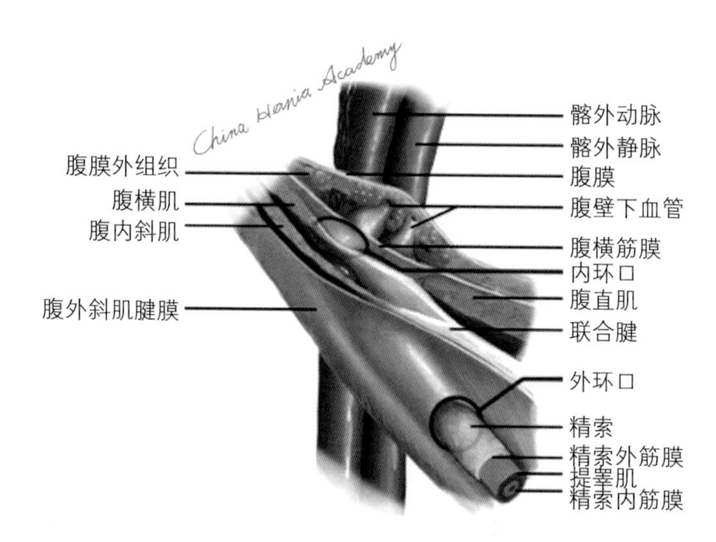


图4-13 腹横筋膜分两层，包绕着腹壁下血管

对于腹横筋膜认识上的差异，可能是研究对象不同所致，有人用被福尔马林固定后的标本做研究，而有人是用新鲜标本。

腹横筋膜在精索穿出腹壁时变成了精索内筋膜，如果为斜疝，其疝囊就是在精索内筋膜内，因此，开放手术中要先游离好精索，精索的游离若要完整，一定要将精索内筋膜完整地游离出。在图中可见精索内筋膜包绕着精索。

## 三 有争议的腹膜前筋膜

当然，对腹横筋膜分几层的争议从来没有停止过。也有很多专家认为，腹横筋膜只有一层。我们在开放疝修补手术中见到的腹壁下血管前面那层是真正的腹横筋膜，深层的膜性组织是腹膜前筋膜。早在1940年，解剖学家Anson和McVay就提出腹横筋膜只有一层。后来随着腔镜技术的发展，美国Arregui医生也证实，腹横筋膜的两层结构其实是存在不同的血供来源。如果在腔镜下做TAPP，切开壁层腹膜后，首先到达的是腹膜前筋膜。其中腹壁下血管是一个标志性的结构，其深层是腹膜前筋膜包绕，浅层是腹横筋膜。在弓状线以下，腹壁下血管是位于腹横筋膜后方走行的。

其实，腹横筋膜到底有几层并不重要，关键有两点：①目前所使用的腹腔镜（分辨率1 920 × 1 080，2K）的视野是否已经可充分的辨认清楚两层的腹横筋膜，若还不能，等到4K或更高清的镜子普及广泛使用，解决这个问题更可靠些。②腹横筋膜到底分几层，其实要从组织胚胎学上去找答案，如果说对腹横筋膜有新发现、新认识，只有胚胎学研究才能说清楚问题的实质与根源。

实际上在腹膜前这个区域进行分离与解剖还有一些问题有待于外科医生在腔镜下去弄清搞明，如输精管是否有鞘膜？输精管与间隙韧带的关系？膀胱、前列腺的血运层面与腹腔镜腹膜前进行分离与解剖层面的关系等，还有待于我们外科医生去讨论去研究。

**【拓展阅读】**

更多关于腹股沟区解剖方面的知识，我们在“南方疝论坛”微信公众号上写了一系列的推文，可扫描以下二维码，关注“南方疝论坛”微信公众号。

经典 | 腔镜下腹股沟区域的解剖（腹膜及皱襞）
经典 | 腔镜下腹股沟区域的解剖（间隙篇）
经典 | 腔镜下腹股沟区域解剖（危险与“坑”）
经典 | 腔镜下腹股沟区域解剖（腹横筋膜）

经典 | 常规腹股沟区域解剖（1）
经典 | 常规腹股沟区域解剖（2）
经典 | 常规腹股沟区域解剖（3）
经典 | 常规腹股沟区域解剖（4）
经典 | 常规腹股沟区域解剖（5，精索）
经典 | 常规腹股沟区域解剖6（腹横筋膜篇）

（李英儒　曾兵　甘文昌　周太成　侯泽辉）

## 参考文献

[1] 李英儒, 杨斌, 江志鹏, 等. 疝入阴囊腹股沟直疝解剖学观察[J]. 中国实用外科杂志, 2014, 34(11): 1072–1074.

[2] 江志鹏, 杨斌, 李英儒, 等. 腹股沟管的解剖学观察[J]. 中国实用外科杂志, 2014(1): 90–92.

[3] QIUNN T H . Anatomy of the groin: a view from the anatomist [J]. Nyhusand Condon' s Hernia, 2002.

[4] HERNIA. The posterior (preperitoneal) approach and iliopubic tract repair of inguinal and femoral hernias–an update[ J]. Nyhus LM, 2003.

[5] CONDDN R E. Reassessment of groin anatomy during the evolution of preperitoneal hernia repair[ J]. The American Journal of Surgery, 1996.

[6] SPAW A T, ENNIS B W, SPAW L P. Laparoscopic hernia repair: the anatomicbasis[J]. Journal of Laparoendoscopic Surgery, 1991.

[7] MEMON M A, QUINN T H, CAHILL D R. Transversalis fascia: historical aspects and its place in contemporary inguinal herniorrhaphy[J]. Journal of laparoendoscopic & advanced surgical techniques, Part A, 1999.

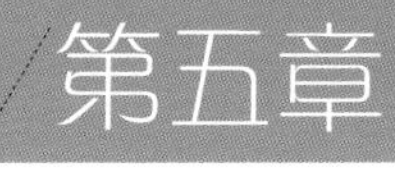

# 第五章 在模拟器上的“刻意训练”

## Chapter 5 Learning of laparoscopic skills

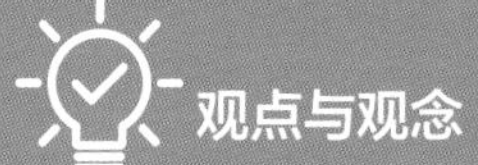

### 观点与观念

学习一项技能、一种操作，一定要通过不断的体验（有反馈的学习）调整、纠错完善。

**Views & Concepts**

When a person wants to learn a skill or an operation, it must be adjusted and corrected through continuous experience (learning with feedback) to learn.

前面在第三章中已经有所表述：腹腔镜下的视野，与双眼直视下的直接视野完全不相同。而所谓腹腔镜手术，要求我们在腹腔镜镜头下的间接视野，去完成精细的各项操作。在从开放手术转到腹腔镜手术，外科医生在这个过程里，需要进行一系列的训练。包括对腔镜下镜头视野的适应、基本操作的适应性训练、活体至人体的适应空间感等。其中最为重要的就是在模拟器上的训练，可以说模拟器上的训练效果，决定了外科医生腔镜操作的规范性、熟练性以及手术的艺术性。

# 第一节  Section 1 从零开始 Start from zero

腔镜下的视野，主要有以下几个变化：

## 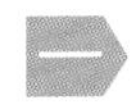 空间维度感变化

人的双眼都有各自的视野，外界事物光反射信号通过视神经，同时传送到大脑中枢，通过中枢的处理、叠加，形成了真实的世界或现实，即三维立体的结构。所以我们通过双眼所看到的东西，都是三维立体的结构。现在我们临床上使用最多的腔镜，基本上是以单镜头的腔镜，然后将所见图像传输到监视器的屏幕，而屏幕又是完全平整的平面。这个过程，其实就是从三维的立体空间影像转成了一个二维的平面画面，

也是我们称之为的“间接视野”。二维视野显示腹腔内的脏器、组织，与真实的情况必然有一定的偏差。

再者，我们手术的基本操作，比如分离、止血、缝合等，无一不是三维空间上的立体动作。在二维的平面视野，要完成三维的立体动作，再加上Trocar位置是相对固定，腔镜的器械都是加长的，每一小动作，可能都被放大、感觉失真。所以，没有通过相关的训练是无法完成腹腔镜手术操作的。

## 二 大小的变化

腔镜视野下，特别是高清的影像系统，视野往往是比平时开放手术放大的。这就为我们精细化的操作提供了便利。比如：非常细微的毛细血管，腔镜视野能显示得更为清晰，为我们更精细的止血提供了保障；分离的过程中，清晰可见的细微神经，能让我们避免开放手术注意不到的损伤；打结的过程中，放大的线结，不再依靠开放手术时手指的感觉去完成。

而对于放大视野的变化，也需要我们通过训练去适应。因为不仅仅是组织和器官被放大，我们的器械也以相同比例放大。这会造成我们体外操作的轻微动作在体内也被放大，更容易产生不精确、甚至是误伤。

## 三 杠杆效应

我们在腔镜下使用的器械，与开放手术的器械相比，无论是抓钳还是针持，均明显加长。另外我们的手抓持点（A点）、Trocar与器械接触点（B点）、钳尖（C点），三者在一条直线，可以形成以B点为支点的一个杠杆，所有的动作均是在杠杆作用下完成。这个杠杆效应可放大手部的动作，给操作造成了诸多的不便。

从以上几个差异，我们可以看到腹腔镜下的操作，完全比开放术下的难度提高了一个阶层。对于初学者或者是没有适应这个改变的人来讲，难度尤其高。如何去适应这些变化，训练是最好的办法。当然，我们不可能一开始就直接在病人身上去训练，这既不符合我们外科的初心——减少痛苦、治疗的伤害，更不符合现代医学伦理。

我们提出的“刻意训练”的观点，即有目标、分阶段的训练；有体验、有方法的训练（为了掌握方法，对操作分解步骤的训练）；有反馈（包括老师指导）、有纠正、有调整操作动作的训练。自我练习时录制视频、分析视频，查找缺点与不足，就能实现有反馈的刻意训练。

# 第二节 2 模拟器及其种类
## Section 2 Laparoscopic simulator

模拟器是按照一个专门的目的，为减少成本、缩短学习时间，由人专门设计、制作出来的器械或系统，可以模拟这个目的的场景，让受训者或体验者，能完成与现实类似的体验或者训练。最常见的，有游戏模拟器、电脑模拟器、飞行模拟器、驾驶模拟器等等。

模拟器从价值几百万的仿真软件到能带回家的几千元（take home）训练箱，有林林总总，什么最好？从当今的角度出发，如何有效地利用“碎片”时间最好？因为有学习与训练要求的人基本上都是已经在临床工作的医生，而医生的时间总是很紧。因此，简单、方便、随时就是最好。

外科手术模拟器主要有以下几种类型：

## 一 简易模拟器

通过实体的箱式、盒式或者是圆柱体式的简易模拟器，不能直接通过眼睛，而是用视频设备间接观察这些空间以内的情形。我们以智能手机和平板电脑为基础。专门设计和生产了一款“手机平板腹腔镜模拟训练仪”，就属于此种（图5–1）。因为方便携带、使用，学员可以带回去（take home），从而可以更多，更方便的练习，将“刻意训练”做得更好，更体验实效。

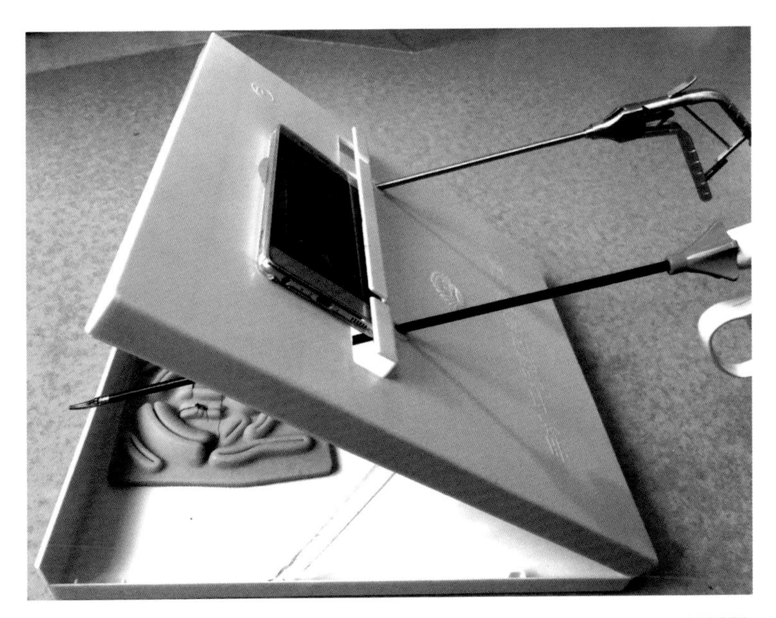

图5–1 简易模拟器

我们团队研发、具有专利的简易模拟器。使用手机或平板电脑作为镜头，模拟腹腔镜手术的基本操作模块这种简易模拟器，往往联合一些模块进行训练，比如：传递模块、分离模块、打结模块、缝合模块等。联合刻意训练的结果，不仅仅让学员适应视野，还能让其在反复刻意的练习过程中，对这些基本操作形成肌肉记忆，也就是形成了技能（Skill）。

## 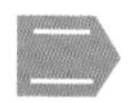 虚拟现实模拟器

这种模拟器，往往通过电脑软件进行实景的模拟，使用VR技术模拟真实手术中的环境，能让受训者全方位沉浸式体验整个手术流程。而软件使用高精度的手术模型将皮肤、内部脏器、手术病灶，甚至是病灶周围的血管、神经等完全模拟真实人体解剖结构。

学员在操作过程中，能通过软件的分析，获得实时交互反馈，比如损伤到血管，会产生出血的效果。最后，手术结束，软件还能对整个过程做一综述、分析，对练习过程中的错误操作进行自动拍照，提出模拟训练过程中的优缺点；还能编排不同难度、进度及内容的课程；保存练习记录，查看成绩，输出数据，用于统计及评估（图5-2）。

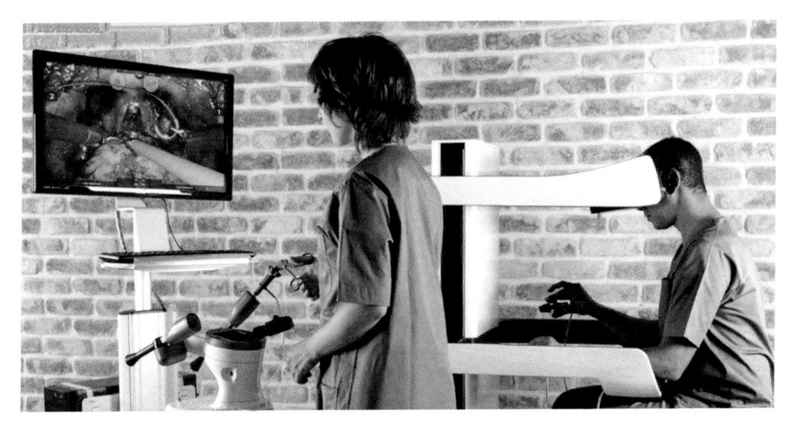

图5-2 虚拟现实模拟器

使用电脑软件进行实景的模拟，模拟真实手术中的环境

## 三 动物体内手术模拟

通过与人体相似的体内环境、器官状态、解剖特点的动物，来进行手术模拟训练，这就是动物体内手术模拟。动物体内模拟手术的优势明显，可以模拟人体的真实环境：温湿度、组织的弹性、器官对损伤的反应、手术效果的展示等等。

动物体内手术模拟的缺点也很明显：首先，动物的获得和来源，需要经过动物实验的伦理批准；其次，动物往往比较昂贵，比如大型的兔、犬、猪等；再者，动物手术和人体手术一样，也需要术中的麻醉，进一步增加了费用；还有，动物体内模拟，由于器官的特异性，往往不能反复进行，比如阑尾切除手术，只能进行一次；最后，动物手术结束以后的处理，也增加了成本和工作量（图5-3）。

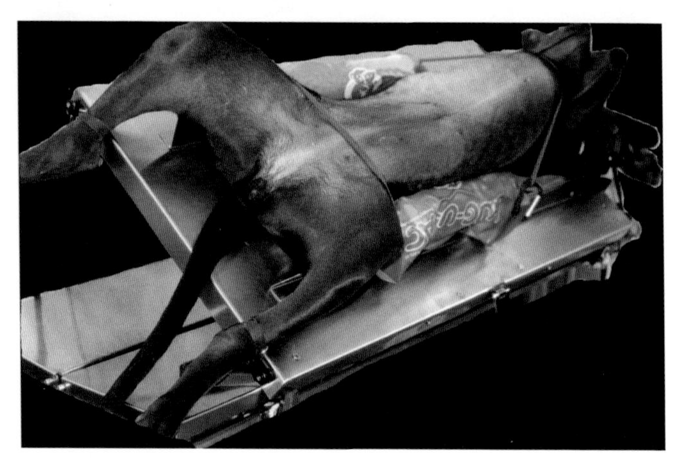

图5-3　动物手术模拟

使用犬模型，进行一些人体手术的模拟。麻醉后、固定好，再进行下一步的操作

所以，基于以上考虑，动物手术模拟，往往都是以团队形式参与。不同的成员各司其职：先后以主刀或助手的身份，各自完成自己的手术训练。

# 第三节 动物实验技术

## Section 3 Laparoscopic animal experiment

动物模型在外科教学、培训中具有不可替代的作用和独特优势。虽然目前尚有微生物、细胞、组织或器官等生物模型的建立，但以哺乳动物为主的动物实验模型仍是最基本和最常用的，具有其他模型无法替代的作用。在腹股沟疝疾病动物实验、手术模型中，仍然以大动物模型为主。

有研究表明，兔腹壁与人类腹壁具有相似层次的结构，也存在腹内、外斜肌及腹横肌。从这一点来看，利用家兔制作腹股沟疝模型是合适的选择。而用于研究腹股沟疝的模型动物一般选择新西兰雄兔。从解剖学角度分析，新西兰雄兔的内环口终身不闭合，即阴囊通过腹股沟管与腹腔相通，睾丸可以自由进出腹腔，可以认为是先天性腹股沟斜疝。所以腹股沟疝手术的教学，可以采用新西兰雄兔。使用动物模型进行腹股沟疝手术培训，主要用于以下几个方面。

## 一 基本操作技术

在动物模型进行手术，可以训练模拟器上的所有基本操作。还能开发出模拟器不具备的模块。比如腹膜的切开、电设备的使用、止血等。

对于基本操作的缝合、打结等，兔模型更有非常接近人体组织结构的特点。我们规定的传递、缝合、套扎、打结等基本操作，在动物实验里面都需要反复的练习。并且要在不同角度下练习，比如对“地板”“墙面”“天花板”的缝合，对“地板”“天花板”角度上物体的套扎等等。

1．电切技术

在腹腔镜下，使用电刀，将其调整为电切，切开腹膜。感受电切的瞬时性、气化作用。

2．电凝技术

在腹腔镜下，使用电刀，将其调整为电凝，直接凝结微细血管。感受电凝的接触作用、焦痂生成后的止血作用。

3．止血技术

在腹腔镜下，使用1–0的线，结扎出血的血管。感受结扎止血的力度、牵拉丝线等。

4．缝合技术

在腹腔镜下，使用不同的针（弯针、直针、雪橇针），缝合不同的组织：肠管穿孔的修补、腹膜切口的缝合以及腹壁缺损的缝合。感受抓针、调针的技巧。

5．打结技术

在腹腔镜下，使用不同粗细的线，进行打结操作。感受失去触感后如何将结打紧、不打断线。

6．套扎技术

在腹腔镜下，使用自制路德结，套扎阑尾根部。感受左右手配合下，如何将套扎结套在阑尾根部。

## 二 腹腔镜下疝囊高位结扎技术

腹腔镜下对兔进行疝囊高位结扎修补斜疝是安全有效的，可为临床腹腔镜疝囊高位结扎修补小儿腹股沟斜疝术后康复等提供一定的实验理论依据。

麻醉、消毒以及铺巾以后，按照手术步骤进行：

（1）在脐部及脐水平线旁约3 cm 各做一切口，分别长约10 mm 和5 mm，置入穿刺器，注入二氧化碳气体[压力为6 ~ 8 mmHg（1 mmHg= 0.133 kPa）]。

（2）腹腔镜下找到右侧内环口，并在其体表投影处做长约1 mm小切口。

（3）将带缝线的导线钩穿入，分别潜行缝合内环口内半周腹膜和外半周腹膜，使内环口形成荷包缝合。

（4）体外皮下打结，右侧内环口即被关闭。

（5）解除气腹，术毕。

在这一过程中，重点练习镜头的观察视野、导线钩的腹膜前潜行技巧。

# 第四节 学习技术的重新布线与设计

## Section 4 Rewiring and design of learning skills

在技术变革、更新、迭代的时代，我们的教育体系风格形式应如何改变，跟上新的时代？如何跨越学术观念、理论与临床实践的鸿沟？美国学者John D Cook，进行了有益的探索，他在2018年出版了新书：《Rewiring Education：How Technology can Unlock Every Student’s Potential》。我们为此也在不断学习、探索，从学习场景的角度，重新布线与设计技能的学习：我们成功举办了15期学习班（5天/期）、设计了自主专利的模拟训练仪、出版了新的教材《腹股沟疝腔镜技术培训教材》，开办了“南方疝论坛”的微信公众号。

## 一 学习场景与效果

学习场景，就是利用不同的老师-学生、学生-学生在不同的学习情景下，进行学习的一种模式。它是情境教学法的一种延伸，广泛应用在培训之中。场景化学习带来的好处是：在实际或虚拟的特定环境或特定时刻，学习者在需要应用某些知识或技能时，针对所需知识或技能进行的即时学习，达到即学即用的效果。

常用的学习场景主要有以下三个：

1. 篝火模式（图5-4）

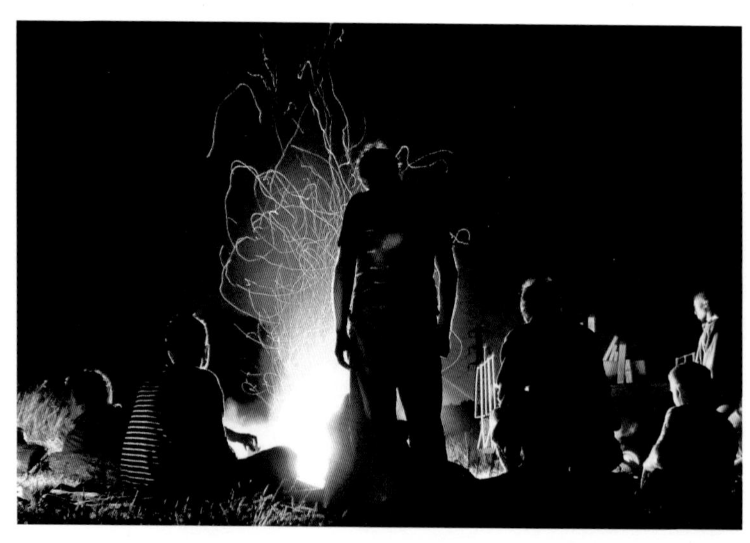

图5-4　篝火模式

篝火模式的学习场景：即一对多的教学（the campfire, designed for one-to-many learning）

篝火（the campfire）对应的是一对多的学习模式，通常是一个人同时对很多人说话。在这种形式中，通常是某位老师一边在教室里劲头十足地走来走去，一边向学生讲课，或是某位嘉宾分享他来自现实生活的智慧，使理论变得生动起来声。如果方式恰当，一对多模式也能取得良好的效果。但是，目前大部分学校都在使用错误的方式。

重塑教育并不意味着完全摒弃像一对多这样的传统教学方法；而是意味着确保在用传统方法教学时，能够吸引学生，而不是让他们昏昏欲睡。

2．水源模式（图5-5）

水源，则是多对多的学习模式，想一想，在非洲大草原的水源地，许多物种在此分享。来自和拥有不同背景、观点和经历的人们，以对等的方式彼此分享自己的思想，形成多样化的观点。在实际的教育中，我们应该将水源直接建在学校教室里。美国一些设计极佳的基础教育学校和教室，都有意为学习者打造了池塘，并且要求学生在此：①分享自己在当前课程中的独立发现；②以小组为单位进行探索和发现；③获得别人的反馈；④身兼学生和教师两职；⑤善于利用技术设备。

另外，数字池塘的观念日益盛行，不论是像微信，还是Snapchat这样的社交圈，使用各种的共享办公软

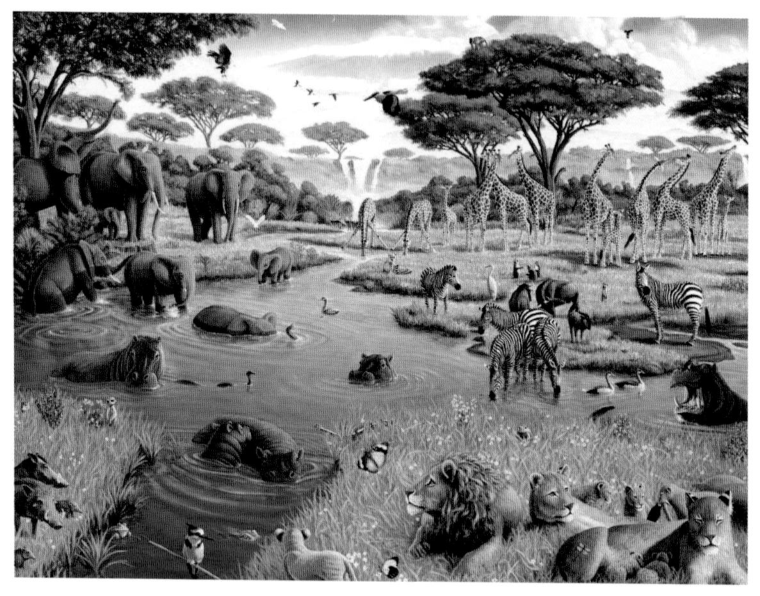

图5-5 水源模式

水源模式的学习场景：多对多学习交互模式（the watering hole, designed for many-to-many learning）

件，都向我们展示了人们有多想要以及需要与别人联系在一起。

3. 洞穴模式（图5-6）

一对一的近距离接触与交流，往往效率最高。信赖、理解、约定、共鸣都只产生在一对一的时候。即便是成功率较低的事情，一对一的模式，也能取得意想不到的结果。

人和人相对而坐，相对而视，相互交谈，自然会打开相互的心灵。我深信只有一对一才能达到这种效果。比如，我打算向否定我的人传达我的想法，或者是想说服某人的时候，我会努力去创造一个一对一的交流环境。即使是总理或者是总统，如果是一对一，也许你和他的谈话也会产生有趣的话题。在没有秘书、亲信、工作人员的房间，如果就你们二人交谈，也会产生只有你们二人才共有的秘密。

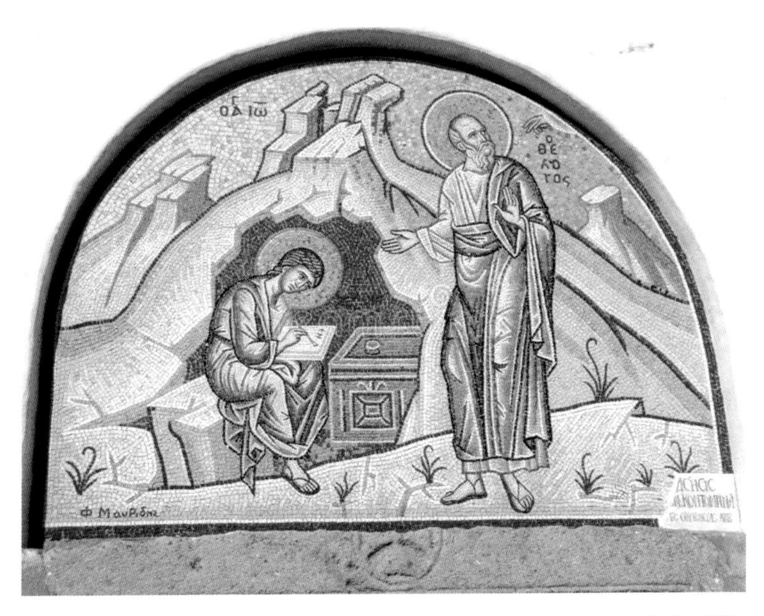

图5-6 洞穴模式

洞穴模式的学习场景：一对一的近距离接触与交流（the cave, designed for one-to-one learning）

不管是和多么伟大的人，或者是处于什么高位的人进行一对一的交谈，如果你能重视你们一对一时产生的哪怕是“极小的约定”，这以后，一条新的道路一定会在你的脚下延伸。

通过以上现场的学习场景与形式，我们发现培训班学员的学习效率得到了极大的提升。当然，随着网络化进程发展，利用移动通信设备（手机等）的优势，在互联网情景下，进行培训、学习的场景模式，也越来越常见，这也是我们以后需要继续探索的形式。

## 二 如何缩短学习曲线

1．什么是学习曲线

学习曲线，又称练习曲线（practice curve），是指在一定时间内获得技能或知识的速率。人们为了知道学习进程中的现象和进步快慢的详情，作为以后努力的指针，应用统计图的方法作一条线，把它表示出来（图5-7）。学习曲线体现了熟能生巧。它源于二战时期的飞机工业，当产量上升时，生产每架飞机的劳动时间会极大地下降。随后的研究表明，在许多行业都存在这种现象。

在学习腹腔镜手术的技术过程中，依然存在学习曲线的情况。有些学员，能摸清技术的规律，通过刻意的练习后，快速地掌握技术的技巧，并得到提高；而少部分学员，只看到技术的表象，所谓看“热闹”，始终找不到学习的技巧，而难以掌握此项技术；对于大部分的普通学员，没有专门培训、刻意训练的情况下，通过普通的观摩、练习，按照平均水平掌握技术，需要花费许多时间来完成。

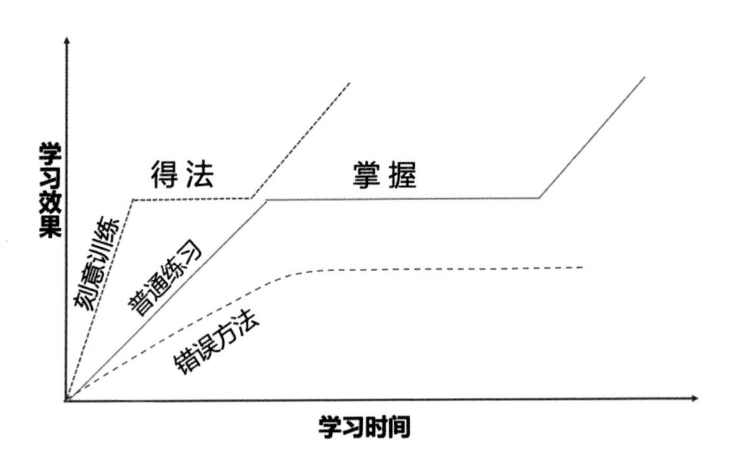


图5-7 刻意训练及学习曲线

学习曲线是在一定的时间内，获得技能的速率，刻意训练可以缩短学习曲线，而错误的学习或培训方法，往往达不到预期的学习效果

2. 缩短学习曲线的方法

（1）刻意训练

如何更快的成长，特别是在专项的技术方面，有人引出了刻意训练（deliberate practice）观念。其实，这个观念是源于佛罗里达州立大学心理学教授Anders

Ericsson。心理学研究的当然是注重人们的行为。

通过学习和实践，我们体会到刻意训练是为了发展的某项技能或某些相互关联的技能而产生“刻意”的有时程的训练。

①要求学员持续不断地挑战那些刚好不会，或不熟的，但又可以达到的具体操作的动作。

②训练包括有特定的目标，或分阶段的目标。

③组建具有竞争性友好的环境，利于激发自我的潜力。

④训练过程含有反馈，即有导师的指导，纠正再加上自我的调整（特别是对于腔镜技术，视频就是通过回顾找到可以反馈和改进的方法）。

⑤修改那些过去自我已经获取的技能，随着训练时程，将这些技能细节或关键点上进行改进，最终产生卓越的表现。

作为操作技能方面，刻意训练和普通的重复性训练一个很重要的不同在于反馈。反馈（feedback）又称回馈，是控制论的基本概念，指将系统的输出返回到输入端并以某种方式改变输入，进而影响系统功能的过程。通俗地讲就是刻意训练需要有人的指点。试想一下，如果你重复性的训练过程其实都是错误的，那么你只会在错误的道路上会越走越远。很多专家和普通从业者之间的差别，可能仅仅是某些细节上的，但是很多细节的积累，就表现出水平的差异。

我们这个教材的编排和组织国家级继续教育项目是向着这个方向进行的一次尝试。

（2）注重细节

这里还是要举"细节决定成败"的例子，以突出细节的重要性。

那是在1485年，英国国王理查三世要面临一场重要的战争，这场战争关系到国家的生死存亡。在战斗开始之前，国王让马夫去备好他最喜爱的那匹战马。马夫认真检查了一遍发现一个小小的问题：马蹄铁要换了。马夫去找到铁匠，吩咐他快点给国王的战马马掌钉上新的马蹄铁。

铁匠先钉了三个马掌，在钉第四个时发现还缺了一个钉子，少了一个钉子，看起来是小事，但这样马掌当然不牢固。马夫将这个状况报告给国王，眼看战斗马上就要开始，国王说，来不得及了，不必在意这第四个马蹄铁了吧，于是就策马匆匆赶回战场了。

战场上，国王骑着那匹战马领着他的士兵冲锋陷阵，左突右奔，英勇杀敌。突然间，一只马蹄铁脱落了，关键时刻，只见国王的战马跌翻在地，国王也被重重地摔在了地上。没等他再次抓住缰绳，那匹惊恐的战马就跳起来逃走了。一见国王倒下，他的士兵们就自顾自地逃命去了，整支军队在一瞬间土崩瓦解、一败涂地。敌军趁机反击，并在战斗中俘虏了国王。国王此时才意识到那颗钉子的重要性，在被俘那一刻痛苦地喊道："钉子，马蹄钉，我的国家就倾覆在这颗马蹄钉上！"这场战役就是著名的波斯沃斯战役。就在这场战役中，英王理查三世失掉了整个英国。

手术也一样需要注重细节，因为细节也往往决定着手术的成败。比如：腹腔镜镜子的视野没有调整好，没有看清楚周围的组织结构在哪里，就贸然动手，一个小小的电凝火花，就可能烧穿股血管，导致整个腹股沟疝修补手术的失败；再比如，TAPP手术中，左手的牵拉张力不够，而你气化腹膜前的操作又做得不到位，"画眉毛"的过程中，右手的电刀损伤到腹壁下血管，导致手术一开始就鲜血淋漓。

所以，腹腔镜手术的细节，就是持镜手随着你的操作，把镜子的观察角度、视野放在那里；就是你在分离的时候，左手的张力、右手的分离；就是你在缝合的时候，右手的进针、左手的出针。这一招一式就是细节。希望每一位外科医生，都能体会、注重细节，与团队一起从细节中成长，这样才是成为一位优秀的外科医生的基础。

## 三 如何发挥“learning effect”

作为学习班的课程一定会在短暂的几天内结束，但是学习腹腔镜腹股沟疝手术可能才刚刚开始。如何发挥学习效果、更快地成长，这是编写本教材的教师和学员们共同努力的方向。

1. 什么是“learning effect”

所谓学习效应是指当以个人或一个组织重复地做某一产品时，做单位产品所需的时间会随着产品数量的增加而逐渐减少，然后才趋于稳定。

常见的学习效应有两种：个人学习和组织学习。所谓个人学习，是指当一个人重复地做某一产品时，由于动作逐渐熟练，或者逐渐摸索到一些更有效的作业方法后，做一件产品所需的工作时间（即直接劳动时间）会随着产品累积数量的增加而减少。组织学习是指管理方面的学习，指一个企业在产品设计、工艺设计、自动化水平提高、生产组织以及其他资本投资等方面的经验累积过程，也是一个不断改进管理方法，提高人员作业效率的过程。

2. 如何发挥“learning effect”

学习效果受许多因素的影响，主要有：学员的动作熟练程度，这是影响学习曲线的最基本因素；训练管理的改善，正确的培训、指导，充分的评估准备与详细的施教；奖励及惩罚等政策的运用；技巧的改善；练习设备或工具的质量；信息反馈的及时性等等。我们编写本教材的目的是想从方法学入手，想换个方式、换个角度去分析腔镜操作技能、技巧，充分发挥“learning effect”。总结本教材的编写和学员们进阶的路，我们发现学以致用，融会贯通，才能做到举一而反三，闻一而知十，乃学者用功之深的体现，穷理之熟，融会贯通，成长的表现。

那到底如何发挥“learning effect”？高手的功夫体现在手术，体现在对病人的细节，手术无论大小，好的手术有三个一致的标准。那就是：一个有解剖、有层次的手术；一个有战略、有节奏的手术；一个有细节、有技巧的手术。所以，发挥学习效果，就要紧密围绕这三个标准，去多角度、多维度掌握相关基础知识、熟练基础操作。这需要我们做到穷究事物之理，找寻事物的规律。对于手术的原理一旦明白，分析今天各种技术和技巧，将他人的技术和技巧融会贯通，水到渠成自然就会发挥“learning effect”，又快又好地成为高手。

在培训班中，要充分发挥“learning effect”，具体操作主要在以下几个方面。

（1）充分评估每位学员：应采用某些测试量表来帮助选择评估、区分不同学员；这些评估应该具有普适性、代表性：基本腔镜操作测试其灵巧性，基础知识测试其对外科疾病基础知识的了解，语言交流测度其与讲师、同伴沟通的能力等。这样才能做到因材施教、精准施教。

（2）合理的培训：根据不同学员的特点，采用不同的培训方式。适合的培训方式才更有效，学习率就越高。

（3）激励：培训班的基本操作，是枯燥的。除非有激励措施，比如竞赛后的奖励，否则基于学习曲线的培训任务很难完成。

（4）动作解构：一般的规律是：任务愈简单，学习的愈快。应注意由于长期操作同一技术所导致的厌烦感是否会对提高产生干扰。如果确实对技术提高产生了干扰，那么就要对技术重新进行解构。对于每一项解构好的动作，一次只完成一项，比同时做所有的动作会来得快。

（5）合适的工具：使用能够辅助或支持操作的工具或设备。培训班的模拟器、模块、器械，需要完全能模拟出手术操作的动作。贴近现实的工具，就是最好的工具。

（6）及时有效的反馈：反馈都有时效性，集中时间进行练习，在过程中，指派讲师随时解决学员在培训、练习中所碰到的疑问，这样能让学习效果在第一时间，通过反馈得到提高。

（周太成　马宁　江志鹏　侯泽辉　陈双）

## 参考文献

[1] 陈双. 腹股沟疝腔镜技术培训教材（学生用书）[M]. 广州：中山大学出版社，2018.

[2] 李传庚. 从学习场景到场景学习[J].江苏教育，2017（49）：7–9.

[3] 房立，张景生.思维的变革：建构主义学习反馈模型[J].中国教育技术装备，2019（14）：88–90.

[4] 赖旭昕，贾涛，林峰.学习效应下考虑缺陷品的一体化供应链最优运作决策[J].工业工程与管理，2020，25（01）：186–193.

[5] MICHAEL S KAVIC，周莹莹，应小燕. 外科的教学与学习[J]. 中国微创外科杂志，2013，13（03）：197–199.

[6] HOSKING S W，郝莹. 腹腔镜模拟训练[J]. 临床消化病杂志，1993（04）：168–170.

[7] LI M M，GEORGE J. A systematic review of low-cost laparoscopic simulators[J]. Surg Endosc，2017，31（1）：38–48.

[8] YANG C，KALINITSCHENKO U，HELMERT J R，et al. Transferability of laparoscopic skills using the virtual reality simulator[J]. Surg Endosc，2018，32（10）：4132–4137.

[9] HASAN O, IQBAL S. A framework for laparoscopic simulations[J]. J Pak Med Assoc, 2017, 67(9): 1404–1409.

[10] SIMFOROOSH N, KHAZAELI M, NOURALIZADEH A, et al. Laparoscopic animal surgery for training without sacrificing animals: introducing the rabbit as a model for infantile laparoscopy[J]. J Laparoendosc Adv Surg Tech A, 2011, 21(10): 929–933.

[11] HUHN J C.Advances in Equipment and Instrumentation in Laparoscopic Surgery[J].Vet Clin North Am Small Anim Pract, 2016, 46(1): 13–29.

[12] FRIED G M, FELDMAN L S, VASSILIOU M C, et al. Proving the value of simulation in laparoscopic surgery[J]. Ann Surg, 2004, 240(3): 518–525.

[13] JOHN D COUCH, JASON TOWNE, STEVE WOZNIAK. Rewiring education: how technology can unlock every Student’s potential[M]. Dallas: BenBella Books, 2018.

[14] ATTARAN S, THOURANI VH. With every new technology comes a learning curve[J]. Semin Thorac Cardiovasc Surg, 2018, 30(2): 158–159.

[15] GOAD K. Learning Curve[J]. Diabetes Forecast, 2017, 70(3): 52–55.

6

第六章

# 如何扶好腔镜配合好手术

## Chapter 6 How to holding laparoscopic camera

**观点与观念**

优秀的团队配合一定是场景配合恰到好处，稳定的画面，正确的角度，才会有顺畅、安全的操作。

**Views & Concepts**

An excellent team must pay attention to the cooperation between each other. Stable picture and the right angle guarantee our smooth and safe operation.

腹腔镜操作是依赖镜头画面下的操作，做好腹腔镜手术的外科医师一定是善于在腹腔镜画面下构建出清晰结构的高手。如何发挥好腹腔镜镜头的特点以超过肉眼视力也是腹腔镜手术的必修课。由于腔镜操作缺乏开放操作的触觉，因此视觉尤为重要。腔镜下操作要达到或超过开放操作水平，除了主刀自身以及第一助手的牵拉暴露外，扶镜手对腔镜的控制也是一个重要因素。

# 第一节 你是我的眼

## Section 1 You are my eyes

腔镜手术跟开放手术的区别之一是，主刀医生把自己的眼睛交给了扶镜手，不再像开放手术那样，眼、手、脑全部是一人掌控。因此扶镜手与主刀之间的配合，显得尤为重要。

首先，要熟悉主刀的手术步骤和手术节奏。熟悉手术步骤是最基本的要求，扶镜手必须清楚主刀的思路，才能让手术操作保持流畅。另外，主刀也要掌握好手术节奏，形成标准手术流程，这样扶镜手才能更快地熟悉主刀的习惯，配合起来更流畅。

其次，要在平面的监视器上展现出靶目标立体的结构。目前，尽管三维腹腔镜已经大量应用，但是腔镜疝手术很多时候还是用二维的镜头。因此，如何把靶目标在二维的屏幕上还原为三维立体结构，也是需要反复训练才能实现。先要了解30° 镜的基本结构，然后在手术中应注意通过镜头的旋转，从不同侧面分析靶目标的毗邻，从而全面了解靶目标。

# 第二节 视轴的转动与视野的变化

## Section 2 The rotation of visual axis and the variation of visual field

### 一 熟悉30° 镜

在普外科的腔镜镜头中，30° 镜使用频率是最高的，因此必须熟悉30° 镜的基本常识。30° 镜是由镜身和底座构成，通过旋转镜身，提供全方位、广视野的手术画面（图6–1）。

简单打个比方，腔镜底座如同肩膀，那么肩膀要端平；如果镜头如同眼睛，眼睛要看清；光纤如同是头，转头要平缓；底座平面与术野平面平行；底座纵轴与术野平面垂直（图6–2）。

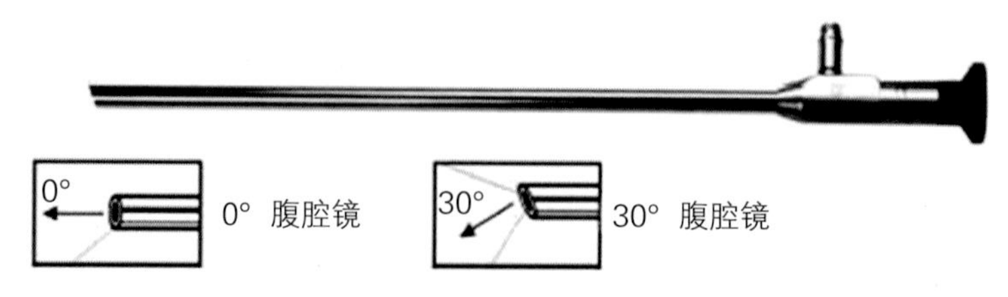


图6-1 腹腔镜0° 镜与30° 镜的差别

目前临床上应用的腔镜可分0° 镜，30° 镜，50° 镜等。应用得最广泛的是30° 镜

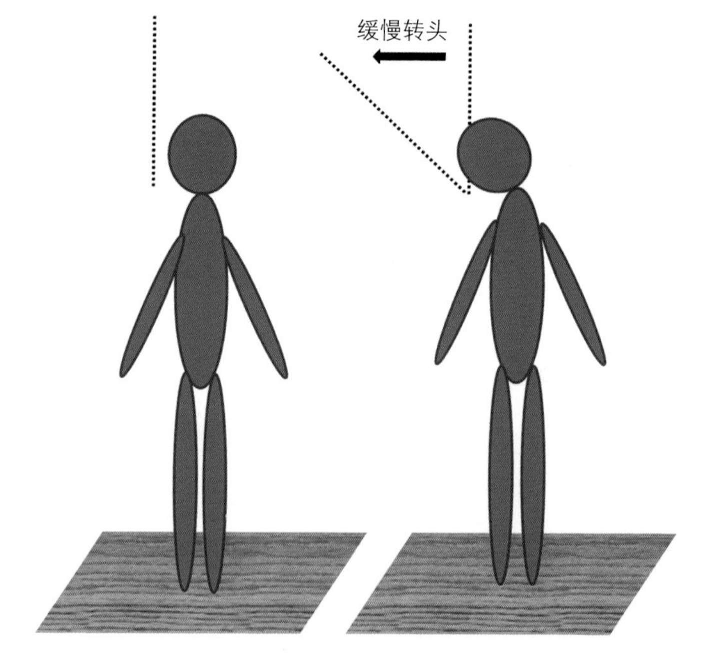


图6-2 腔镜旋转原理图

腔镜的底座就像肩膀，镜头相当于人的眼睛。扶镜手在扶镜的时候，要保持底座不变，根据术中情况，缓慢的转动镜头

## 二 视野的变化

当我们旋转30° 镜时，能补充镜身大角度摆动的缺陷。向右转则渐向左看，左转则渐向右看。如果光纤旋转180° 时向上前看，俗称“看天花板”：如TAPP、直肠癌骶前游离。镜身和光纤不是相互独立的两部分，光纤的转动多需要配合镜身的调整。

腹腔镜疝手术是在腹壁或者是侧腹壁上的操作。镜头大多数情况下是在3点钟、6点钟、9点钟的方向移动，以充分展示腹壁的情况（见图6–3）。

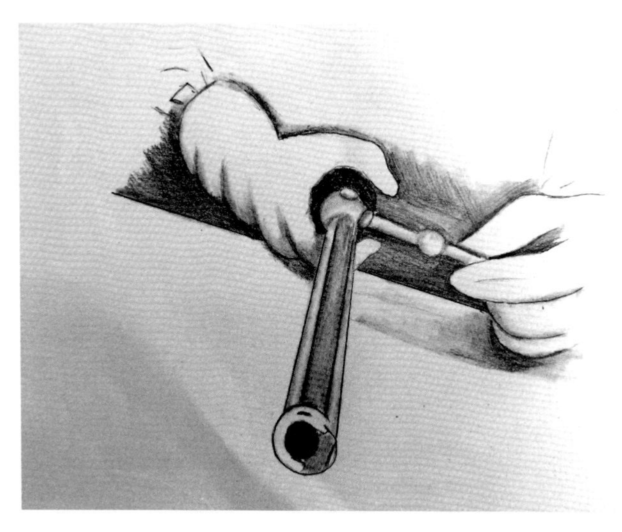

图6–3 镜头旋转示意图

保证腔镜底座不动，摆动光纤，可让镜头在各角度转动，实现360° 视野全覆盖

# 第三节 3 斜疝疝囊的几何透视

Section 3 Geometric perpective of laparosopic hernia sac

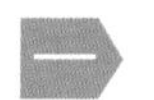

## 一 什么叫透视?

透视，其实是绘画或影像学上的理论术语，就是要在平面上表现空间感、立体感。斜疝疝囊其实是一个从外上走向内下的三棱柱，如果不通过转动镜头、转换角度，则难以在二维的平面上表现三维立体效果。

## 二 如何表现斜疝疝囊全貌?

二维高清腹腔镜之所以广泛应用于外科各领域，除了价格便宜外，还有一大功能就是通过转动镜头达到360° 无死角观察物体。这也是在前面介绍的30° 镜的功能之一。

由于斜疝疝囊的特殊走行，在TAPP术中要看清疝囊底，区分是先天性疝还是后天性疝，尤其是在阴囊疝中，不是一件容易的事。以右侧斜疝为例，扶镜手需要把光纤旋转至3点钟方向，跟疝囊走行一致，缓慢通过内环口后，再旋转至6点钟方向，就可以看到疝囊底了。

在游离好内侧的Retzius间隙和外侧的Bogros间隙后，疝囊就像一个“山头”耸立在视野前方。如果镜头光纤只保留在12点钟方向或者维持一个角度不动，则获取的只是一个平面的画面，看不到上下和左右毗邻关系。把疝囊看作一个三棱柱，外侧为A面，内侧为B面，底部为C面。以右侧斜疝为例，要看清A面，先把光纤旋转至3点钟方向，同时术者提着疝囊顶边向内侧120° 左右展开，整个斜疝底边就暴露在视野内了。同样，要看清楚B面，可以把光纤旋转至9点钟方向，术者把疝囊向外侧120° 展开。这样整个疝囊的全貌就了如指掌了。

## 三 如何减少由于透视带来的失真?

仅仅靠平面透视，会带来画面的失真，会把术者带到坑里去的，在游离疝囊的时候尤为明显。

首先，要准确寻找疝囊的顶端，除了正确地“走山脊”外，视野的角度也很重要。先松解U型吊带，把疝囊向内侧牵拉，保持足够的张力，镜头应从3点钟方向观察，能清晰展现疝囊顶与精索的边界。这样镜头能与画面基本保持垂直，最大程度保持画面真实感。

疝囊顶游离好后，疝囊就只剩内外侧边的固定结构。同样，在分离疝囊与精索的固定的时候，镜头的画面应该要清晰展示疝囊底边、电钩或剪刀头以及下方的精索和输精管，这样才能让术者保持清晰的视野，不至于误伤重要器官，避免把术者“带到坑里去”。

切记不要让疝囊边、电钩和剪刀头、镜头在一条直线上，这样既看不到疝囊边下方的组织器官，也看不到电钩头，这样的画面没有深浅之分，容易出问题。

## 四 如何从录像中找场景?

场景，是指电影或戏剧里的场面。是指在一定时间、空间内发生的人或物的位置、角度和行动轨迹。简单来讲，一个画面上左手的位置、右手的位置、所要作用物体的位置，在这种画面下，能否清楚地显示，若镜头改变角度，会给场景带来什么变化。

把一台手术看成一部电影的话，每一个步骤就可以看作为一个场景，在每一个场景里都有特定的位置，处于这种位置下是否容易操作，这包括对组织的牵拉程度、角度，还有扶镜手镜头的角度等等。结合后面章节介绍的腔镜疝手术七步法，疝的手术可以简单地分成7个场景。在回看录像的时候，一定要分析场景，从场景中找到扶镜手与术者之间的默契。

比如，在“画眉毛”的时候，扶镜手应该将光纤旋转到6点钟方向，同时保持视野的开阔性，这时候术者可以一气呵成，把“眉毛”画完整，而不须频繁切换镜头。又比如，在“拉山头、走山脊”分离疝囊的时候，（以右侧疝为例），术者应该左手把疝囊牵拉向内（左）侧，像一块幕布展开，右手沿疝囊边缘使用电钩往下分离。这时候，扶镜手应该把光纤调整至3点钟方向，同时，保持近镜头，通过放大作用，看清楚局部解剖，以免损伤精索、输精管。

# 第四节 扶镜手的境界

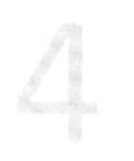

Section 4 The ideal images of laparoscopic camera holding

正如以上所述，扶镜手是术者的“眼睛”，是主导手术节奏的重要因素，直接关系到手术成功与否。因此，术者与扶镜手必须通过长期的磨合和刻意的训练，才能达到二者之间的高度默契。对于持镜手的训练，还必须遵循以下原则。

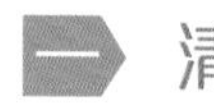

## 一 清

镜头首先要保持清晰。术前接好腔镜后，应该对其进行基本的调试，包括白平衡、焦距、光源亮度、视野大小等。先对镜头进行擦拭，可以使用碘伏，维持镜面的一定表面张力，起到防雾的功能。有些厂家的镜头不带自动除雾功能的，还需要用热水浸泡。

通常经过浸泡热水、擦拭后，镜头都能保持清晰，但如果在进镜的时候不注意，很容易二次污染，耽误手术时间。在高腹压下，器械进出导致气体反流带出组织及血渍，在重力作用下容易沉积在观察孔Trocar的防漏气阀门的底部，如果不加注意就进镜，很容易污染镜头。因此，每次进镜的时候，把30° 镜的镜面180° 翻转朝上，就能很轻松躲避污染。

切割组织时产生液体飞溅或者出血会导致镜头污染，这种情况下最好提前预防。遇到切割组织或血液飞溅的时候，及时退镜避让。无法避让的紧急情况下可以使用网膜或者在器官表面摩擦，但镜子难以保证十分清晰。

如果手术时间长，套管里可能会有血水残留，镜子进出套管的时候会引起污染。这时候应该使用腔镜纱布进套管擦拭，所谓磨刀不误砍柴工。

擦镜头也很讲究时机，应与术者更换器械或者转换手术操作区域同步，节省时间。

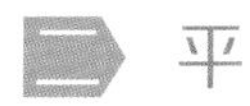

## 平

保持画面水平。腹腔镜腹股沟疝手术操作的区域大部分位于前腹壁与侧腹壁，腹腔平面操作甚少，术中容易迷失方向。因此，良好的参照物和坐标有利于手术的精确导航，更符合开放手术的视野习惯，缩短学习曲线。在腹腔探查、腹膜切开、Retzius间隙游离的时候，保持膀胱、耻骨联合为水平；游离Bogros间隙的时候，保持髂耻束为水平；游离疝囊的时候，保持精索、髂外血管垂直。有了这些参考物后，扶镜手就可以在手术中更快速、更准确地调整镜头的角度。（图6-4、图6-5）

其次是保持画面稳定。腹股沟疝手术与胃肠手术的区别之一是，胃肠手术的操作平面是在“地板”，腹股沟疝手术的操作平面多在“墙壁”或“天花板”。利用30°镜的特点，镜头大多数情况下需要向

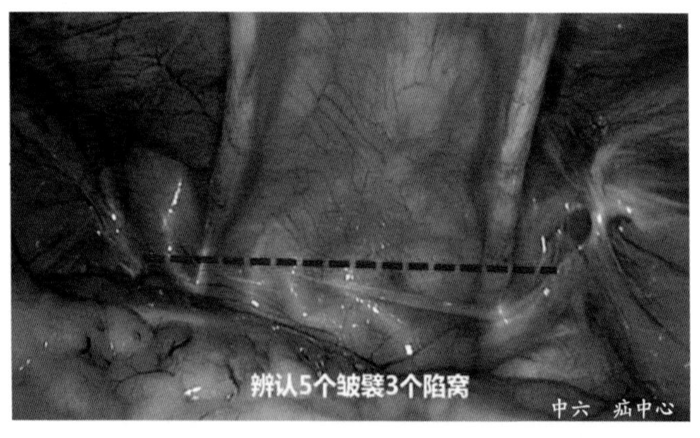


图6-4 腹腔探查

TAPP 常以膀胱为参照物，保持膀胱的水平

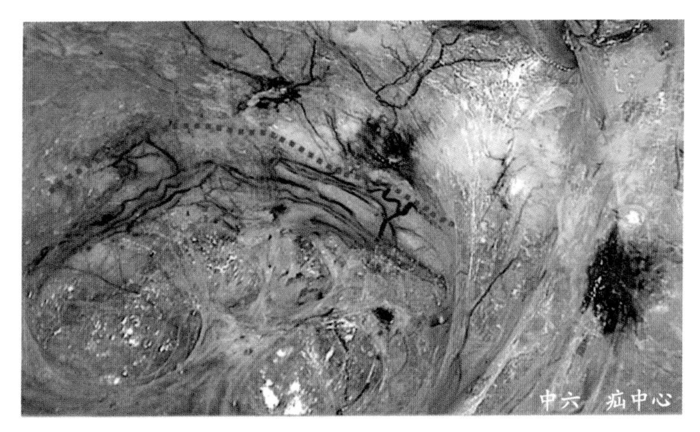


图6-5 游离Retzius间隙
TEP常以耻骨为参照物，耻骨始终保持水平

左或右旋转90°～135°“侧身”看，能顺利避开器械对视野的阻挡。特别是在分离疝囊的时候，把镜头向左或右旋转135°，能清楚地分辨疝囊与精索、输精管之间的分界，有利于疝囊的剥离，避免输精管的损伤。在镜头跟进的过程中，尤其要注意速度与角度。过快平移致使画面抖动，容易造成术者眩晕，影响手术质量。因此要求扶镜手双手持镜，找到力学平衡点，平缓移动画面，避免大幅晃动。

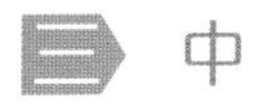 中

扶镜手必须要把握好镜头与观察物合适的距离，避免“只见树木不见森林”，同时也要注意不要“隔

海相望”。这就要求扶镜手把握好局部与整体的概念。在分离疝囊、精索腹壁化的时候，要把镜头靠近，看清疝囊与生殖血管、输精管的分界，避免损伤。在放置补片的时候，由于观察的范围较大，此时

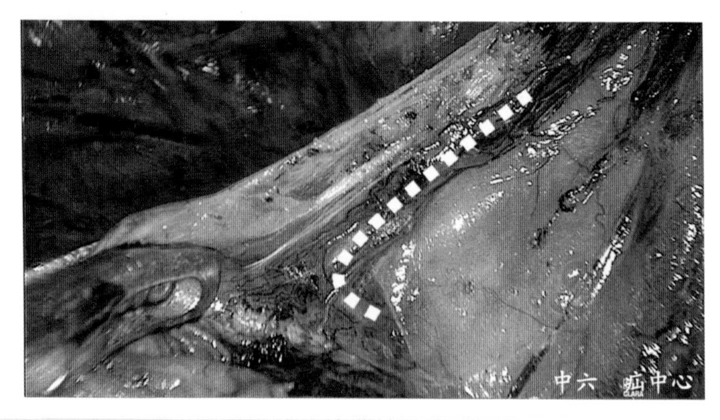


图6-6 输精管去腹膜化

输精管去腹膜化时，镜头要靠近，看清输精管前面的毛细血管

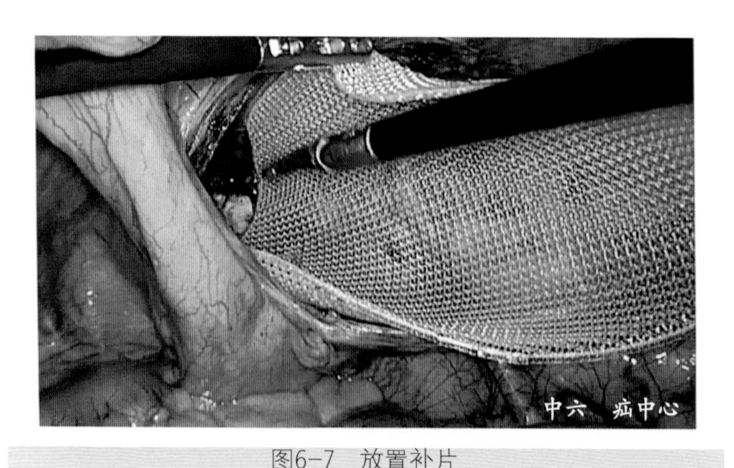


图6-7 放置补片

放置补片时，应把镜头拉远点，看清整个补片的位置

需要把镜头拉远点，看清上下左右毗邻，以便迅速展平补片（图6-6、图6-7）。

## 四 和

好的画面一定是讲究比例与协调的。一个和谐的手术画面，总能将术者需要观察或者操作的目标置于画面的中间或者黄金分割点，为术者即将要前进的路径留下空间，尽量避免术者在显示器的边角操作。一个优秀的扶镜手不但要能满足术者当前的视野要求，还要能预见到下一动作，为下一动作留有视野空间，做好准备。这就要求扶镜手与术者固定搭配，长期磨合。腹股沟疝手术虽小，但是不熟练的扶镜手同样会影响到手术的质量。

# 第五节 5 场景式持镜法的应用

Section 5 The scene mode of laparoscopic surgery

优秀的手术表现，一定是有提前设计好的场景。腔镜疝手术中，根据七步法，可以设定若干个手术场景，这样固定的场景，固定的视野角度，固定的操作步骤，可以大大加快团队之间的磨合，达到事半功倍的作用。以TAPP手术为例，可分为以下七个场景。

场景一：切开腹膜。在内环口上方1～1.5cm处切开腹膜，内侧不超过脐内侧皱襞，外侧到达髂前上棘水平。由于该操作是在前腹壁（"天花板"）上，在保持腔镜底座不动的情况下，将光纤置于6点钟方向，镜面180°翻转朝上，让视野从下向上看。同时，视野要保持足够宽广，包含被切开腹膜的全长（可作适当的微调），这样术者能保持腹膜切开的完整性与连续性。

场景二：游离间隙。切开腹膜后，首先游离内侧的耻骨膀胱间隙（Retzius间隙），由于该间隙偏内侧且较深，因此扶镜手应该把光纤调至1—3点钟方向（以右侧腹股沟疝为例，左侧则为对称方向），这样的视野能很好地看清耻骨联合、耻骨梳韧带、死冠血管等重要结构，避免损伤。同样的角度游离外侧的髂窝间隙（Bogros间隙）。

场景三：分离疝囊。这一步骤是TAPP的难点，容易损伤输精管与生殖血管。以右侧腹股沟疝为例，扶镜手保持光纤在3点钟方向，术者左手提起疝囊向内侧牵拉，这时候疝囊及外侧包绕的精索内筋膜就像一块幕布一样展开。轻轻切开精索内筋膜后，提出真正的疝囊，右手用分离钳将精索内筋膜向下推剥，就可以看到疝囊下方的输精管。在这一步骤，为了看清楚疝囊内侧与输精管的关系，术者将疝囊往外侧牵拉，扶镜手需要配合术者将光纤调至9点钟方向。

场景四：精索去腹膜化。这时候需要将光纤调至1—2点钟方向，术者左手往内侧牵拉疝囊，顺势游离精索与疝囊的粘连，并打开间隙韧带。

场景五：放置补片。保持光纤3点钟方向，视野大小以看清整个肌耻骨孔为宜。补片先铺内侧，超过耻骨联合，再由内向外展平。

场景六：缝合腹膜。此时的光纤角度与切开腹膜一致，视野可稍微小一点，看清楚进针、出针的角度为宜。

场景七：关闭套管穿刺孔。往往这一步很容易被忽视，导致术后穿刺孔出血、疝等不必要的并发症。这时候要把光纤旋转180° 朝上看，直视下拔除套管，减少出血的风险。

采用场景式持镜法有利于让每一手术步骤都流程化、固定化，主刀只要在术前对扶镜手进行一定的培训，让扶镜手充分理解并牢记七步场景法结合术中简单讲解，即使是刚接触TAPP的轮科住院医生，也能迅速理解主刀意图，有效地缩短两者配合的学习曲线。其次，场景式持镜法有利于团队的快速成长，尤其对于初建腔镜团队的科室来说，也能快速培养合格的扶镜手。

扶镜手跟术者之间的磨合大概可以分三个境界。一是千言万语。一开始彼此陌生，术者总需要不断地告诉扶镜手自己想要看到的画面，在不断的错误中纠正。二是只言片语。等到两人磨合到一定程度的时候，扶镜手已经知道术者在哪个步骤需要表现什么画面了，术者可能只需要稍微提醒，就能达到要求了。三是不言不语。扶镜手在这个阶段已经很清楚术者的意图了，不需要术者的提醒就能到达理想的画面。在整个手术中，好像没有扶镜手，但又处处离不开扶镜手。这就是最高境界。

（李英儒 甘文昌 曾兵 周太成 马宁）

## 参考文献

[1] 李英儒, 杨伟胜, 甘文昌, 等. 场景式持镜法在腹腔镜腹股沟疝经腹腹膜前修补术中的应用[J]. 腹腔镜外科杂志, 2019, 24(10): 739–741.

[2] 陈双, 江志鹏.经腹腔腹膜前腹股沟疝修补术技巧的探讨[J]. 中华消化外科杂志, 2019, 18(11): 1015–1017.

[3] 许东, 徐红艳, 姜洪磊, 等. 浅谈腹腔镜持镜技巧[J]. 腹腔镜外科杂志, 2016(03): 214–219.

[4] 马锐, 蒋会勇, 郭一君, 等.完全腹膜外疝修补术的持镜技巧[J]. 中华疝和腹壁外科杂志(电子版), 2016(03): 175–177.

[5] 王亚楠, 余江, 张策, 等. 腹腔镜胃肠手术的持镜技巧[J]. 腹腔镜外科杂志, 2011(01): 71–72.

[6] SACHIN M, SSU–YU SL. The learning curve for laparoscopic inguinal hernia repair: a newly qualified surgeon perspective[J]. Journal of surgical research, 2016, 205: 246–251.

7

第七章

# 体验与训练腹腔镜操作技能

# Chapter 7 Practice and training of laparoscopic skills

## 观点与观念

学习技能与学习知识不完全相同，知识具有系统性，可推理、演算，符合逻辑。知识的学习需要理解，需要记忆方可获得，而技能的学习需要亲身反复的体验。学技能的实质是对技能的领悟，一旦掌握常可随心所欲，且不容易忘记，如骑自行车、游泳等。

腹腔镜操作技能的学习更在乎于对这一技术要领的正确分解、还原，因此，技能的学习有层次，有进阶，有场景，有反馈，有改进。

## Views & Concepts

The learning of skills is not completely the same as knowledge. Knowledge is systematic, reasonable, calculable, and logical. The learning of knowledge requires us to understand, to remember and to master; However, the learning of skills requires our own experience through repeated practice. The essence of skills is comprehension. Once mastered, you can often do whatever you want, and it is not easy to forget, such as riding and swiming.

The learning of laparoscopic operation skills is more dependent on the correct decomposition and restoration of this technical essentials. Therefore, the learning of skills should be level, advanced, scene, feedback, and improvement.

学习技能需要不断地练习，不断地体验，不断地领悟。与理论知识的学习不同。在英文中skill与knowledge概念有明显的差别。如地理知识、人体解剖是属于知识（knowledge）的范畴，而骑自行车、游泳是属于技能（skill）的范畴。

如何获得体验并从中学习?

有效的方法和经验告诉我们：使用模拟器是经济、安全、有效的。因为一方面作为医生，其技能不能只是从病人身上获取，若是这样，怕是既有悖伦理并且代价太高；另一方面，学习技能特别是腹腔镜技术这样较为复杂的技能，一定是循序渐进。对操作必须领悟要领、步骤，才能达到事半功倍的效果。

外科医生的职业决定每天工作很忙，临床工作比较多，因此如何利用日常的碎片时间进行练习非常重要。我们推崇急用先学，学以致用。

美国SAGES要求做腹腔镜的外科医生必须完成5个模拟器下的腹腔镜基本技能操作（fundamentals of laparoscopic surgery, FLS tasks），也可以通过虚拟现实（virtual reality, VR）加强练习需掌握的这些技能，这些技能包括剪圆圈（circle cutting, CC）、套扎（ligating loop, LL）、插桩移动（peg transfer, PT）、腹腔镜下打结（intracorporeal knot tying, IKT）和缝合（intracorporeal suturing, IS）。美国一般的培训需要8周时间。

我们通过举办近20次腹腔镜手术学习班培训课程体会到在模拟器下的有意义的训练，包括传递、临摹文字、穿针引线、套扎、打结、转针、缝合以及hemolock夹的使用。其中穿针引线动作、打结、转针与缝合等操作更要操作者在画面中表达好空间位置。

# 第一节 1 DIY一套腹腔镜模拟器

## Section 1 DIY a laparoscopic simulator

腹腔镜操作的实质如本书第三章所述，是“一个丧失，两个依赖”，即操作中丧失了触觉，操作需要依赖屏幕所见的“间接视野”，依赖手上的加长器械。开放手术器械的操作方式是我们熟悉的，无论是夹持、传递、打结、缝合，都做多了，学会了，得心应手。腔镜下的操作，需要循序渐进，由简入难，需要每个动作反反复复的练习。

通过模拟器，我们可以适应开放手术直接视野向腔镜手术间接视野的转变，体会腹腔镜器械的抓力和钳夹力，加强左右手器械的配合，从而找到腔镜下操作的感觉。

## 一 DIY一套有效的模拟训练系统

腹腔镜手术模拟训练系统是由影像采集装置、操作箱和手术器械、显示器三部分组成。市售腹腔镜模拟器组成结构包括摄像机、显示器、箱体、手术器械、模型、开关电源、灯光等，存在构造复杂、不便携带、维修困难等缺点。

我们团队经过多年的实践与教学，将模拟训练系统简化：在操作箱上设计可以放置手机或平板电脑的卡槽（图7-1），用手机或平板电脑代替影像采集装置和显示器（图7-2）；操作箱设计为可折叠的三角立体结构，使用时展开，使用后折叠成大小35cm × 30cm × 4cm的方盒，方便收纳（图7-3）。

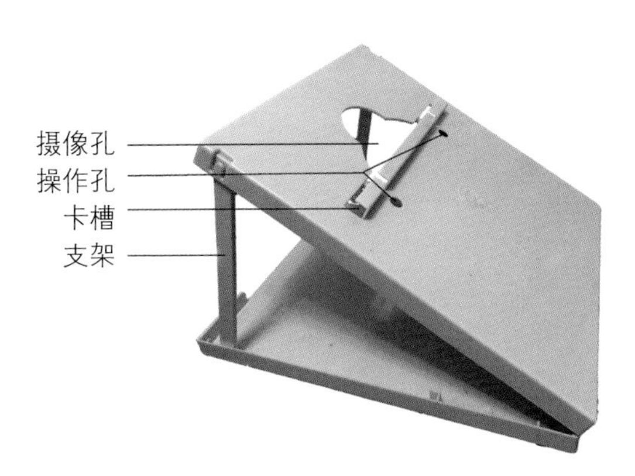


图7-1 腔镜模拟训练仪（陈双团队设计制作）

腔镜模拟训练仪的基本结构包括了摄像孔、操作孔、卡槽和可活动的支架

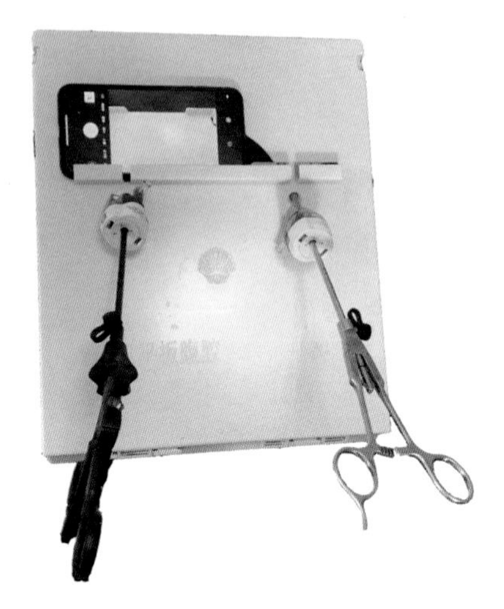

图7-2 手机或平板电脑代替影像采集装置和显示器

市售腔镜模拟训练仪的影像采集系统往往由摄像头、显示屏构成，构造复杂，不够灵活。我们设计的模拟训练仪直接采用手机或平板电脑作为影像采集系统，方便快捷，随取随用

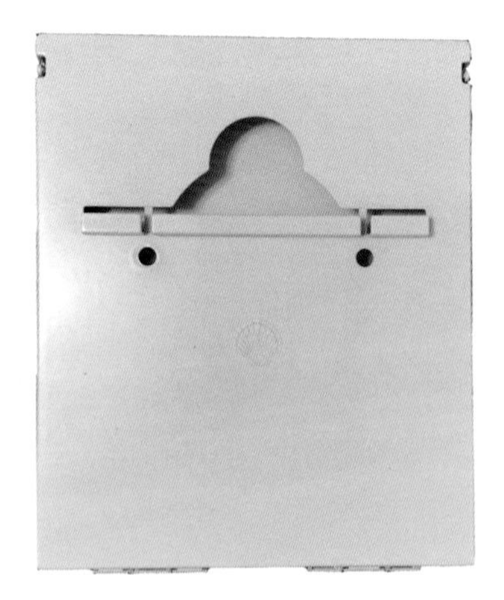

图7-3 折叠后的模拟器

模拟器折叠后成为一个大小35cm×30cm×4cm的长方体，质量很轻，方便携带和收纳

此简化腔镜训练模拟器已获得国家实用新型专利，可扫描购买（图7-4）。

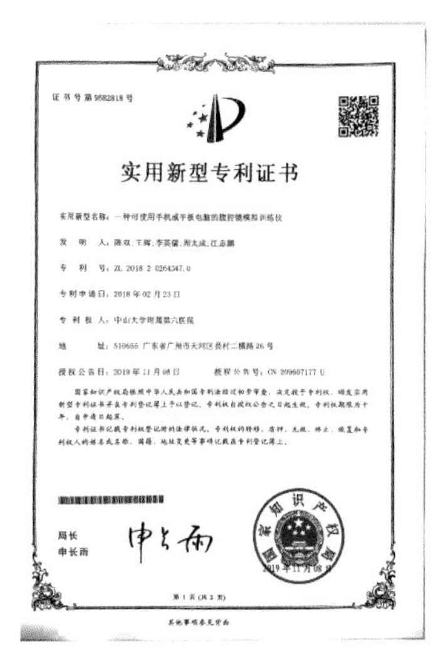

证书号第9582818号

实用新型专利证书

实用新型名称：一种可使用手机或平板电脑的腹腔镜模拟训练仪

发 明 人：陈双;王辉;李英儒;周太成;江志鹏

专 利 号：ZL 2018 2 0264347.0

专利申请日：2018年02月23日

专 利 权 人：中山大学附属第六医院

地 址：510655 广东省广州市天河区员村二横路26号

授权公告日：2019年11月08日 授权公告号：CN 209607177 U

国家知识产权局依照中华人民共和国专利法经过初步审查，决定授予专利权，颁发实用新型专利证书并在专利登记簿上予以登记。专利权自授权公告之日起生效。专利权期限为十年，自申请日起算。

专利证书记载专利权登记时的法律状况。专利权的转移、质押、无效、终止、恢复和专利权人的姓名或名称、国籍、地址变更等事项记载在专利登记簿上。

局长
申长雨

国家知识产权局
2019年11月08日

第1页（共2页）

其他事项参见背面

图7-4 专利证书及二维码

扫描二维码可进入微店购买由陈双教授团队自主研发的腹腔镜模拟训练仪

TIPS DIY其实就是动手，外科医生的特点就是动手能力较强。

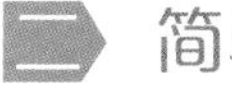

## 二 简单的双手传递与配合

TIPS 由简入繁是打开腹腔镜手术的正确姿势。

1. 训练与体验的热身

在DIY好了一套简单的模拟器后，可以跟随本章节进行以下的练习与体验。需要说明的是如果你使用的是新版的iPad pro版本或者为华为P40 Pro的版本，可能体验会更爽，因为这两者都安置了新的激光测量使你所见的视野更为富有立体空间感，即AR（增强现实作用）。

首先，要调节一下在手机或iPad的屏幕上观察物体的亮度，如果亮度不够，可以增加灯光。

其次，调整模拟器的高度。高度是操作钳与肘部平行（图7–5）。

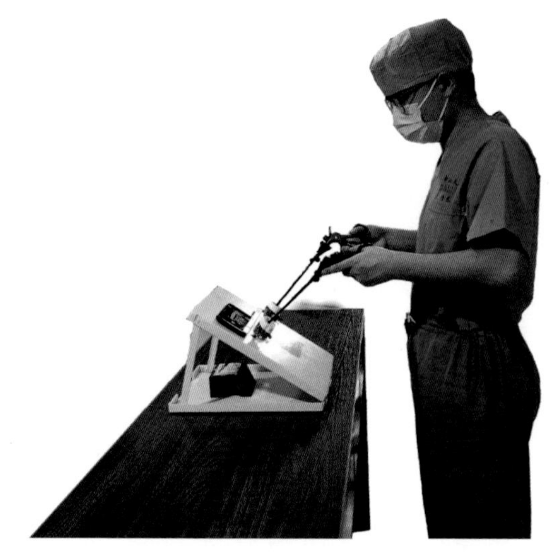

图7–5　模拟训练仪放置

模拟训练仪放置于水平桌面上，器械操作高度以平肘为宜

再有，开始以下观察：

将已经用清水浸泡过夜的黄豆，拿出若干粒，仔细观察，再用两指放大视野，观察到黄豆表面有纹路，然后，再从套管中插入器械，是否马上能抓住黄豆？再移开屏幕，对比，双眼直视小的直接视野，与通过屏幕看到的间接视野。

2. 传豆子训练

插桩移动（peg transfer，PT）是腹腔镜基本技能操作（fundamentals of laparoscopic surgery，FLS tasks）之一，我们团队在教学实践中将其改为传豆子训练。

经过以上热身后，开始传豆子训练。

训练方法：传豆子，按规范步骤夹持并传递泡软的黄豆（图7-6、图7-7）。

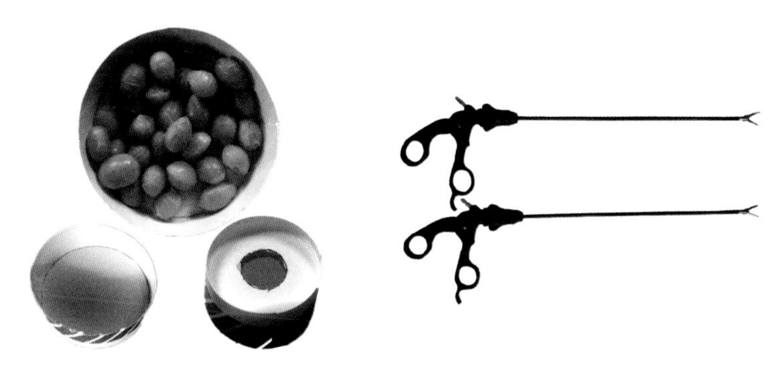

图7-6 传豆子训练材料准备

除腔镜模拟训练仪、手机或平板电脑外，还需要准备泡软的黄豆若干，浅盘两个，分离钳两把

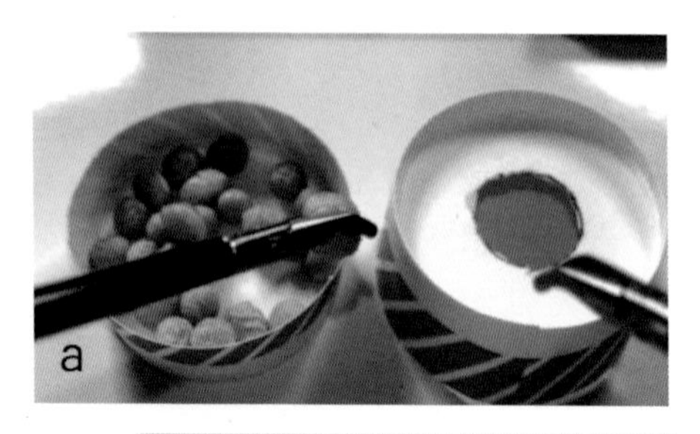


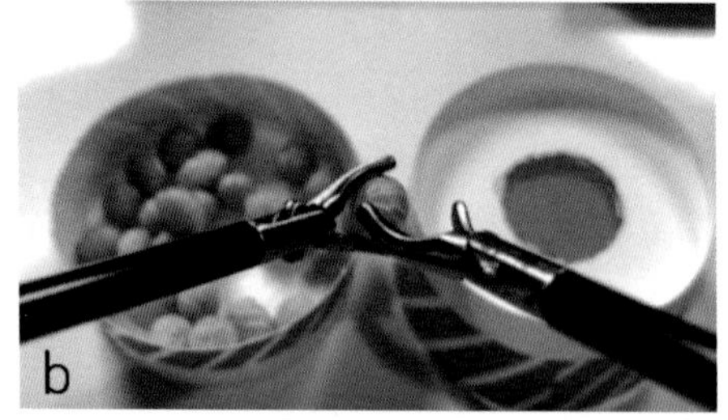


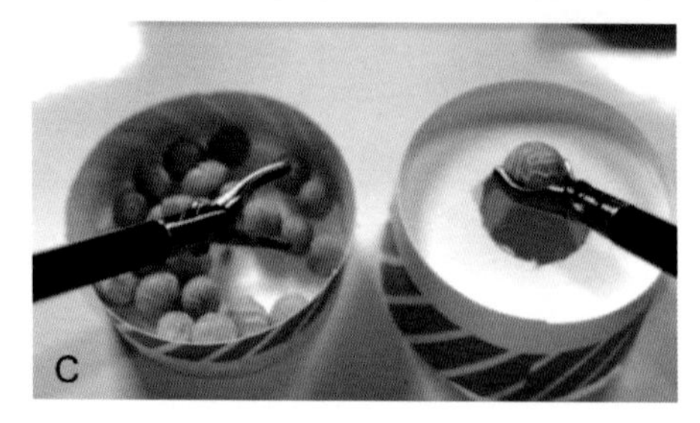


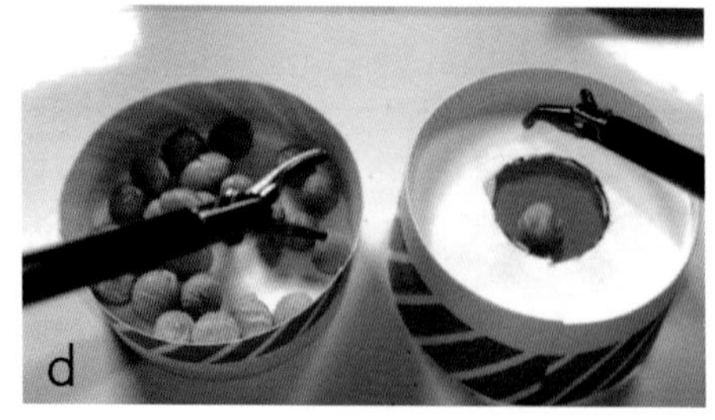


图7-7 传豆子步骤

a. 左手钳尖朝下夹取一粒豆子移动至两浅盘中间上方

b. 旋转左手钳，使钳尖朝右，旋转右手钳，使钳尖向上

c. 右手钳夹住豆子后移动至右侧浅盘上方

d. 旋转右手钳使钳尖朝下后松钳，使豆子经空洞落入右侧浅盘

训练目的：在传递过程中体验器械的抓持力度，练习器械的旋转操作，训练双手传递与配合能力。

TIPS 为什么要浸泡豆子？因为浸泡后豆子胀大，可以看出钳夹后的压迹。提示：手下留情，力度适当，减少对组织的损伤。

## 三 通过反馈体验精细动作

TIPS 腹腔镜操作的至理名言：看得清才能做，看得好才会有技巧。

训练方法：临摹文字，腔镜器械末端固定标记笔，临摹模块上的文字（图7-8、图7-9、图7-10）。

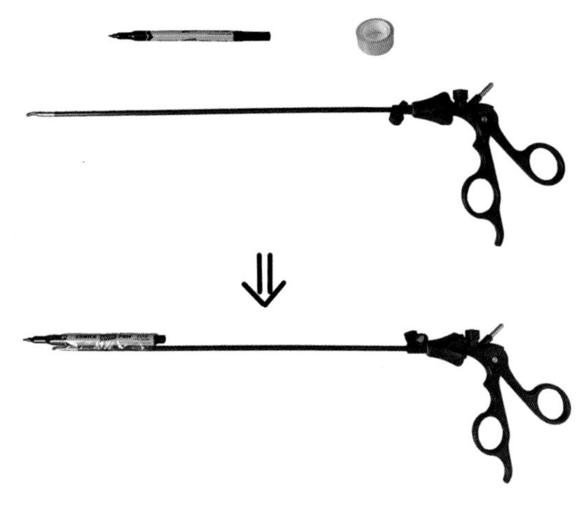

图7-8 将标记笔与腔镜器械末端连接

在腔镜训练仪上临摹文字，首先需要将笔连接在腔镜器械上，方法有很多种，比如上图直接用胶布缠绕固定，也可以用胶水固定

图7-9　设计中空文字，粘贴于斜面模板上

文字的大小选择，建议刚开始字体可以偏大（宋体初号），熟练之后更换为较小字体

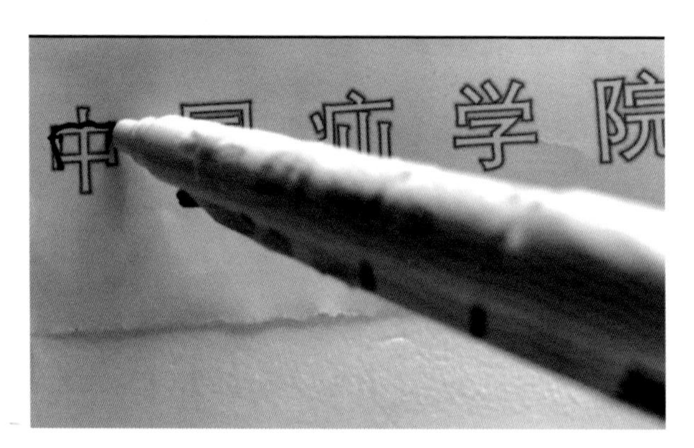


图7-10　模拟器上临摹文字

文字临摹训练的重点在训练手眼配合和精细动作，训练过程中，可以从右手切换到左手，使双手都能在腔镜下进行精细操作

训练目的：通过放大视觉，使用长器械练习精准动作，体验腔镜精细操作，尽量做到稳、准、轻、快。

## 四 空间感的体验

TIPS 什么是看得好：立体感、空间感、位置感、场景感。

训练方法：将三枚粗针固定在泡沫板上，粗针位于边长为5cm的等边三角形顶点位置。然后将7号丝线依次穿过粗针针眼（图7-11、图7-12）。

训练目的：如前所述（第三章第二节腔镜手术的短板），腔镜手术看到的图像是呈现在屏幕上的画面，是利用人眼视觉残留效应显现的。由一帧一帧渐变的静止图像形成视觉上的活动画面，这种画面的特

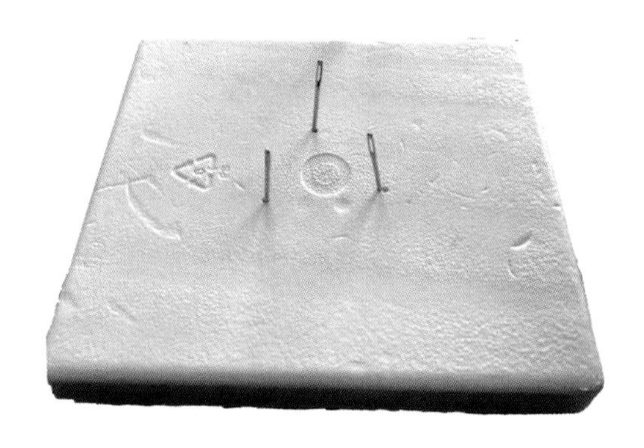

图7-11 粗钢针插入泡沫模块

钢针位于等边三角形的顶点，使针眼的分布具有空间纵深感。同时针眼方向的改变，线的运动轨迹也发生改变，操作难度也会相应改变

性决定了对视觉深度的知觉丧失，也就是视觉的立体感丧失。穿针引线这个操作过程，正是通过将线穿过不同距离、不同角度的针眼，来锻炼我们的立体感和体验腔镜视野下的空间感。

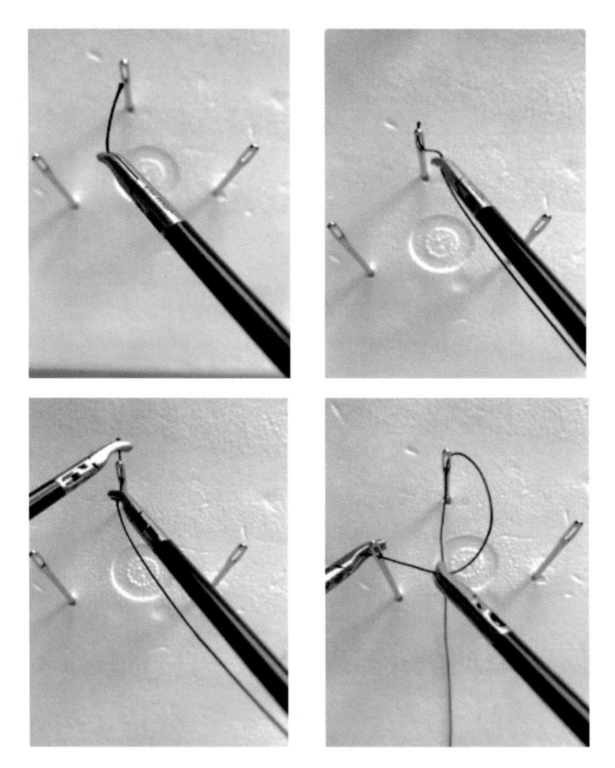

图7-12　在模拟训练仪上穿针引线

穿针引线训练的目的是锻炼我们的立体感，也就是将屏幕上的平面画面，转换为具有纵深的立体影像，从而精准地在立体空间中操作

（甘文昌　曾兵　陈双）

# 第二节 套扎技术的练习

## Section 2 Practice of ligation loop technique

套扎是腹腔镜基本技能操作（fundamentals of laparoscopic surgery，FLS tasks）之一，它的原理是利用预制的套扎结，将腹腔内的需要处理的组织或器官套入其中，通过推结杆和收线动作，最终达到将需要结扎的组织如腹膜、阑尾残端等结扎的目的。套扎是一项通过实践发展出来的成熟技术，现在套扎器已经商品化，使用它可以简化我们在腔镜下的操作。在手术过程中难免会遇到“不得已而为之”的情况，比如术中缝合打结困难，或者操作空间狭小，或者缺乏足够的操作手的时候，这时如果我们能够熟练地运用套扎技术，就可以降低手术难度，使手术过程更加流畅。

TIPS “套扎”是一项现成的技术，非常适用于空间受限、操作没有助手的条件下实现。

腔镜下套扎操作需要反复练习，才能熟练掌握，否则，也会出现这看似简单，操作时显得笨手笨脚、眼高手低的问题。因为使用的是加长的操作器械，这样会丧失手的触觉和灵活性。套扎需要两手间的协调配合，才能套到理想的位置。因此，我们需要专门的训练才能掌握套扎的技巧。

## 一 套扎器的解构

临床上常用的套扎器多种多样，有一次性商品化，也有自制的，它们主要是由以下四部分组成的：

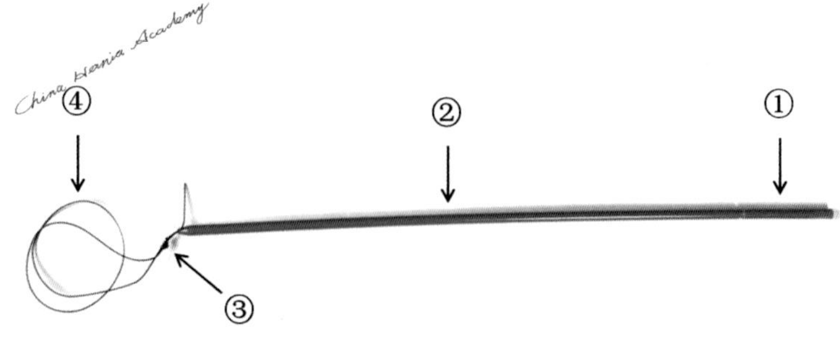



图7-13　市售的套扎器

商品化的套扎器一般由末端手柄、推结杆、滑结、线圈组成

（1）末端手柄：末端连着套扎线，向后拉扯可以用于收紧线结。

（2）推结杆：用于调整线圈及套扎的位置，收线时前端必须顶紧拟套扎部位。

（3）滑结：这是整个套扎器的核心，可推动、收紧，原理是利用线与线之间的摩擦力，收紧后不容易松脱。

（4）线圈：用于套扎组织，可以调整大小。

## 二 DIY套扎结

TIPS

DIY是外科医生的特点与特长，关键是早做准备。

商品化的套扎器操作方便，在临床上的应用广泛，但它价格较贵，而且是一次性使用，无法多次套扎，因此学会自制套扎结是非常有必要的，这也是古语常说的“授人以鱼不如授人以渔”。

套扎结的本质就是一个滑结，关于滑结有很多种制作方法，这里为大家介绍两种应用最多的滑结——Roeder结、French结。

1．Roeder结

步骤1：将线对折，左右手分别拿住两端线头，先完成一个结。

步骤2：左手线固定不动，右手线围绕着双线缠绕三圈半后在线圈内穿出。

步骤3：线尾在线圈内与自身打最后一个结。

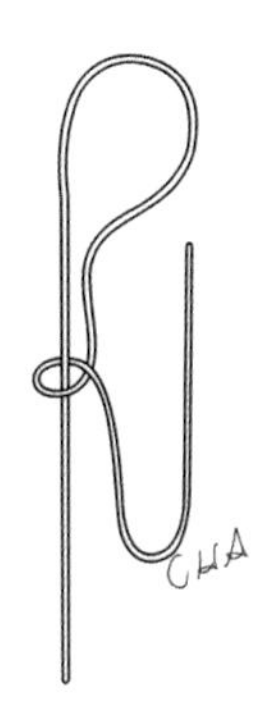


图7-14 Roeder结步骤1
完成第一个结后形成线圈

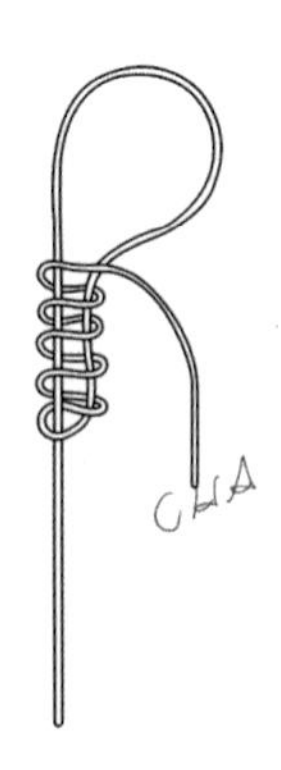


图7-15 Roeder结步骤2
平行缠绕三圈，不要重叠

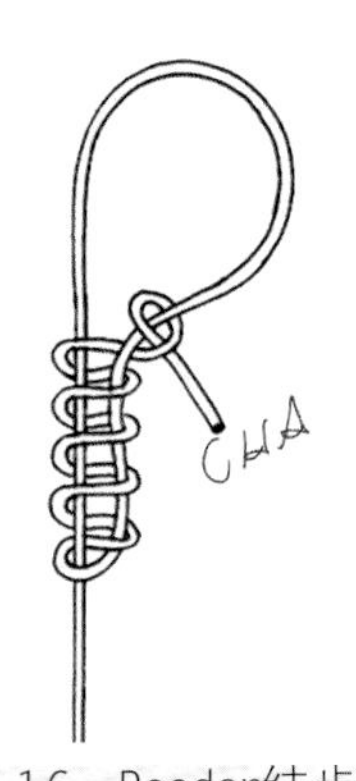


图7-16 Roeder结步骤3

Roeder 结的结尾方式

2．French结

步骤1：将线对折，左右手分别拿住两端线头，先完成一个结。

步骤2：左手线固定不动，右手线围绕着双线缠绕三圈半后在线圈内穿出。

步骤3：线尾在步骤1中打的一个结中穿出。

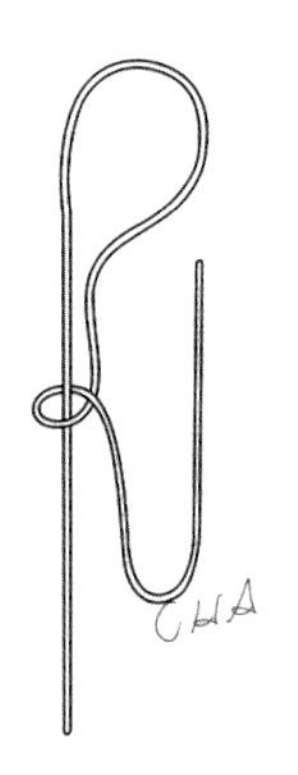


图7-17 French步骤1

完成第一个结后形成线圈

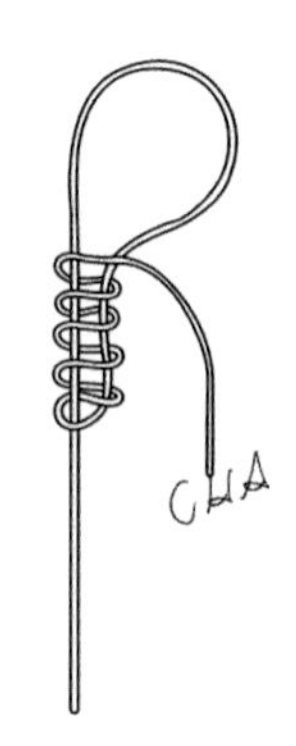


图7-18 French步骤2

平行缠绕三圈，不要重叠

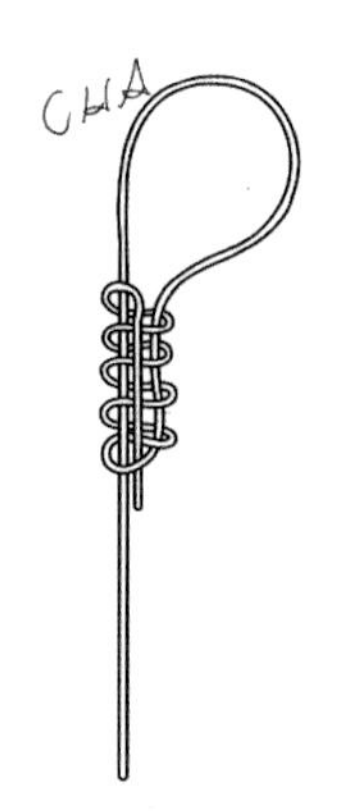


图7-19 French结步骤3

French 结的结尾方式

制作滑结的时候注意打完第一个结后捏住结，保持双线平行，不要缠绕；保持绕线三圈的前后关系，不要重叠；在整个打结的过程中左手的线是一直保持固定不动的。注意Roeder结最后线尾是在线圈内与自身打最后一个结，而French结线尾在最开始打的第一个结中穿出。

## 三 套扎的动作要领

1. 套扎训练的要素

（1）套扎模具：利用玻璃模块（图7–20）和医用手套制作而成（图7–21）。

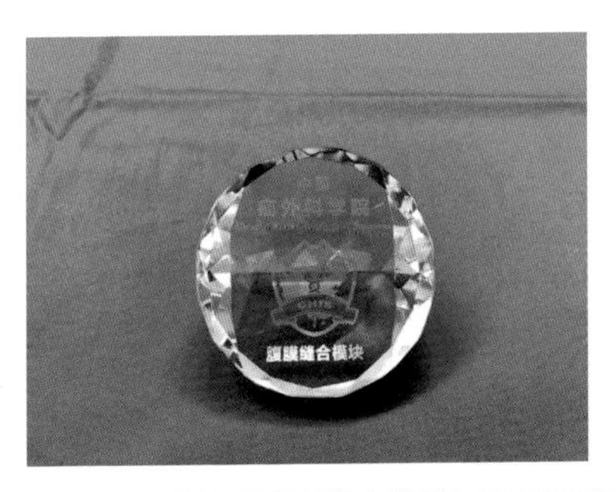


图7–20 玻璃模块

陈双教授团队自主研发，用于缝合、套扎训练

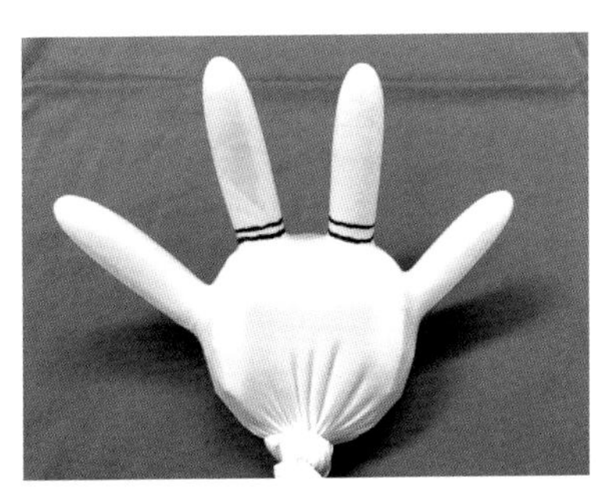

图7–21 套扎模具

将玻璃模块套入手套内，吹入气体后绑扎，使手套的手指部分立起来

（2）器械：一般左手持分离钳，右手持套扎器。

2．动作要领

步骤1：先调节好线圈的大小，直径2cm左右为宜。左手持分离钳，右手持套扎器，放入模拟训练仪内（图7–22）。

步骤2：先将分离钳伸入线圈中（图7–23）。

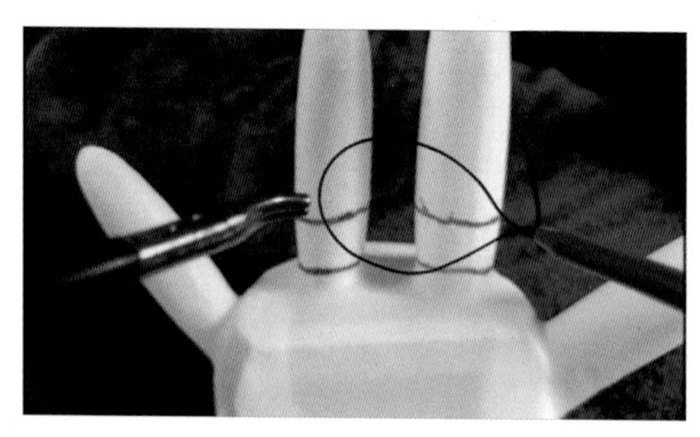

图7–22　套扎步骤1

调整好线圈大小后将器械和套扎器伸入训练仪内

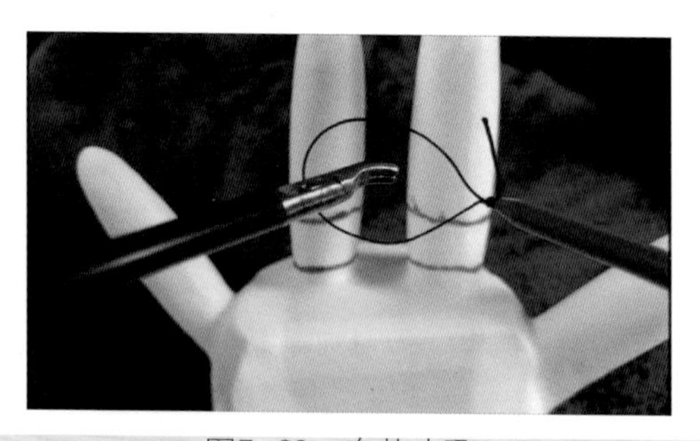

图7–23　套扎步骤2

套扎前分离钳需先伸入线圈中

步骤3：左手夹住要结扎的物体（某一手套的手指），右手套扎器伸入到结扎手指底部，左右手相互协调（图7–24）。

步骤4：左右手配合调节线圈的位置，确认线圈在各个方向均到达需要套扎的位置。左手食指旋转分离钳的轮，将要套扎的物体旋转缩小，同时增加抓持的力度（图7–25）。

步骤5：右手收线并同时用推结杆向下推结，注意推结杆要始终垂直抵住结扎物体底部（图7–26）。

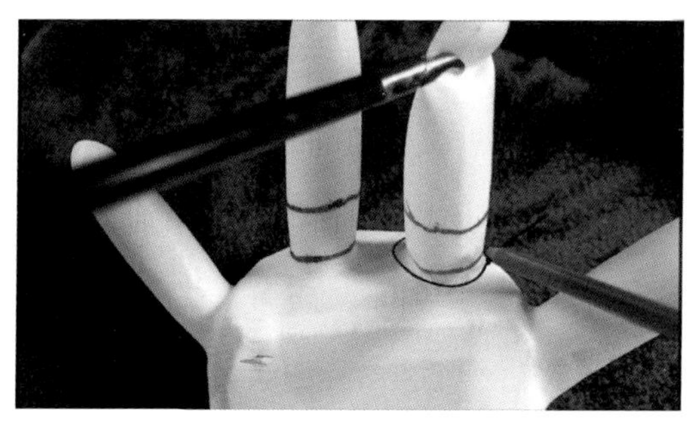

图7–24 套扎步骤3

左手抓持套扎物，右手套到底部

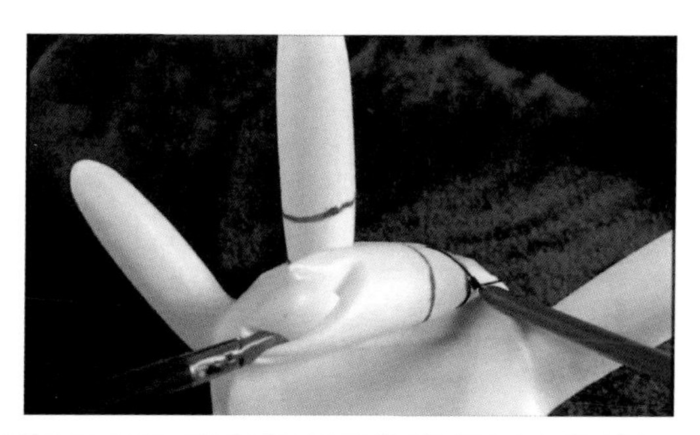

图7–25 套扎步骤4

旋转缩小套扎物同时调整套扎位置

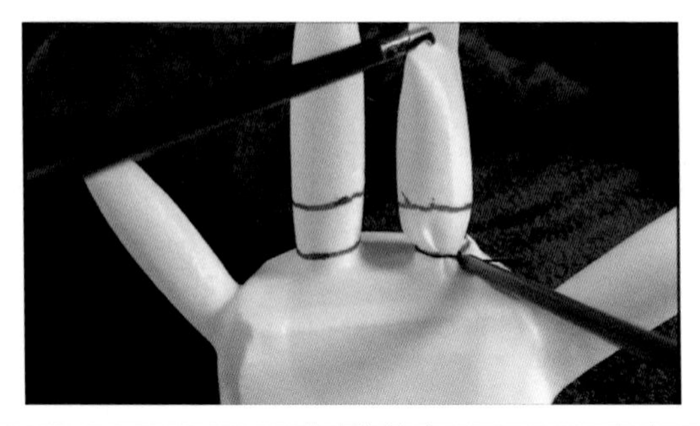

图7-26 套扎步骤5
推结收线

## 四 套扎的临床应用场景

套扎技术广泛的应用于临床实践中，如阑尾切除术中阑尾根部的处理、胆囊切除术中胆囊的套扎、腹腔镜腹股沟疝疝囊的套扎、直疝假疝囊的套扎、TEP（完全腹膜外腹腔镜腹股沟疝修补术）手术中腹膜破裂时的处理、卵巢囊肿的套扎等等。本章节我们选取几个经典的场景，详细讲解套扎的步骤和应用。

1. 阑尾的套扎

目的是止血和防止残端瘘。具体操作步骤如下：

（1）套扎器经套管伸入腹腔；

（2）抓钳经线圈穿过，然后提起阑尾套入其中；左右手配合将线圈滑至阑尾根部；

（3）推线杆尖端顶紧阑尾根部；

（4）体外收紧套扎线。

2．胆囊的套扎

目的是处理胆囊动脉断端和胆囊管残端，防止出血和胆瘘。具体操作步骤如下：

（1）套扎器经套管伸入腹腔；

（2）抓钳经线圈穿过，然后轻轻提起需要套扎的结构（胆囊动脉断端、胆囊管等），右手调整线结位置；

（3）推线杆尖端顶紧套扎结构；

（4）体外收紧套扎线。

3．直疝假疝囊的套扎

目的是收紧假疝囊（松弛的腹横筋膜），防止术后出现疝囊积液及假性复发。具体操作步骤如下：

（1）套扎器经套管伸入腹腔；

（2）抓钳经线圈穿过，然后将“假疝囊”向腹腔方向提出、拉紧；

（3）推线杆尖端顶紧须套扎的部位（疝囊颈）；

（4）体外收紧套扎线。

4．TEP手术中腹膜破裂时的处理

目的是关闭腹膜破口，防止术中腹膜因气腹的影响向上飘动影响手术视野。具体操作步骤如下：

（1）套扎器经套管伸入术野；

（2）分离钳经线圈穿过，然后夹住、提起腹膜破口；

（3）旋转分离钳缩小套扎目标；

（4）推线杆尖端顶紧套扎部位；

（5）体外收紧套扎线。

（侯泽辉、江志鹏、陈双）

# 第三节 腔镜下成结（打结）的技能训练

## Section3 Training for intracorporeal knot tying

腹腔镜下的操作关键就是两手间的配合，前面讲述了简单的双手传递与配合，本章节的内容主要是进阶版的两手间配合——腔镜下成结（打结）。

打结是腹腔镜基本技能操作（fundamentals of laparoscopic surgery，FLS tasks）之一，亦是外科医生的基本功，在几乎所有的手术中都会运用到。但并不是每一个医生都能掌握腔镜下打结技术，这是因为这项操作难度更大，学习曲线更长。腔镜下的视物方式由开放的直接视野转为间接视野，因而也带来了视觉、视野、视距方面的差异（本书第三章已有详细说明），同时由徒手操作改为使用工具，这也使得外科医生失去了手的触觉和灵活性。为了减少学习的成本，增加对技能的体验，学会和掌握驾驭工具的技巧，我们可以使用模拟训练仪练习打结。

## 一 腹腔镜下成结（打结）的定理

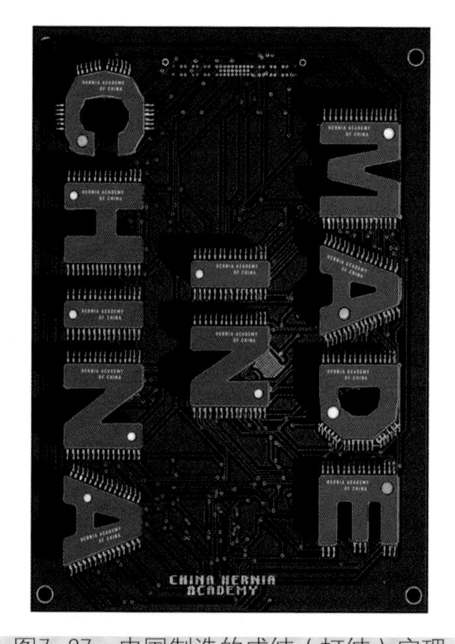


图7-27 中国制造的成结（打结）定理

制造单位：中国疝学院 制造时间：2020 年 4 月

什么是定理？百度说，定理就是经受逻辑限制，证明为真的陈述。

成结（打结）定理（图7-27）：

（1）腹腔镜成结，需要左、右手器械同框，即在镜头画面下同时见到左、右手所持器械末端。

（2）在镜头画面中，需要感知左、右手的立体空间位置，即上下、左右、前后。

（3）成结动作是在镜头画面下成结的线按一定的空间位置变化实现，无法“盲打”成结，即仅凭空间感不看画面成结（开放手术状态时可以）。

（4）成结后拉紧线结时要“三点成一线”，即成结点受力不动，左、右手牵拉线力的方向相反成直线。

## 二 解构成（打）结的要素

（1）用于打结的线一般长8～10cm，不宜过长，过长会影响双手操作同框，其中长线端约6～8cm，短线端2～3cm。长线端过长或过短影响绕线动作，短线端过长或过短会使拉线尾动作变得复杂和困难。

（2）器械：一般左手持分离钳，右手持持针器。

## 三 打结操作的动作要领步骤及分解

步骤1：左手提起长线端，靠近成结位置，右手提起线的中间，使线圈立起，呈“Ω”状（图7-28）。

步骤2：右手持针器由前方伸入线圈中，向前翻转绕线，使线圈形成“又”字形（图7-29）。

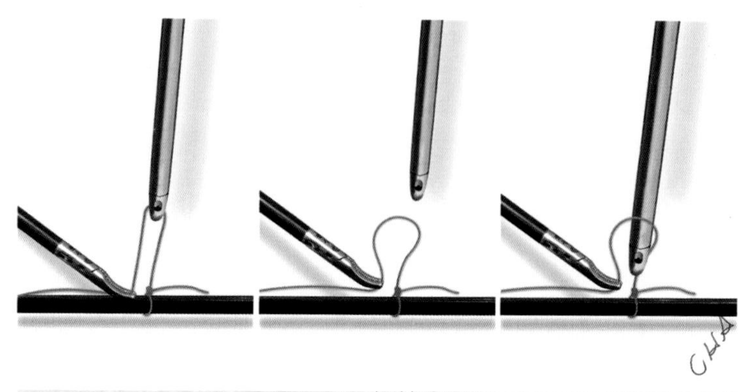


图7-28 打结步骤1

图从左到右：左手靠近，右手轻拉成“Ω”状

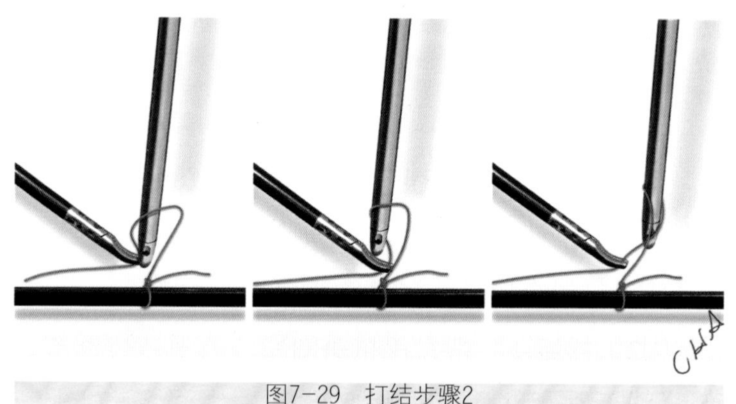


图7-29 打结步骤2

图从左到右：绕线，穿过线圈

步骤3：右手持针器寻找并夹住短线端（线尾），形成线结，两手在同一直线上向相反方向拉，收紧线结（图7–30）。

步骤4：左手提起长线端，靠近成结位置，右手提起线的中间，使线圈立起，呈“Ω”状（图7–31）。

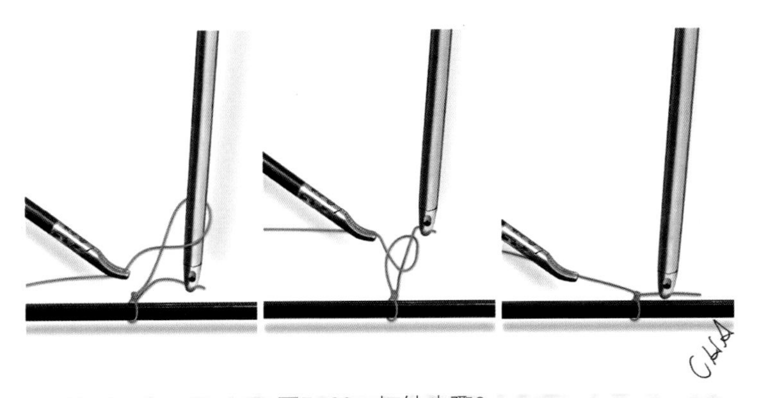

图7-30 打结步骤3

图从左到右：右手找线尾，“三点一线”成结

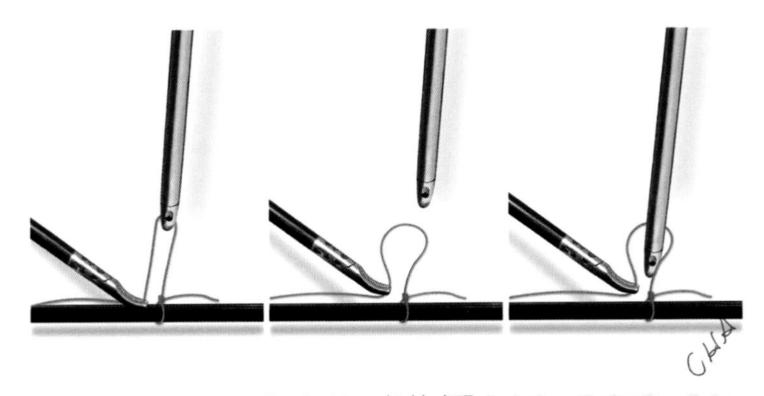

图7-31 打结步骤4

图从左到右：左手靠近，右手轻拉成“Ω”状

步骤5：右手持针器由后方伸入线圈中，向后翻转绕线，使线圈形成“又”字形（图7-32）。

步骤6：右手持针器寻找并夹住短线端（线尾），形成线结，两手在同一直线上向相反方向拉，收紧线结（图7-33）。

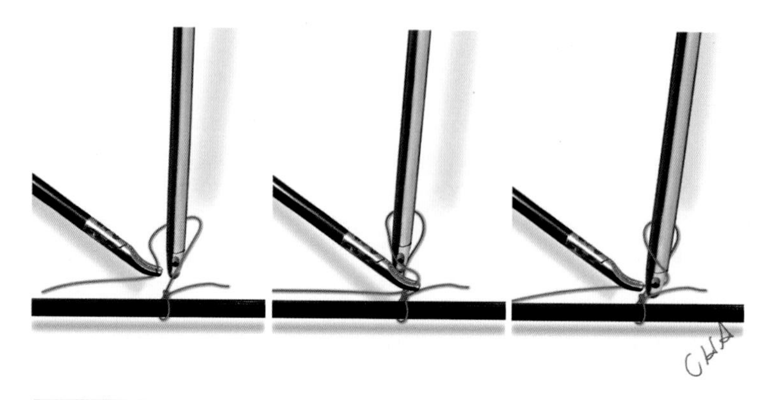


图7-32 打结步骤5

图从左到右：绕线，穿过线圈

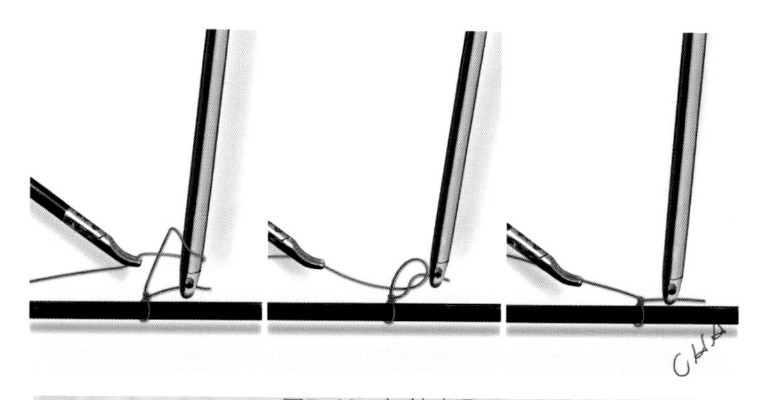


图7-33 打结步骤6

图从左到右：右手找线尾，“三点一线”成结

## 四 打结操作：“三要”与“三不要”

TIPS

打结的质量讲究三点（即左手、结、右手）一线。这个一线是被拉直成直线。这条直线，可平（水平）、可斜，即左或右手可高可低，但不能与“结”这个点成角。

1. 动作上的“三个要”

（1）要将成结所用的线（长线端）对折，立起，线圈呈Ω状。线圈大小适中，线圈过大容易放倒，线圈过小影响后面的绕线动作。

（2）要左手的器械靠近成结的位置。

（3）要左右手操作器械及线结保持三点一线收紧。

2. 动作上的“三个不要”

（1）不要将成结所用的线圈放倒。这会使得持针器难以伸入线圈中。

（2）不要在远离成结点操作。左手器械需要靠近成结位置，否则线圈容易形成城垛状，造成绕线困难。

（3）不要将左右操作器械及线尾，呈三角关系。三者若不在同一条直线上，会影响线结的收紧。

腹腔镜下的成（打）结，是腹腔镜操作的最基本技术之一，需要平时的反复练习、体会、感悟。

（侯泽辉　江志鹏　陈双）

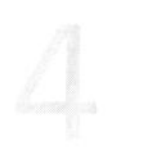

# 第四节 “转针”技术及其原理

## Section 4 “Turning the needle” technology and its principle

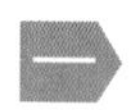

## 一 什么是转针?

如何体验腹腔镜下的精准操作对掌握腹腔镜技术是至关重要的。腔镜下缝合是腔镜操作的基本技术，同时也是一个难点，对于初学者来说困难的原因主要有以下两点：第一，左右手的配合不够协调；第二，对动作的空间感理解较为困难。针对以上原因，我们要做到化繁为简，将缝合操作的难度降下来，有一种方法既可以锻炼我们的双手协调性，又能为下一步的缝合操作做好准备，这就是腹腔镜操作基础的转针技术。

有人说腹腔镜下用两手将针转动起来是一种技

术，英文称为dancing of needle。可能有人会说，这种技术没有多少实际意义？答案：否！转针是一项实用技术，是为了改变缝针的方向而进行的调整。在腔镜的实际操作中缝合动作是需要两个手之间的配合，以右手为例，所谓的正手缝就是做一顺时针的方向弧线动作；当然相反，也可以用反手缝，这时就要将针的方向做180° 的转向。具体操作用正手还是反手，需要根据情况进行。临床上，总是根据实际的需要做出改变调整，所以，“转针”这一技能可以做一腔镜技术的基本功进行练习的。转针是腹腔镜基本技能操作（fundamentals of laparoscopic surgery，FLS tasks）之一。

TIPS

练习转针技术是腹腔镜操作的一项精准度技能练习，是体验腹腔镜镜头画面空间感的练习，也是双手配合的练习。

临床上使用的缝针通常都是按一定弧度设计的，弯针的弧形就是一个平面，只有与持针器所在的平面呈一定的角度时，才能加力进行有效的缝合（如图7-34和图7-35）。练习转针技术时我们要分析针在哪个面上的转动，“轴”是什么，即针的转动或旋转

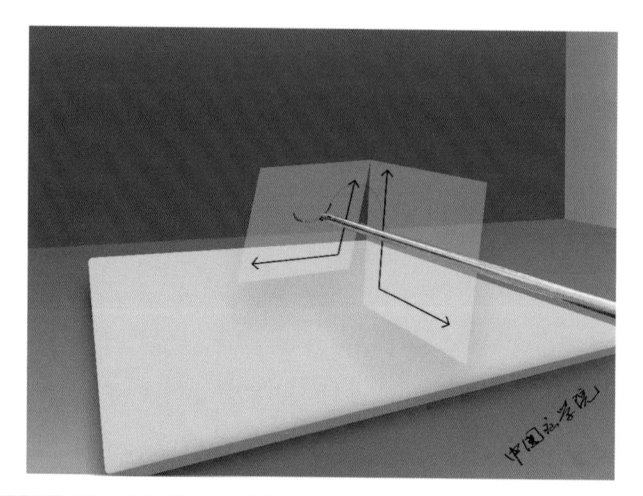

图7-34　腔镜下缝合缝针的三维角度

如图所示，当弧形针所在平面与持针器所在平面大于或小于90°时，手腕转动持针器所产生轴向运动的力量不能完全通过缝针作用于组织，因此不能加力进行有效的缝合

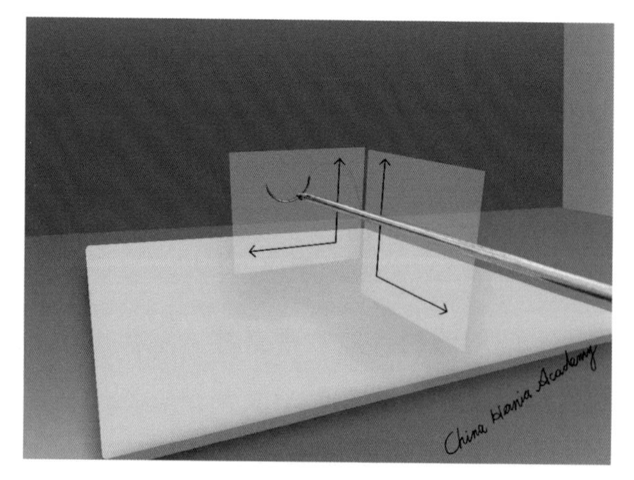


图7-35　腔镜下缝合缝针的三维角度

如图所示，当弧形针所在平面与持针器所在平面呈90°时，才能加力进行有效的缝合

以弧的中央为轴，转动的动力（力臂）在哪儿？即在对缝线的牵拉中，缝线就是力臂，力臂太长力量会越大，而左手的控制就困难。

## 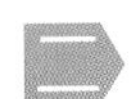 转针的基本要素和技术要领

1. 转针的基本要素

（1）缝针：医用缝针目前多为不锈钢丝打磨、在针尾钻孔或开槽所制成。针型根据实际需要分为：圆针、角针。以针体形态分为圆弧、雪橇、直针等；圆弧度根据实际需要分为1/2、3/8圆等。随着技术的进步，缝针一共经历了三代发展：第一代为传统眼针：像弯曲的缝衣针；第二代为针尾开槽针，尾部开槽针线连接，主要用于要求不高的组织部位缝合或是较细的缝合线。第三代钻孔针为尾部钻孔（高级精细的用激光钻孔），针线相连。用于精细的缝合。腔镜下一般用1/2圆的弧形弯针（长度约为3.5cm左右），如2–0或3–0的薇荞缝针（如图7–36）。

（2）腔镜用分离钳、持针器：一般操作习惯为左手持分离钳，右手使用持针器（如图7–37）。

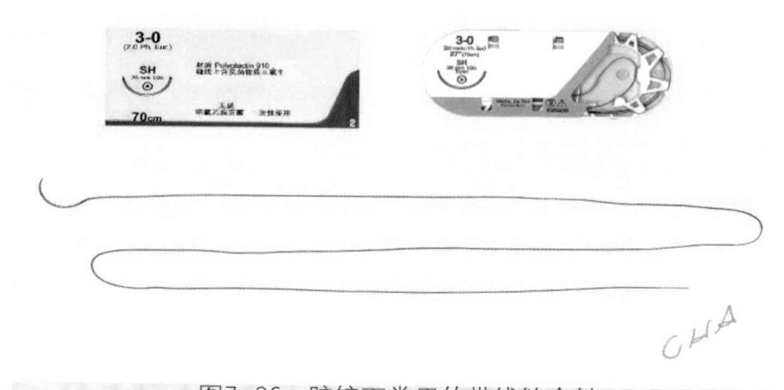


图7-36 腔镜下常用的带线缝合针

腔镜下常用的带线缝合针一般选用 2-0 或 3-0 薇荞缝线

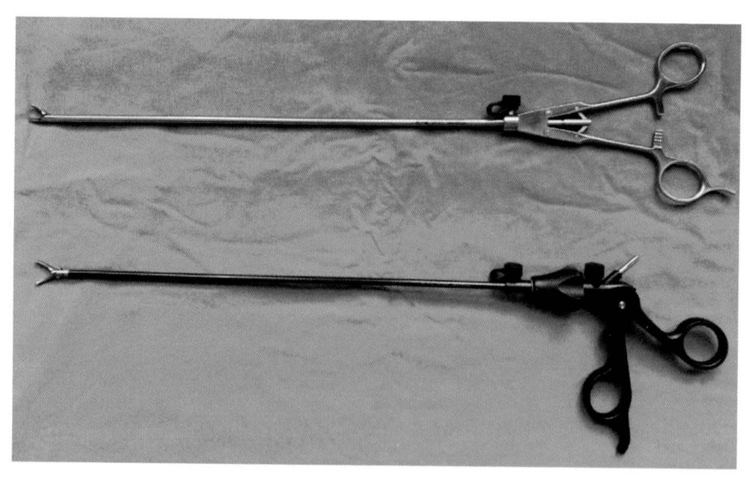

图7-37 腔镜下常用的持针器和分离钳

右手持针器分直头和弯头两种，一般外径 5mm，长度 330mm，左手一般选用分离钳，对于缝针的抓持效果更佳

（3）腔镜模拟训练仪：如前所述，该模拟训练为中山大学附属第六医院陈双教授团队的专利产品，具有操作简单，便于携带，价格便宜等优点，通过在

操作平台上放置手机或平板电脑来显示成像，两个操作孔分别放置持针器和分离钳来进行体外模拟的转针练习。

2. 转针的技术要领

左手用分离钳，抓住弯针的中间部分，右手抓住带线弯针的线（近针连接部的0.5～1.0cm），以左手圆弧针的中间为“轴心”，通过右手抓住针尾处的连线，作为力臂，围绕着“轴”进行旋转（如图7–38）。即双手转针或调针。要求左右手的配合。左手用分离钳，抓得太紧就等于开车时踩了刹车，太松也不行，针易脱落。右手应靠近针尾，太远则力臂太大，左手不易控制。如图7–39，说明“轴”与力臂的关系。

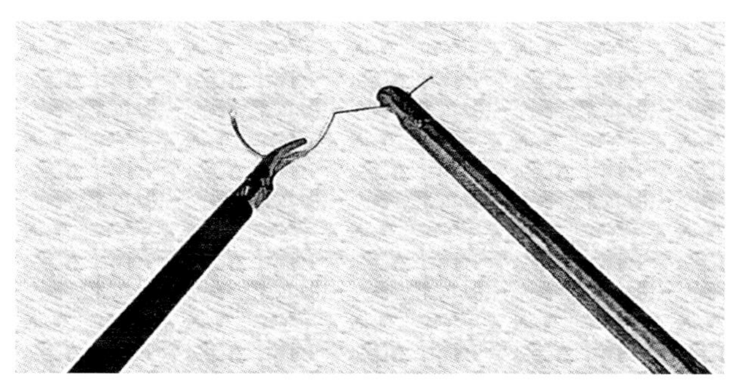

图7–38 腔镜下双手转针的技术要领

右手持针器夹持在近针连接部 0.5 ～ 1.0cm 位置，左手分离钳夹持在弧形针的中点位置，即针转动的“轴”

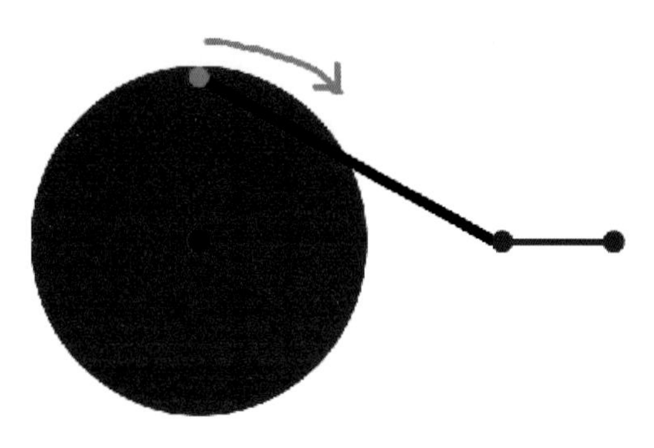

图7-39 双手转针："轴"与力臂的关系

以左手圆弧针的中间为"轴心"，通过右手抓住针尾处的连线，作为力臂，围绕着"轴"进行旋转

## 三 转针的进阶：单手转针技术

转针是为改变进针方向做出的调整，为下一步的缝合做好准备，其主要目的是降低缝合难度，节约缝合时间。转针作为腔镜操作的基本技能之一，其在某种程度上也是衡量术者腔镜外科基本功熟练程度的重要标志，可反映术者在缝合过程中对腔镜视野的把控、双手的协调配合以及针的精细控制能力。有些情况下，例如直疝假疝囊缝合时，术者需要进行单手缝合操作，此时缝每一针之前都需要进行单手的转针，单手的转针分为单手摆针和单手翻针，下面具体介绍相关动作要领。

1. 单手摆针技术

选择质地疏松且平整的组织，将针尖立起来，然后轻轻提起针尾部的线，以针尖为“轴”做圆弧运动，调整针的方向和位置为下一步缝合做准备。注意手术实践中不要在肠管和血管上操作。（如图7–40至图7–43）

2. 单手翻针技术

将针水平放置在平整处，然后用针持触碰针的尾部，利用圆弧的顶形成支点向下推动，利用缝针重心变化形成翻转，同时针持瞬间夹住针尾。（如图7–44至图7–47）

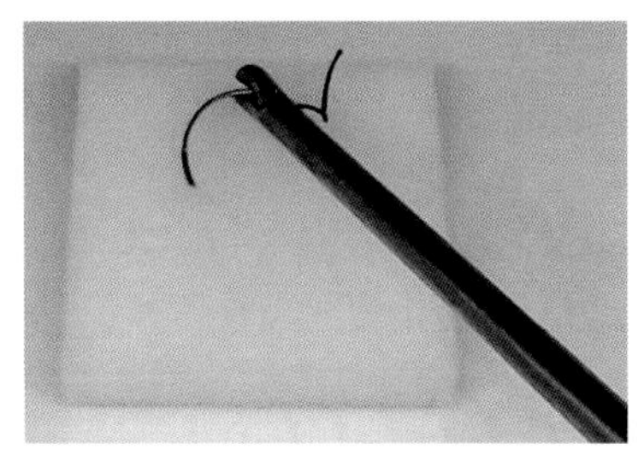

图7-40　单手摆针的步骤之一

右手操作持针器夹持弧形针尾部，针尖向下将针竖立在质地疏松且平整的组织上面

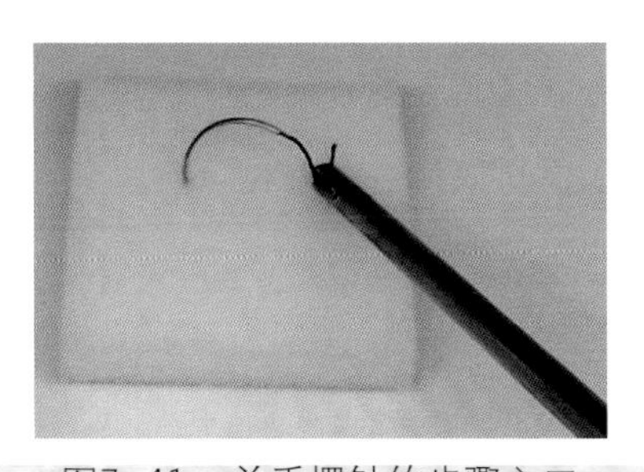

图7-41　单手摆针的步骤之二

持针器夹持住近针连接部 0.5 ~ 1.0cm 位置

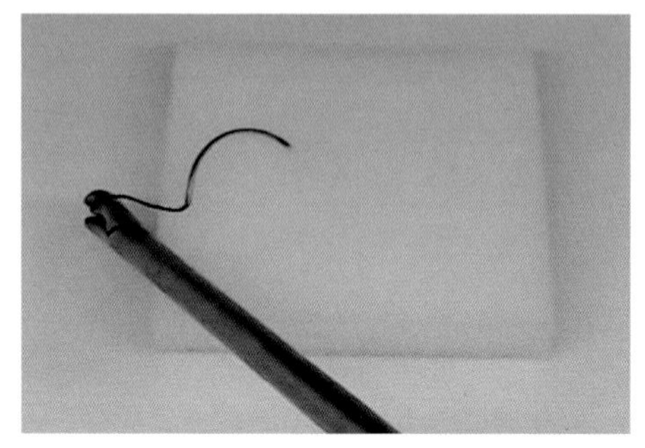

图7-42 单手摆针的步骤之三

持针器通过拖动针尾缝线以针尖为轴心进行顺时针的绕轴旋转

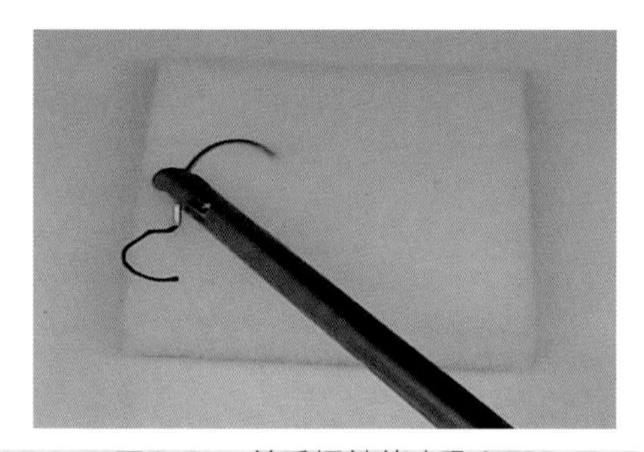

图7-43 单手摆针的步骤之四

将针尾转动到反向角度后用持针器夹持针尾完成单手摆针操作

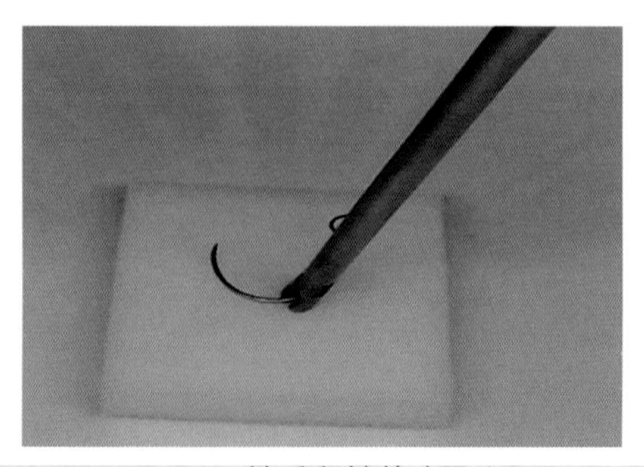

图7-44 单手翻针的步骤之一

右手操作持针器夹持弧形针尾部将缝针放置在平整位置处

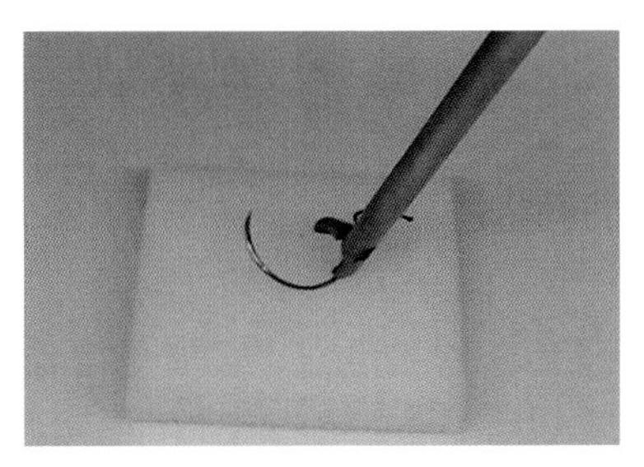

图7-45 单手翻针的步骤之二

用持针器的钳口触碰缝针尾部的三分之一处

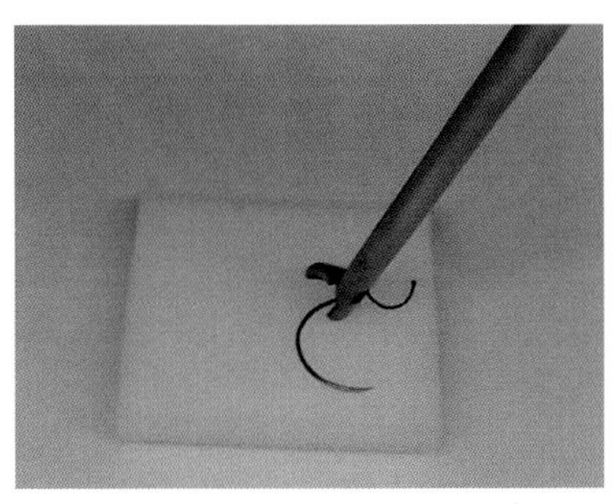

图7-46 单手翻针的步骤之三

利用圆弧的顶形成支点向下推动，利用缝针重心变化形成翻转，完成转针

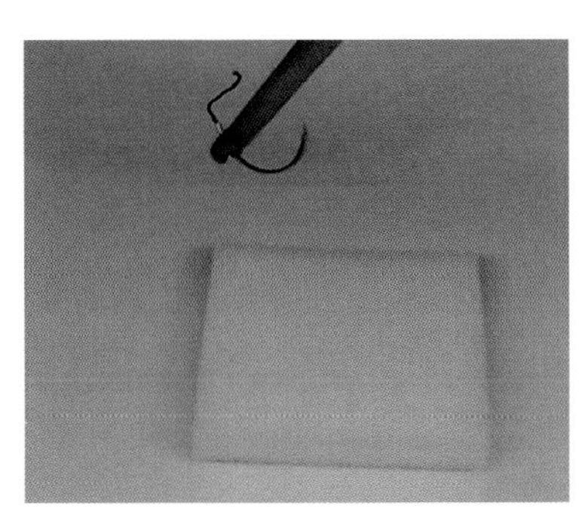

图7-47 单手翻针的步骤之四

在缝针翻转的同时用持针器瞬间夹住针尾完成单手翻针操作

（马宁 周太成 陈双）

# 第五节 5 缝合的原理及操作技能

## Section 5 The principle and skills of suture

缝合操作是腹腔镜基本技能操作（fundamentals of laparoscopic surgery，FLS tasks）之一，也是每位外科医生必须掌握的基本功。

缝合就是针和线通过操作将组织、器官或创面（以间断或连续方式）部分穿越缝合。缝线以适当的强度与张力留存在组织或器官间以促进它们间的生长修复。缝合具有止血、消灭创面、重建组织或器官以恢复其连续性和功能性等功能，是当今外科手术不可或缺的重要技能。

腹腔镜的缝合操作受到空间、角度、视角等多种因素影响，学习曲线较开放手术更长，比开放手术的缝合操作更困难。

## 一 缝合的定理

中国制造的缝合定理（图7-48），主要有以下四点：

（1）缝合是从针尖牵引线穿过某组织的操作，可由单次（间断）或多次（连续）等多种组合而成。

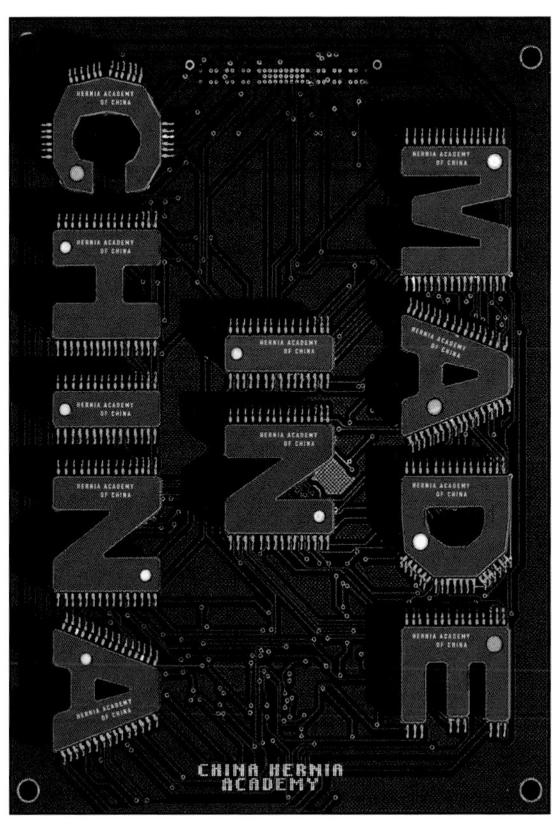


图7-48 中国制造的缝合定理

制造单位：中国疝学院 制作时间：2020 年 4 月

（2）带有一定弧度的弯针是根据手腕的旋转而设计的缝针，易于精细和平滑的操作。

（3）在镜头画面下，弯针的弧度构成了一个面（A面），这个面需与持针器的口垂直（被夹住固定），还需与持针器长轴垂直面（B面）相交，两个面的夹角在90° ~128° 之间才可缝合。弯针的弧度面（A面）与B面不在此角度范围，缝合操作将非常困难，甚至无法完成（图7-49，A、B面的夹角90° ；图7-50，A、B面的夹角128° ）。

（4）在镜头画面下，直针与弯针相比减少了一个面（A面）的空间维度，只需调整直针与持针器两条线的角度在90° ~128° 之间，即可做缝合动作。（图7-51）

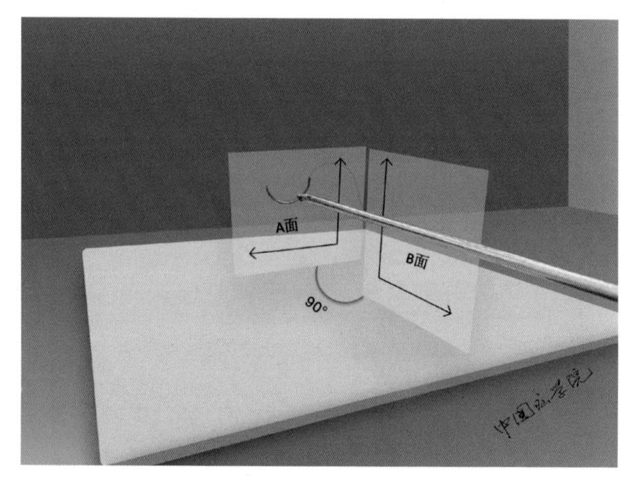


图7-49 弯针缝合的三维立体动作

腔镜下缝合时，弯针的平面（A 面）与持针器的平面（B 面）

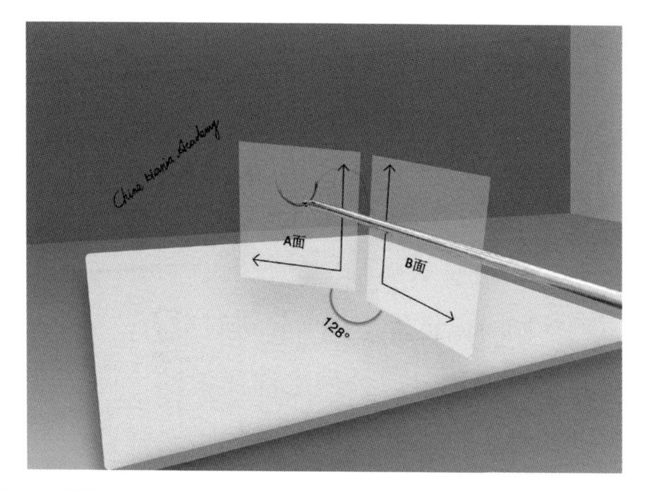


图7-50　弯针的缝合角度

缝合角度：有弧度的弯针平面（A面）与持针器的杆的长轴平面（B面）形成夹角必须位于90°～128°之间

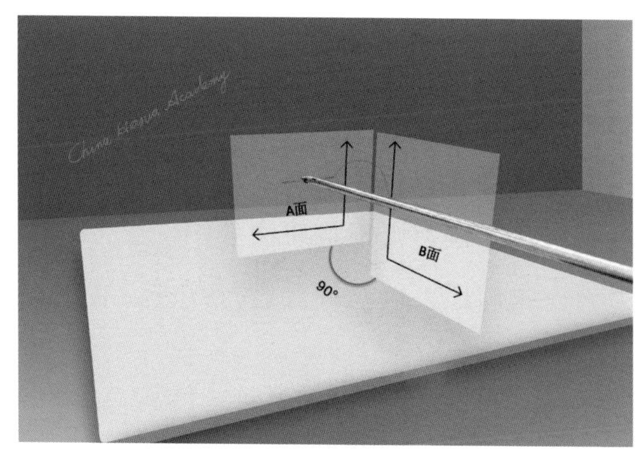


图7-51　利用直针缝合墙面上的切口

把针拉直形成一条线，与持针器的杆的长轴平面（B面）形成夹角，只需调整这个角度在90°～128°之间，即可完成腔镜下直针的缝合动作

## 二 腹腔镜下弧针与直针的差别

直针由于没有弧度与持针器在腹腔镜下减少了一个维度。腹腔镜视野下，如果我们缝合的物体位于视野的下方，也就是居高临下的视野。与开放手术下缝合类似，我们可以选择使用弯针进行缝合。

但如果缝合物，像我们之前所说的，位于垂直我们视野的角度上。这个时候，我们需要降低这个缝合动作的维度，把三维动作降级为二维动作，就更加容易完成。缝合物的平面是改变不了的，这个时候我们改变针的这个平面，把针拉直形成一条线，直针与缝合物在一个平面内操作，这就是二维动作。缝合就会变得简单。

总之，腹腔镜下的缝合，从它的原理来讲，比开放手术的缝合难度提高了很多。迅速掌握的技巧，最重要在于反复的练习，形成肌肉的记忆以及自己的感觉。另外，我们还可以对针线进行改进，易化我们的缝合。

（周太成　马宁　陈双）

# 第六节 Hemolock夹操作技能训练

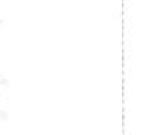

Section 6 Practice of Hemolock

不同于电设备或其他机械设备，Hemolock夹是一种V形结构并带有自身锁扣的装置，在腹腔镜画面中可对血管等组织进行机械性闭合且不易松脱的一次性耗材，依靠物理锁扣力发挥作用。Hemolock夹最常使用于微创或腔镜手术领域，具有快速、牢靠的优点，当然也产生一定费用、遗留异物等不足。

## 一 Hemolock夹的种类

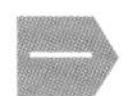

1. 材料

按照材质不同，Hemolock夹大致可分为可吸收夹、不可吸收夹两类。

可吸收的Hemolock夹的材料也有很多种，比如多聚二噁英聚酯材料、可降解脂肪族聚酯材料、生物材料等。在被夹闭的组织生物学上完全闭合后，可在人体中被逐渐吸收，最终产物为氨基酸、二氧化碳和水，故不存留异物于体内。但同时可吸收夹存在一定的致敏源性、费用昂贵等缺点。

不可吸收的Hemolock夹，由金属、聚丙烯等材料制成，其结扎、闭合效果确切，一般不导致过敏。但缺点是导致体内长期存留异物、金属影响MR检查，甚至有可能侵入器官等风险。

2. 型号

按照型号不同，Hemolock夹大致可分为大型（L规格，夹闭范围7～16mm）、中型（M规格，夹闭范围5～13mm）、小型（S规格，夹闭范围3～10mm）等，以用来结扎不同管径或大小的组织、器官。一般大、中型的Hemolock夹，只能通过10mm以上的Trocar

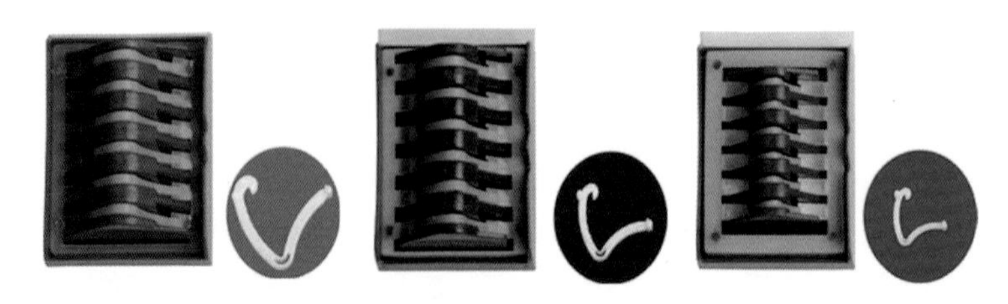

图7-52 不同型号的不可吸收Hemolock夹（左至右：L、M、S）
为方便区别，不同型号的 Hemolock 夹，一般会使用不同颜色进行包装

操作，只有小型的Hemolock夹能通过5mm的Trocar进行操作。

## 二 Hemolock夹的结构

Hemolock夹的构造基本上比较简单，为弧形的V字形的结构，V字的两臂长不相等，头端是扣锁装置，尾端是铰链装置。下图为一个典型的Hemolock夹构造。

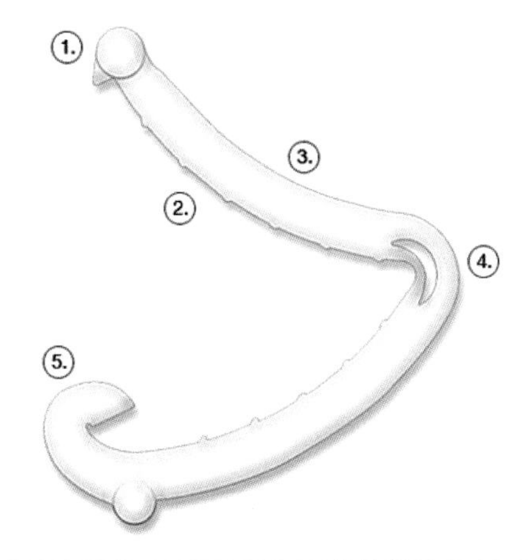


图7-53 Hemolock夹的构造

①、⑤为锁扣，②为有齿痕的内面，③为夹的外面，④为有空心的转弯处

（1）头端：设计成贴合施夹器的结构，使夹子在施夹的过程中不容易松脱。

（2）体部：闭合面设计成含有锯齿状结构，夹闭组织或物体后不易滑动、松脱。外侧面设计成弓形，利于松夹器拆卸夹子。

（3）尾部：设计成空心铰链式，利于夹子在闭合、放松过程中的可变形性。

（4）锁端：设计成弹性齿状式，方便闭合之前的力反馈。一旦夹闭、不易松开而产生可靠的止血效果。

## 三 Hemolock夹的使用领域

1. 止血

Hemolock夹，最初的设计理念是用来夹闭比较粗的一些血管，比如胃左动静脉、肠系膜下动静脉、脾动静脉等等。这些血管在腔镜手术下不方便丝线结扎，而使用一般的电凝设备（比如单极电凝、超声刀等）进行结扎，又不够确切。现在普外科腔镜领域几乎所有手术，在需要止血的时候都能见到Hemolock夹，其具有快速、确切的优点。

2. 夹闭其他管道

对于大的淋巴管、胆囊管、甚至是阑尾等组织或器官，在腔镜手术下，外科医生也经常使用Hemolock夹。这方面的使用，可以有效防止病人术后出现淋巴管瘘、胆瘘、阑尾残端瘘的发生。

3．夹闭腹膜裂口

在疝外科领域，经腹膜前的手术，在术中不慎导致腹膜穿孔、漏气的情况下，疝外科医生会选择使用Hemolock夹夹闭一些小穿孔，可快速、有效处理漏气，避免其影响手术操作。

4．固定线尾

对于一些初学者，在缝合结束时，如果线剩余长度不够打结固定、结束缝合，可以采用Hemolock夹固定线尾。此时，Hemolock夹可以有效固定线尾，防止缝合好的切口松开或裂开。

## 四 Hemolock夹的操作训练

Hemolock夹在腔镜手术中，是非常常见的器械之一。外科医生正确使用Hemolock夹，可以快速有效地闭合组织或器官。但不正确使用Hemolock夹，也会引起严重并发症，甚至是危及病人生命。

1．施夹器的正确使用

TIPS

腹腔镜操作要看得清才能用，看得好才会有技巧。

施夹器是配合Hemolock夹使用，通过轴承传导装置，将手部力量传送到尖端的Hemolock夹，使之闭合。

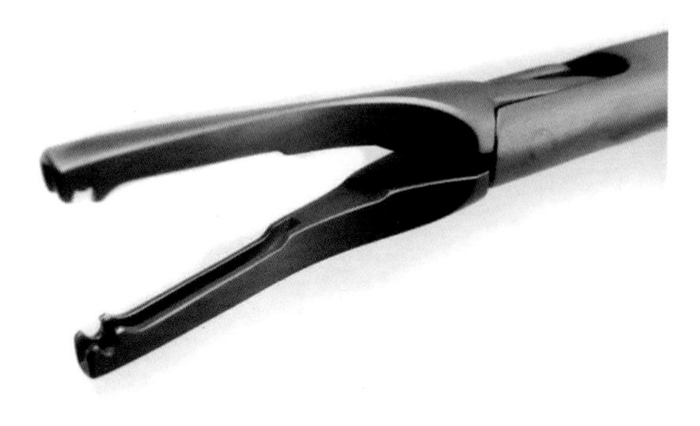

图7-54 施夹器的前端构造

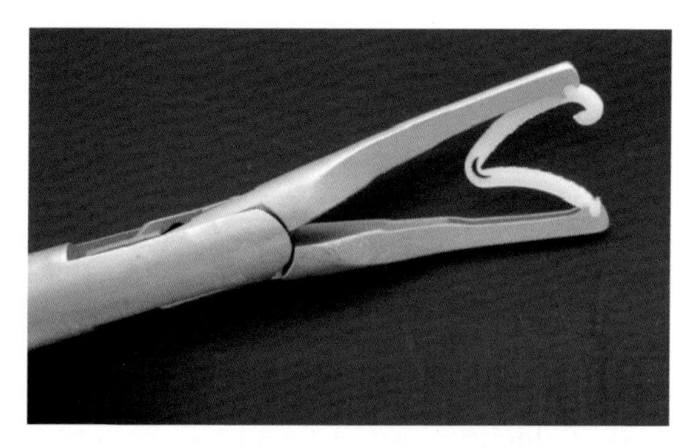

图7-55 装好Hemolock夹的施夹器

在使用Hemolock夹之前，要按照Hemolock夹的型号选择相应的施夹器。将Hemolock夹置入施夹器的卡槽内，在植入的过程中，不需要将Hemolock夹拿出，直接将施夹器的前端对准包装盒内的Hemolock夹，轻柔用力按入。

施夹器尾端有把手，可以让术者抓住把手，食指调整需要施夹的方向后，四指按扳机，鱼际肌顶住后把，四指对着鱼际肌用力闭合手掌。施夹器就能把这个闭合的力传递到尖端使Hemolock夹闭合。

怎么看？血管进夹扣锁，可以通过食指旋动Hemolock夹不同的面。

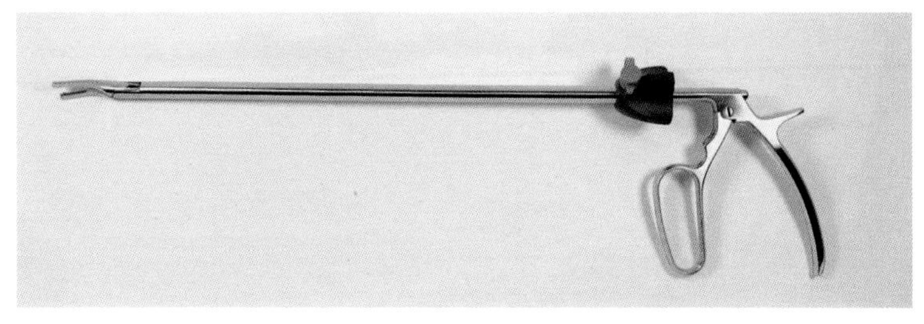

图7-56 施夹器的整体构造

2. 施夹的注意事项

施夹时，根据需要夹闭组织的粗细、大小选用不同型号的Hemolock夹；尽量让组织完全进入Hemolock夹的闭合面；Hemolock夹闭合面的尾端需要顶住被夹闭的组织，以保证组织最大化进入闭合面；如夹闭血管时，尽量让Hemolock夹的长轴垂直于血管的长轴。离断夹闭的组织时，结扎好的Hemolock夹与组织断端之间应该保留 2 ~ 3mm断端边缘。

3. 除夹

当需要拆除夹闭好的Hemolock夹时，需要使用除夹器进行除夹。

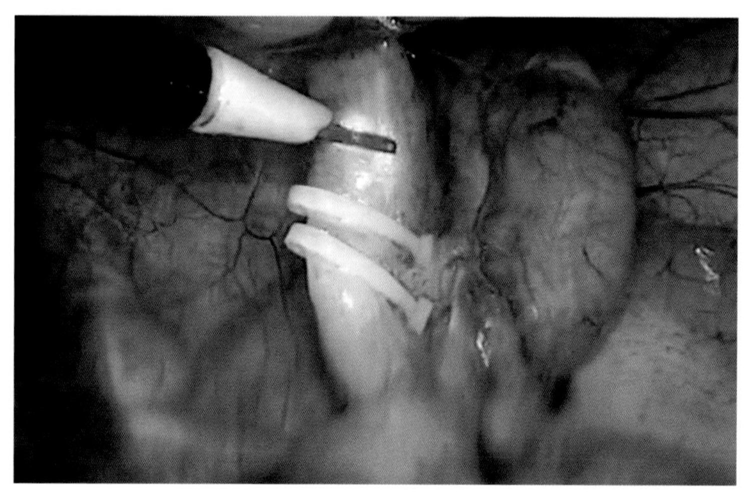

图7-57 Hemolock夹在离断血管中的使用

对于较粗大的血管，需要双重 hemolock 夹进行夹闭，尽量保持 Hemolock 夹与血管纵轴方向垂直

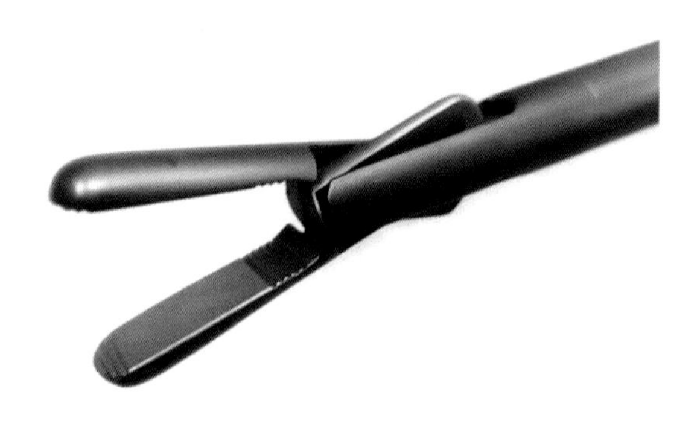

图7-58 除夹器的尖端构造

除夹器前端是平直的闭合口，咬住闭合好的、弧形的 Hemolock 夹后，能使之松解开，达到拆卸 Hemolock 夹的目的

对除夹钳手柄施加压力，当除夹钳工作面接触到血管结扎夹时用力对除夹钳施加压力，使结扎Hemolock夹弧V形两臂伸直，锁扣解锁。松开除夹钳，此时结扎Hemolock夹由于结构弧度自有的张力，将自动弹开双臂，完成结扎Hemolock夹的除夹。

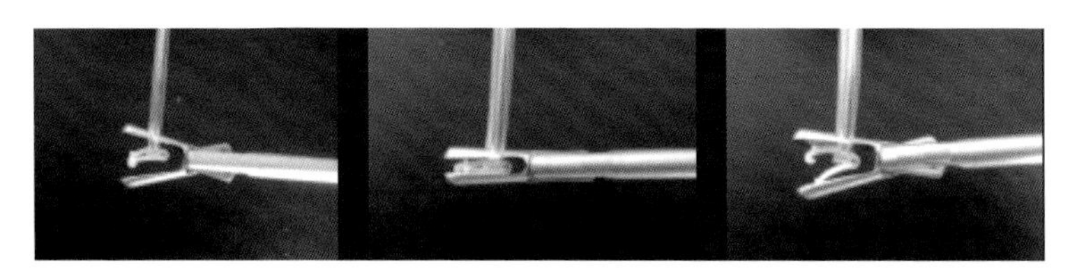

图7-59　使用除夹器的除夹过程

使结扎Hemolock夹弧V形两臂伸直，锁扣解锁。松开除夹钳，Hemolock夹自动弹开双臂

总之，Hemolock夹的操作使用，是腔镜手术的基本功。熟练的选择、使用Hemolock夹有利于简化手术操作、确保手术安全。而不正确的使用，有可能会造成并发症，甚至是严重的后果。在认知Hemolock夹、施夹器及除夹器后，正确使用，也是需要进行操作训练的。

（周太成　马宁　陈双）

## 参考文献

[1] 周太成, 于洪燕, 江志鹏, 等. 自制直针三尾免打结缝线在TAPP腹膜缝合的应用研究[J]. 中国实用外科杂志, 2017, 37(08): 907-910.

[2] 唐小玲, 熊晏群. 自制雪橇针的设计与应用[J]. 腹腔镜外科杂志, 2017, 22(03): 164-176.

[3] 周太成, 马宁, 于洪燕, 等. 单手四针缝合法关闭腹股沟直疝假疝囊的临床应用研究[J]. 中华胃肠外科杂志, 2018, 21(7): 749-754.

[4] 林广荣, 徐志杰, 陈维荣, 等. 单向倒刺可吸收缝线在腹腔镜经腹腹膜前疝修补术中的应用[J]. 中华普通外科学文献(电子版), 2017, 11(06): 418-421.

[5] 张伟东, 崔海坡, 宋成利, 等. 微创Hemolock夹齿型参数对血管力学性能的影响[J]. 医用生物力学, 2019, 34(05): 481-485.

[6] 胡超, 余齐鸣, 王新保. 胃癌根治术后出血的原因分析及处理[J]. 腹部外科, 2018, 31(02): 116-118, 122.

[7] 崔海坡, 张伟东, 宋成利, 等. 微创Hemolock夹不同齿型对血管力学性能的影响[J]. 材料导报, 2019, 33(S1): 432-435.

[8] MARISA LOURIDAS, PETER SZASZ, ANDRAS B FECSO, et al. Practice does not always make perfect: need for selection curricula in modern surgical training[J]. Surg Endosc, 2017, 31(9): 3718-3727.

[9] JOSH MATZKE, CRAIG ZIEGLER, KEVIN MARTIN, et al. Usefulness of virtual reality in assessment of medical student laparoscopic skill[J], J Surg Res, 2017, 211: 191-195.

[10] TULANDI T, BUGNAH M. Operative laparoscopy: surgical modalities [J]. Fertil Steril, 1995, 63 (2): 237–245.

[11] XIONG J, ALTAF K, HUANG W, et al. A meta-analysis of randomized clinical trials that compared ultrasonic energy and monopolar electrosurgical energy in laparoscopic cholecystectomy [J]. J Laparoendosc Adv Surg Tech A, 2012, 22 (8): 768–777.

[12] BITTNER R, ARREGUI M E, BISGAARD T, et al. Guidelines for laparoscopic (TAPP) and endoscopic (TEP) treatment of inguinal Hernia. International Endohernia Society (IEHS) [J]. Surg Endosc, 2011, 25 (9): 2773–2843.

[13] MARCOS P, SEITZ T, BUBB H, et al. Computer simulation for ergonomic improvements in laparoscopic surgery [J]. Appl Ergon, 2006, 37 (3): 251–258.

[14] PATIL P V, HANNA G B, FRANK T G, et al. Effect of fixation of shoulder and elbow joint movement on the precision of laparoscopic instrument manipulations [J]. Surg Endosc, 2005, 19 (3): 366–368.

[15] AITCHISON L P, CUI C K, ARNOLD A, et al. The ergonomics of laparoscopic surgery: a quantitative study of the time and motion of laparoscopic surgeons in live surgical environments [J]. Surg Endosc, 2016, 30 (11): 5068–5076.

[16] LI J, ZHANG W. Closure of a direct inguinal hernia defect in laparoscopic repair with barbed suture: a simple method to prevent seroma formation [J] Surg Endosc, 2017.

[17] BRACALE U, SCIUTO A, ANDREUCCETTI J, et al.

Laparoscopic recurrent inguinal hernia repair during the learning curve: it can be done [J] Ann Ital Chir, 2017, 88: 62–66.

[18] BOTDEN SM, DE HINGH IH, JAKIMOWICZ JJ. Meaningful assessment method for laparoscopic suturing training in augmented reality [J]. Surg Endosc, 2009, 23 (10): 2221–2228.

[19] PEKER N, BILER A, HORTU İ, et al. Effectiveness of a one-day laparoscopic suture course[J]. J Obstet Gynaecol, 2019, 39 (7): 981–985.

[20] KILKENNY J J, WHITE K, SINGH A. Evaluating veterinary student skill acquisition on a laparoscopic suturing exercise after simulation training[J]. Vet Surg, 2019, 48 (S1): 066–073.

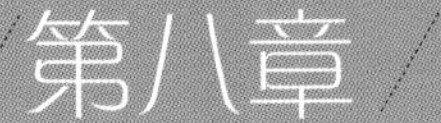

# 第八章 常用的腹腔镜手术

# Chapter 8 Common operations of laparoscopic surgery

## 观点与观念

以硬软件的角度，购置一套全新的先进腹腔镜设备像更换硬件一样即插即用，是简单快捷的，但是学会和掌握腹腔镜技术做好手术，产生医疗效果就像写软件编码一样不能一蹴而就，需要较长的时间培养与磨炼，需要医生及团队一步步地学习、体会、总结、改进、完善的过程，一旦成熟最终可以将技术与理念融会贯通、举一反三。

**Views & Concepts**

Comparing with the hardware and software of the computer, it is simple and quick to purchase a brand-new advanced laparoscopic equipment that is as plug-and-play as replacing hardware.However, a person wants to learn and master laparoscopic techniques to perform laparoscopic operation, resulting in medical results. This is like writing software code. It cannot be done overnight. This process takes a long time. Through training and training, the surgeon and his team need to learn step by step, and continuously summarize and improve. In the end, technology and ideas can be merged can be merged and inferred.

作为一个常规的腹腔镜手术，一般步骤包括建立气腹、放置Trocar、探查腹腔和病灶、决定术式等一系列程序和步骤。本章节列举一些临床常用的腹腔镜手术，阐述一些关键步骤，希望有益于读者的临床工作和解决实践中的问题。

# 第一节 腹腔镜手术的基本原则

# Section 1 Basic principles of laparoscopic surgery

回顾与分析多年来从事的腹腔镜手术，归纳、分析、总结了以下七项腹腔镜技术的基本原则，这些基本原则可以在常规的腹腔镜手术中具体的体现出来。

1．视向一致的视轴原则

腹腔镜是依赖镜头图像画面操作，显示屏幕操作术野是手术的中心，显示器、手术靶目标、手术视野、腹腔镜要形成方向一致的轴线。穿刺孔设计和人员站位方面，均应围绕着该中轴线来布置和安排。

2．手术台高度近肘原则

手术台高度在主刀肘关节以下水平，从人体工程原理出发，调节手术台高度使建立气腹后腹壁的高度与术者屈肘90° 持平或者一拳的距离，可明显减轻术

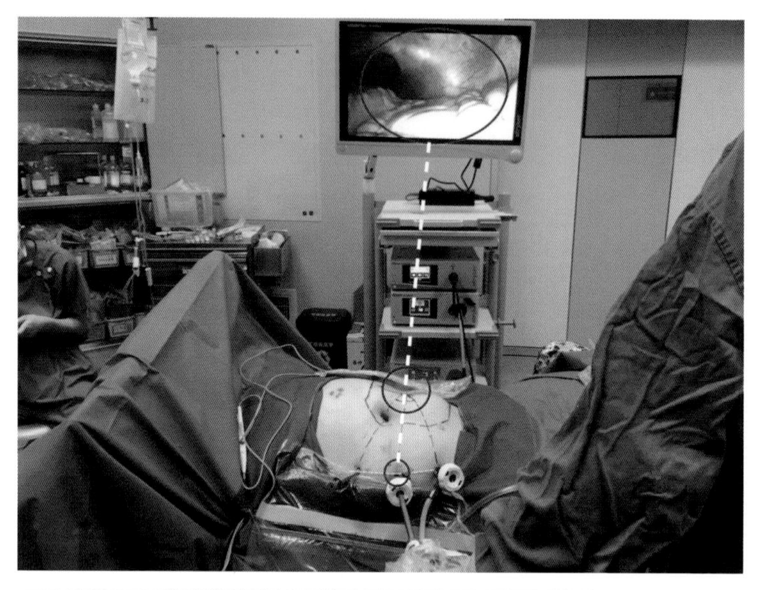

图8-1　腹腔镜左侧腹壁切口疝手术：视向一致的视轴原则

者操作时的疲劳和僵硬，符合人体工程学基本原理。另外手术台上的各种缆线（超声刀线、吸引管线、电刀线、光纤、镜头线等）也要考虑轴一枢一致原则（见图8-2、8-3）。

3．腹壁穿刺孔的设计原则：包含布孔原则和左右手交角两方面原则

（1）腹壁布孔总体为三角形或“U”字形：腹腔镜手术野与术者左右手操作孔总体为三角形，需助手参与的手术如胃癌、结直肠癌手术可呈“U”形分布。当若还有在关键部位的牵拉显露时，助手操作孔可选择非

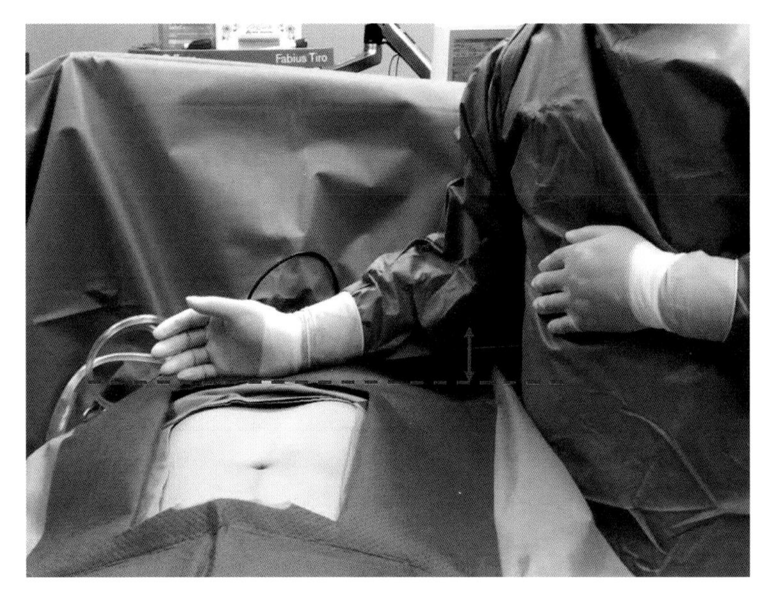


图8-2　手术台高度与术者屈肘90° 距离1个拳头

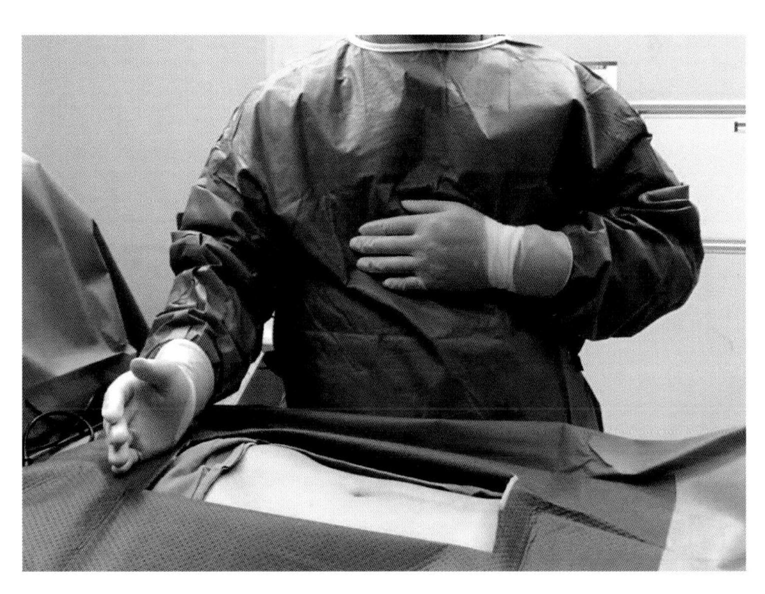

图8-3　手术台高度与术者屈肘90° 距离1个拳头

常规位置。如食管胃底折叠术中剑突下穿刺孔，可协助牵拉肝脏显露食管；超低位直肠癌根治术中耻骨联合上操作孔，可协助显露和分离直肠前间隙等。

（2）左右手交角近60° 原则：依据腹腔镜原理，术者左右手器械的交角越接近60° 就越对显示屏上所见的图像画面处理方便容易，减少器械间的相互影响即“筷子效应”，增加手术的操控性。

4. 还原术野立体显露原则

由于腹腔镜的特性即单镜头拍摄的连续画面，在二维平面显示屏上缺乏空间感，为弥补这一不足，术中对手术野组织的牵拉以形成三角形为妥，通过牵引或镜头角度，有利于显露其立体空间感、深浅感，和寻找手术层面，克服二维平面显示器的不足。

5. 血管凝固宽面梯度原则

在使用电刀、超声刀等电（热）外科设备离断血管、淋巴管等组织时，采用分次、不同点的凝闭可使其断端形成类似“防坡堤”的宽面梯度，可减少因管腔内压力变化导致的断端凝痂脱落而导致的出血、淋巴漏等风险。

6. 组织血供恒定原则

当术中发现异常血管时，应高度警惕其可能还会存在侧支、变异支或穿通支血管的存在，避免入“坑”

也是原则。

7. 手术细节优化原则

反复观摩与回看手术录像，优化手术操作关键场景中的术野暴露，操作步骤与细节，发现缺点与不足，培养好的习惯，实现操作的规范化、程序化，提升治疗效果。

（曾兵　李英儒　陈双）

## 参考文献

[1] 陈双. 腹股沟疝腹腔镜技术培训教材［M］. 广州：中山大学出版社，2018.

[2] 池畔，李国新，杜晓辉. 腹腔镜结直肠肿瘤手术学［M］. 北京：人民卫生出版社，2013.

[3] 三毛牧夫. 腹腔镜下大肠癌手术，以膜解剖和组织胚胎学为基础的手术技巧［M］. 张宏，刘金钢，译. 沈阳：辽宁科学技术出版社，2015.

[4] 池畔. 基于膜解剖的腹腔镜机器人结直肠肿瘤手术学［M］. 北京：人民卫生出版社，2019.

[5] PATEL H R，LINARES A，JOSEPH J V. Robotic and laparoscopic surgery：cost and training［J］. Surg Oncol，2009，18：242–246.

[6] OUSSI N，ENOCHSSON L，HENNINGSOHN L，et al. Trainee performance after laparoscopic simulator training using a

blackbox versus LapMentor [J]. J Surg Res, 2020, 250: 1–11.

[7] YIASEMIDOU M, GLASSMAN D, KHAN K, et al. Validation of a cost–effective appendicectomy model for surgical training [J]. Scott Med J, 2020.

[8] NURCZYK K, PEREZ A J, MURTY N S, et al. A novel university of north carolina laparoscopic ventral hernia repair simulator [J]. J Laparoendosc Adv Surg Tech A, 2020.

[9] RAFFETTO M L, CHAPPLE K M, ISRAR S, et al. Letting the numbers speak for themselves: a simple approach to cost reduction for laparoscopic appendectomy [J]. Am Surg, 2019, 85: 1405–1408.

[10] SORIERO D, ATZORI G, BARRA F et al. Development and Validation of a Homemade, Low–Cost Laparoscopic Simulator for Resident Surgeons (LABOT) [J]. Int J Environ Res Public Health, 2020.

[11] MCGEE J, WINICK–Ng J, MCCLURE J A, et al. Resident trainees increase surgical time: a comparison of obstetric and gynaecologic procedures in academic versus community hospitals [J]. J Obstet Gynaecol Can, 2020, 42: 430–438, 432.

[12] EMBICK E, BIERI M, KOEHLER T J, et al. Cost containment: an experience with surgeon education and universal preference cards at two institutions [J]. Surg Endosc, 2019.

[13] ALJAMAL Y, JOHNSON DE, SUMMERSON TJ, et al. A simulation suture compared with a clinical suture for training on laparoscopic simulators: objective measurements indicate

acceptable physical characteristics [J]. Simul Healthc 2019, 14: 420–423.

[14] LJUHAR D, PACILLI M, NATARAJA R M. Evaluation of a novel low–cost laparoscopic training model for core laparoscopic skills [J]. J Pediatr Surg, 2019.

[15] PEI KY, RICHMOND R, DISSANAIKE S. Surgical instrument standardization – A pilot cost consciousness curriculum for surgery residents [J]. Am J Surg, 2020, 219: 295–298.

[16] ISREB S, ATTWOOD S, HESSELGREAVES H, et al. The development of an online standalone cognitive hazard training for laparoscopic cholecystectomy: a Feasibility Study [J]. J Surg Educ, 2020, 77: 1–8.

[17] O'KELLY F, FARHAT W A, KOYLE M A. Cost, training and simulation models for robotic–assisted surgery in pediatric urology [J]. World J Urol, 2019.

[18] FERNANDEZ–TOME B, DIAZ–GUEMES I, ENCISO SANZ S, et al. Validation of a new artificial model for simulated training of a laparoscopic vesicourethral anastomosis [J]. Actas Urol Esp, 2019, 43: 348–354.

[19] OBERMAIR A, ARMFIELD NR, GRAVES N, et al. How to train practising gynaecologists in total laparoscopic hysterectomy: protocol for the stepped–wedge IMAGINE trial [J]. BMJ Open, 2019, 9: e027155.

[20] HASNAOUI A, ZAAFOURI H, HADDAD D et al. Reliability testing of a modified MISTELS score using a low–cost trainer box [J]. BMC Med Educ, 2019, 19: 132.

[21] SELLERS T, GHANNAM M, ASANTEY K, et al. Low-cost laparoscopic skill training for medical students using homemade equipment [J]. Med Ed Portal, 2019, 15: 10810.
[22] MERALI N, IOSIF E, MORAWALA A J, et al. Design of a proficiency-based skills training curriculum for our newly validated 3-Dimensional (3D) laparoscopic models, Using MISTELS [J]. J Invest Surg, 2019: 1-11.
[23] KIM N K, KIM Y W, HAN Y D, et al. Complete mesocolic excision and central vascular ligation for colon cancer: Principle, anatomy, surgical technique, and outcomes [J]. Surg Oncol, 2016, 25: 252-262.
[24] LUNDELL L. Principles and results of bariatric surgery [J]. Dig Dis, 2012, 30: 173-177.
[25] PATTI M G, ALLAIX M E, FISICHELLA PM. Analysis of the causes of failed antireflux surgery and the principles of treatment: A Review [J]. JAMA Surg, 2015, 150: 585-590.

# 第二节 做好腹腔镜手术的第一步

## Section 2 The first step of laparoscopic surgery

TIPS

几乎大的一些医院都曾发生过做腹腔镜手术在气腹过程或置入第一个Trocar时发生事故，需要抢救甚至人命关天。所以这里强调腔镜手术第一步的安全，不能输在起跑线上。

世界上的许多事情，往往是万事开头难。为什么腹腔镜手术要先建立$CO_2$气腹？因为腹腔镜操作需要空间，置入第一个Trocar也是需要空间，空间的介质即$CO_2$。

### 一 安全气腹的方法

目前建立气腹的方法有多种方法，均强调安全第一：①气腹针（Veress）穿刺法。②Hasson法。③Trocar直接穿刺法。④可视下Trocar穿刺。

其中，气腹针（Veress）穿刺法和Trocar直接穿刺法属于“盲法”，存在一定的隐患，操作时一定要注意安全。

1. 气腹针（Veress）穿刺法

由于气腹针带有弹簧装置的内芯，具有保护作用，临床上最常用。使用之前，要在手术台上检查确认，弹簧保护是否正常，针的通孔是否正常。

用Veress针建立气腹，穿刺点在脐孔上缘或下缘，因为脐这个地方在出生后腹壁的诸层都融合，而且较薄。若无法在脐部穿刺，则尽量选择靠近腹中线位置。

先用尖刀片在穿刺点切开皮肤至皮下（约2mm），用巾钳抓住穿刺点两侧皮肤提起，用Veress针穿刺，旋转Veress针柄处开关，观察所连的注射器（去除内芯）中生理盐水可否自然向腹腔内流入，确认与腹腔相通后，连接$CO_2$进气后，观察是否可以进气，在气腹机上可以读出进气流量、压力，一般压力设定在12～15mmHg。

注意保证气腹针安全使用，关键之关键是细节：

（1）气腹针的抓持方法（如图8–4）：强调穿刺时用手的腕力，而不是前臂用力，更不是前臂加上臂的力。

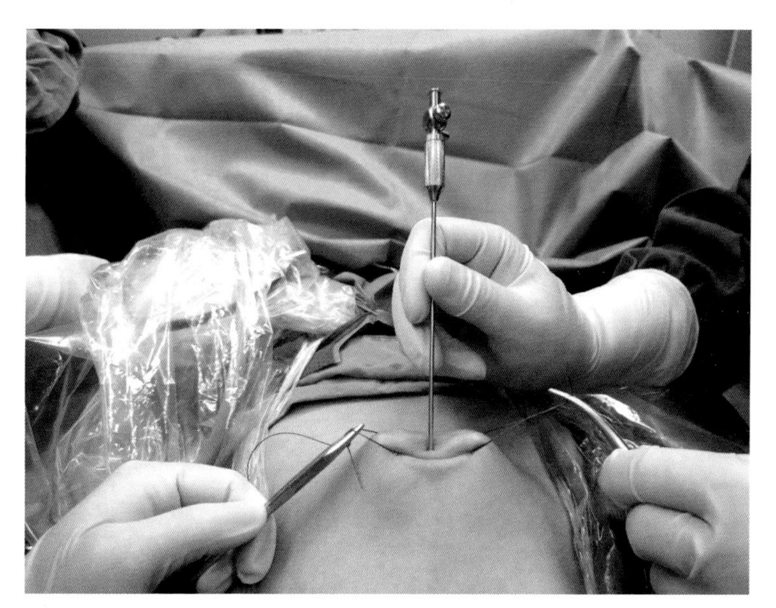

图8-4 放置气腹针要利用手腕的力量，寻找突破感

（2）气腹针进入的深度一般在5cm左右：因为脐部是腹壁薄弱部位，而且组织层次有相互融合。

（3）气腹针穿破腹膜时气腹针的回弹：专心、专注可以感觉到针内的回弹。

（4）连接注射器水注的变化：气腹成功后，接下来按手术设计的Trocar置入位置，置入第1个（一般为10mm或12mm的Trocar），沿Trocar方向引入腹腔镜在腹腔镜的观察视野下再置入第2个、第3个Trocar，准备下一步的手术操作。

如何判断气腹针是否进入腹腔呢？可将装满生理

盐水的10mL注射器接在气腹针尾部，拔出活塞芯杆，如果气腹针已进入腹腔，腹腔内的负压会将盐水迅速吸入（见图8-5）。

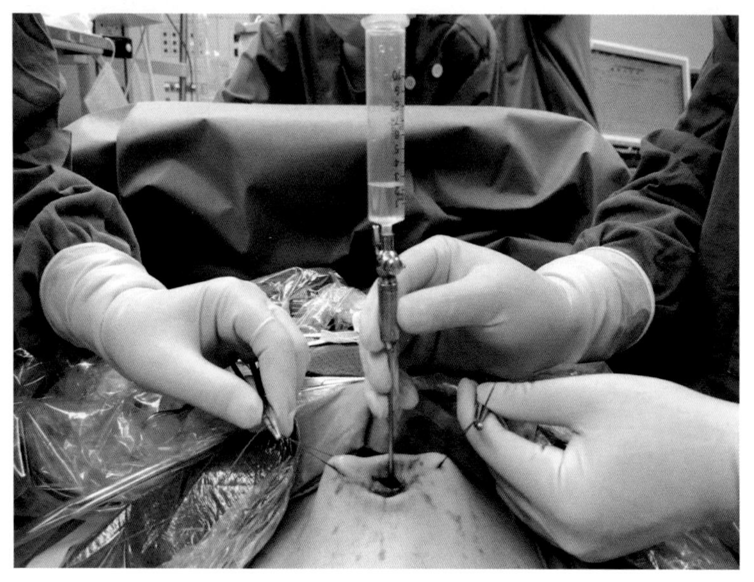

图8-5 用装满生理盐水的注射器测试是否进入腹腔

待腹腔内气压达到10mmHg以上后，拔除气腹针，在已经做好的切口上放置第一个Trocar。同样用2把巾钳（没有巾钳或者巾钳不好用时可用2-0可吸收线代替）牢固地提起腹壁，垂直穿刺。穿刺锥的后端抵住手掌，食指伸直在Trocar侧方，利用手腕的力量不断来回旋转，边旋转边向前，让Trocar在持续增加的压力下缓慢旋入，切忌突然用力垂直向前，以防Trocar无法控制损伤腹腔器官。

2．直接穿刺法

气腹针是不是绝对安全呢？也不是。有研究发现，气腹针也会损伤腹腔器官或者腹壁肌肉出血或皮下气肿的风险。对于带螺纹的普通锐性塑料Trocar，也可以采用免气腹针直接穿刺法。同样，用2把巾钳，更多时候我们使用2–0可吸收线（更牢靠），提起脐周皮肤，于脐上皮肤最高点处切开，直接用10mm或12mm Trocar通过手腕旋转，直接穿入腹腔。该方法适用于既往无腹部手术史、体型适中的病人。

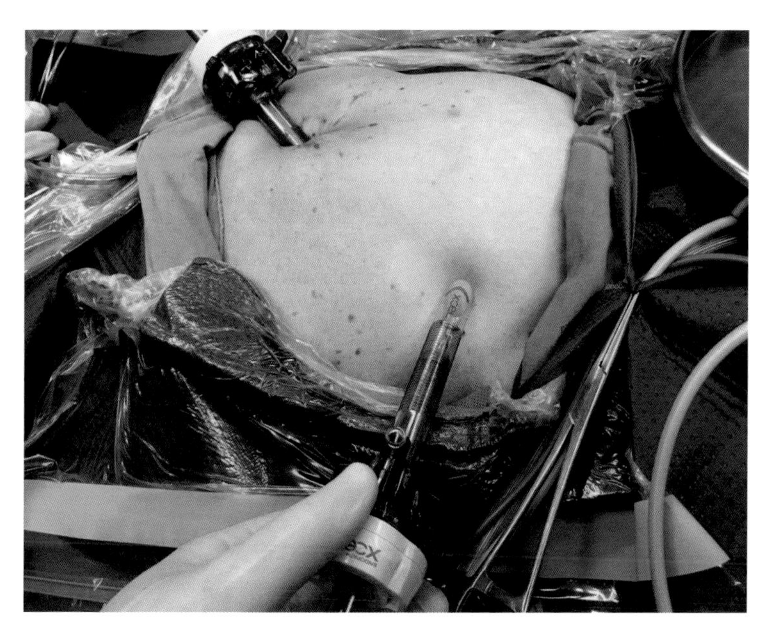

图8–6 为确保Trocar切口精准，先用Trocar在皮肤上盖个印

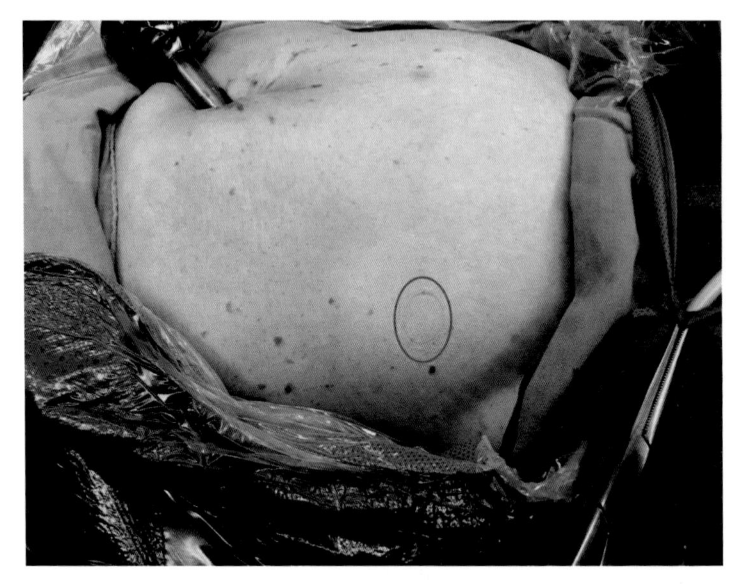

图8-7 沿Trocar印纵轴切开，保证Trocar孔不会过大或者过小

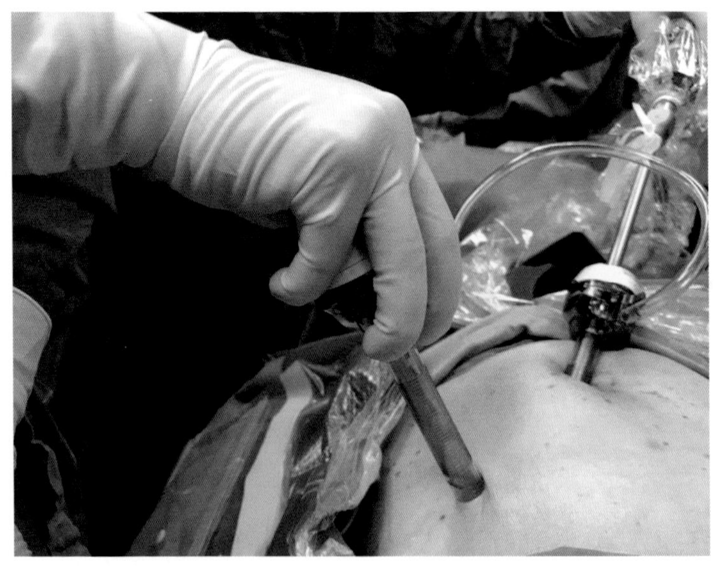

图8-8 利用手腕旋转的力量，逐渐穿刺进腹腔

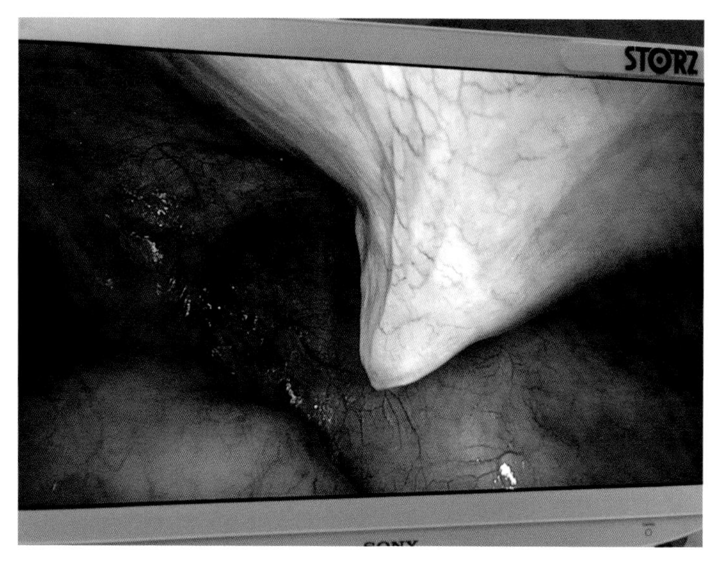


图8-9 Trocar的穿刺应全程在腹腔镜的监视下完成

3．直视法

对于可能存在腹腔粘连的病人，建议采用Hasson法。在脐周做长1～2cm的皮肤切口至皮下，分离皮下组织，暴露并切开白线，直视下打开腹膜，置入Trocar。建立第一个Trocar后，不要着急建立气腹，先用腹腔镜探查，确定是在腹腔内，再充气。

## 二 Trocar分布的原则

Trocar的分布应符合人体工程学，要有最大自由度，并有利于术者和助手的手术操作。通常应当遵循的原则包括：

（1）主操作Trocar距离主要的靶目标15cm以上。

（2）Trocar围绕主要靶目标呈圆周分布。

（3）每两个Trocar的距离应大于8cm，以免手术器械交叉干扰。

（4）术者的主操作孔应位于病灶的对侧，以便有更大的操作空间。

（曾兵　甘文昌　陈双）

## 参考文献

[1] VILOS G A, TERNAMIAN A, DEMPSTER J, et al. Laparoscopic entry: a review of techniques, technologies, and complications [J]. J Obstet Gynaecol Can, 2007, 29: 433–447.

[2] MOLLOY D, KALOO PD, COOPER M, et al. Laparoscopic entry: a literature review and analysis of techniques and complications of primary port entry [J]. Aust N Z J Obstet Gynaecol, 2002, 42: 246–254.

[3] GARCIA–ALCAZAR D, GARCIA–CHAPINAL B, BATLLORI-BADIA E, et al. Psoas haematoma as a complication of Veress needle insertion: description of a case and literature review [J]. BMC Surg, 2014, 14: 104.

[4] JIANG X, ANDERSON C, SCHNATZ PF. The safety of direct

trocar versus Veress needle for laparoscopic entry: a meta-analysis of randomized clinical trials [J]. J Laparoendosc Adv Surg Tech A, 2012, 22: 362–370.

[5] MCKERNAN J B, CHAMPION J K. Access techniques: Veress needle--initial blind trocar insertion versus open laparoscopy with the Hasson trocar [J]. Endosc Surg Allied Technol, 1995, 3: 35–38.

[6] AZEVEDO JL, AZEVEDO O C, Miyahira S A, et al. Injuries caused by Veress needle insertion for creation of pneumoperitoneum: a systematic literature review [J]. Surg Endosc, 2009, 23: 1428–1432.

[7] MELZER A, RIEK S, ROTH K, et al. Endoscopically controlled trocar and cannula insertion [J]. Endosc Surg Allied Technol, 1995, 3: 63–68.

[8] PICKETT S D, RODEWALD K J, BILLOW M R, et al. Avoiding major vessel injury during laparoscopic instrument insertion [J]. Obstet Gynecol Clin North Am, 2010, 37: 387–397.

[9] VAN DER VOORT M, HEIJNSDIJK E A, GOUMA D J. Bowel injury as a complication of laparoscopy [J]. Br J Surg, 2004, 91: 1253–1258.

[10] OPILKA M, STARZEWSKI J, LORENC Z, et al. Open versus closed laparoscopy entry--which are the evidences? [J]. Hepato-gastroenterology, 2009, 56: 75–79.

[11] CORNETTE B, BERREVOET F. Trocar Injuries in Laparoscopy: Techniques, Tools, and Means for Prevention. A

Systematic Review of the Literature[J]. World J Surg, 2016, 40: 2331–2341.

[12] AHMAD G, BAKER J, FINNERTY J, et al. Laparoscopic entry techniques[J]. Cochrane Database Syst Rev, 2019, 1: CD006583.

[13] AHMAD G, GENT D, HENDERSON D, et al. Laparoscopic entry techniques[J]. Cochrane Database Syst Rev, 2015, 8: CD006583.

[14] ASFOUR V, SMYTHE E, ATTIA R. Vascular injury at laparoscopy: a guide to management[J]. J Obstet Gynaecol, 2018, 38: 598–606.

[15] ELSAYED S, NELSON M, FEROZ A, et al. Laparascopic access: a different approach[J]. Ann R Coll Surg Engl, 2006, 88: 74.

[16] ESPOSITO C, PORRECA A, ESPOSITO G. Vascular complications during laparoscopy. An analysis of a personal case[J]. Minerva Chir, 1999, 54: 163–165.

[17] OSHINSKY G S, SMITH A D. Laparoscopic needles and trocars: an overview of designs and complications[J]. J Laparoendosc Surg, 1992, 2: 117–125.

[18] PRING C M. Aortic injury using the Hasson trocar: a case report and review of the literature[J]. Ann R Coll Surg Engl, 2007, 89: W3–5.

[19] SCHALLER G, KUENKEL M, MANEGOLD B C. The optical "Veress–needle"--initial puncture with a minioptic[J]. Endosc Surg Allied Technol, 1995, 3: 55–57.

[20] SCHOONDERWOERD L, SWANK DJ. The role of optical access trocars in laparoscopic surgery [J]. Surg Technol Int, 2005, 14: 61-67.

[21] VILOS G A, TERNAMIAN A, DEMPSTER J, et al. No. 193-laparoscopic entry: a review of techniques, technologies, and complications [J]. J Obstet Gynaecol Can, 2017, 39: e69-e84.

[22] WOLF J S Jr. Laparoscopic access with a visualizing trocar [J]. Tech Urol, 1997, 3: 34-37.

[23] MONNET E. Laparoscopic entry techniques: What is the controversy? [J]. Vet Surg, 2019, 48: 6-14.

[24] PASNIK B, MODRZEJEWSKI A. Major vascular injury during laparoscopy [J]. Pol Przegl Chir, 2018, 91: 36-40.

[25] NISHIMURA M, MATSUMOTO S, OHARA Y, et al. Complications related to the initial trocar insertion of 3 different techniques: a systematic review and meta-analysis [J]. J Minim Invasive Gynecol, 2019, 26: 63-70.

# 第三节 3

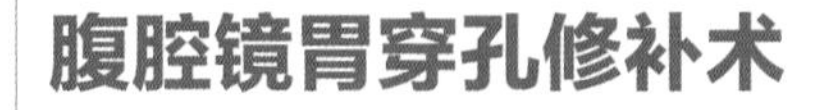

# 腹腔镜胃穿孔修补术

Section 3 Laparoscopic stomach perforation repair

TIPS

腹腔镜胃穿孔修补术的要点：第一，要全面探查腹腔，明确诊断，切勿遗漏其他。第二，尽力钳取穿孔周围组织做病理活检，以明确穿孔的性质。第三，手术多数情况下是单人操作，应符合视轴枢原则和穿刺孔分布的近60度交角原则。

## 一 概述

上消化道穿孔最常见的原因是消化道溃疡，由于溃疡不断加深，穿透肌层、浆膜层，最后穿透胃或十二指肠壁而形成穿孔。穿孔后可发生几种不同的后果，最常见的就是消化液漏到腹腔内，引起严重的腹膜炎。再者就是溃疡穿孔前，穿孔部位就与邻近器官（如胰腺、肝脏）发生粘连，形成慢性穿透性溃疡穿孔，腹膜炎体征不典型。还有少见的是溃疡底与横结肠粘连，穿孔后形成胃结肠瘘。上消化道溃疡、穿孔好发的部位多位于胃窦或十二指肠球部。病因有很多，大部分与胃酸分泌过多有关，近年发现幽门螺旋杆菌HP感染也起到重要作用。由于现在制酸剂的普遍应用，上消化道穿孔的发病率较以前降低。虽然上消化道穿孔感染轻的情况下也可以采用保守治疗，但手术修补仍是治疗的重要手段。

## 二 病因与病理

胃、十二指肠溃疡穿孔的常见病因包括：精神过度紧张或劳累，迷走神经兴奋增加；饱食使胃内压力增加；非甾体抗炎药和部分中成药如“头痛散”的长期使用；免疫抑制剂或激素的应用；创伤、大面积烧伤和多器官功能衰竭等。

胃、十二指肠溃疡穿孔的病理：

消化性溃疡穿孔是胃、十二指肠黏膜防御机制和损伤因子之间相互作用的结果。溃疡反复，最后破坏了正常组织结构，导致纤维瘢痕增生、被肉芽组织和坏死组织所代替，最终穿透肌层、浆膜层形成穿孔。穿孔后，消化液和食物进入腹腔，首先引起化学性腹膜炎，随后因细菌繁殖转变为细菌性腹膜炎，毒素被吸收后，形成脓毒血症、感染性休克，出现全身炎症反应综合征，导致多器官功能损伤乃至衰竭。

## 三 临床特点

1．病史

一半以上的患者都具有消化性溃疡病史，有上腹痛病史，可与进食相关。尽管大部分因症状不典型可能被忽视。

2．症状

起病急，穿孔多在夜间空腹或饱食后突然发生，典型的症状是突发性剑突下或右上腹部刀割样疼痛，疼痛很快向右下腹及全腹部弥漫。

3．体征

强迫体位，呼吸浅快，典型的腹部体征为板状腹，肝浊音界缩小或消失，肠鸣音消失或减弱。感染性休克期表现为精神淡漠或烦躁不安，皮肤湿冷，心率加快，血压降低。

4．影像学

立位腹平片见膈下游离气体；腹部CT可见腹腔内游离气体，腹腔积液，穿孔周围组织水肿增厚。

## 四 手术适应证

（1）穿孔时间短，无明显腹腔粘连。

（2）穿孔部位较为明确。

（3）穿孔直径较小，腔镜下可缝合。

## 五 手术总体方案

腹腔污染轻者：建立气腹→探查→吸引腹腔积液→明确穿孔部位→活检→修补→冲洗→引流。

腹腔污染严重者：建立气腹→探查→吸引腹腔积液→明确穿孔部位→冲洗→活检→修补→引流。

## 六 手术技术与细节

1．穿刺孔设计与体位

常规采用气管内麻醉，病人平卧分腿位，头高足低15°～20°。常规采用3孔法，必要的时候可增加

1～2孔，分别于脐下缘、右锁骨中线肋缘下2cm、左锁骨中线肋缘下2cm各放置一个Trocar。术者位于患者左侧，扶镜手位于患者两腿之间（见图8-10）。对于穿孔部位被肝脏挡住的时候，可在近中线肋下缘处增加一个Trocar，托起肝脏，让助手帮忙挡起肝脏。

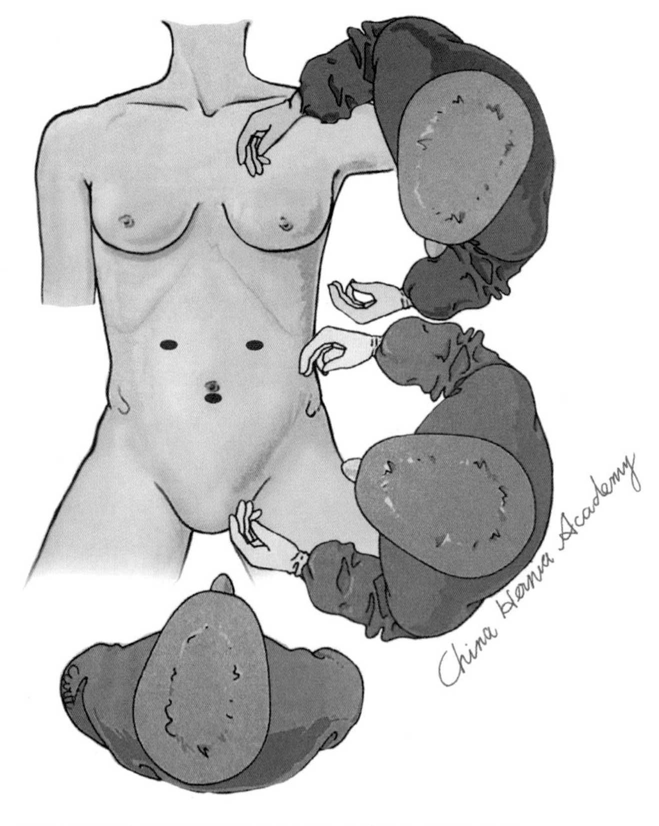


图8-10　手术站位

扶镜手位于患者两腿之间，术者位于患者左侧

2. 探查

上消化道穿孔必须进行全面的探查，探查顺序按照先整体再局部的原则，先探查腹盆腔了解整体情况，再探查局部，明确穿孔部位和特性，是否符合消化性溃疡穿孔或恶性病变穿孔，以及特殊情况下穿孔与周围脏器的关系。

TIPS

对于穿孔部位隐蔽或穿孔小或局部已经粘连寻找穿孔部位困难的情况，可根据术中污染情况协助判断，一般污染物较多或相对较重的区域即为穿孔区域。或从胃管滴入美蓝稀释液，观察腹腔有无蓝染。

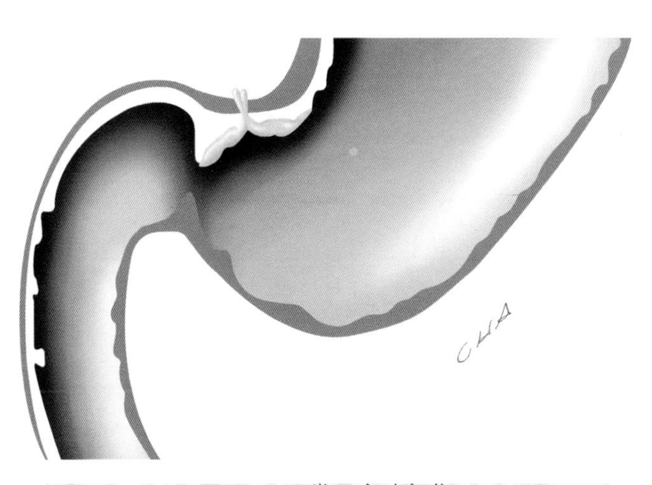


图8-11 常见穿孔部位

常见的穿孔部位为胃窦、十二指肠前壁

3．腹盆腔冲洗

腹盆腔冲洗是消化道穿孔治疗的重要环节。胃、十二指肠穿孔后，消化液进入腹盆腔，腹腔污染严重，继发细菌性腹膜炎，毒素经腹膜吸收，产生脓毒血症，甚至炎症反应综合征，是多器官功能损伤、感染性休克的病理基础。

TIPS

在患者腹腔污染严重的情况下，建议优先进行腹盆腔的冲洗。在污染较轻的情况下，可先行修补后再行冲洗。

4．活检

所有的穿孔都应进行组织活检，以利于术后诊断和后续治疗。用活检钳在穿孔部位钳取部分组织，尽量取胃腔内黏膜组织，以保证准确性。

TIPS

术后近期HP的检测和后期胃镜的检查至关重要，是病因治疗的关键。

5．缝合修补

缝合修补时考量，修补后是否会引起胃或十二指肠流出道的不通畅或幽门狭窄。对穿孔部位进行全层的缝合，缝合方向与消化道轴向垂直，以避免术后狭窄、梗阻等并发症。视穿孔大小，一般缝合3针，边距为8～10mm，可以选择薇荞线或丝线。

TIPS

缝合修补后，先不剪掉线尾，把大网膜拉到穿孔部位，覆盖穿孔部位，并用原先的缝线固定。不建议：在不关闭穿孔的情况下直接填塞大网膜；除非由于肿瘤穿孔，缺损太大，而周围组织太脆弱无法缝合关闭。

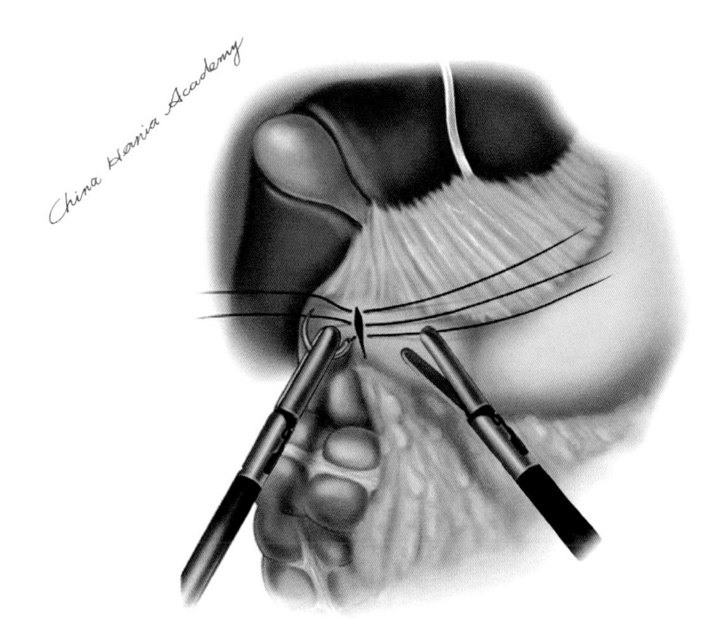


图8-12 缝合修补

缝合方向与消化道轴向垂直

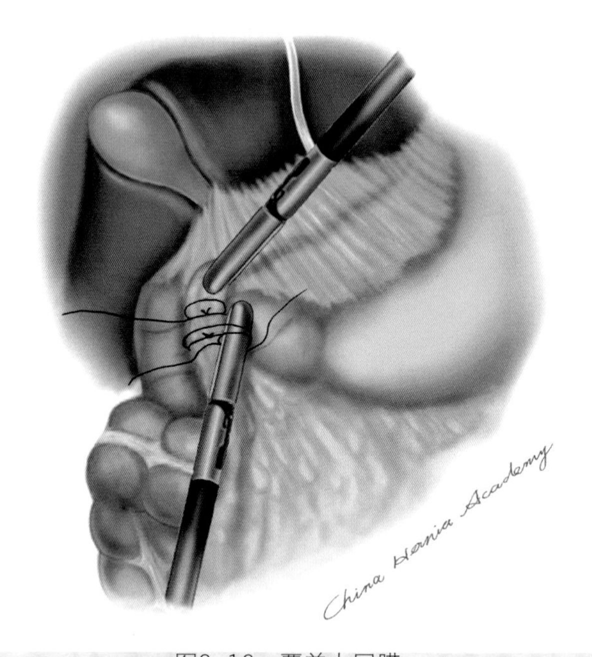


图8-13 覆盖大网膜

用大网膜覆盖穿孔修补位置，并用缝线固定

6. 放置引流管

腹腔引流是治疗消化道穿孔的重要措施。右上腹是胃、十二指肠穿孔污染相对严重的区域，右侧肝肾隐窝是右侧腹部最低处，使用双套管引流。

TIPS

如胃、十二指肠溃疡穿孔组织脆，缝合后不愈合风险高的患者，可放置双套管于Winslow孔或穿孔周边以利于冲洗引流。另外，术后可通过该引流管引流液的颜色、性质和量判断愈合情况。

7. 术后愈合情况判断

胃、十二指肠穿孔经修补治疗后，穿孔组织一般于术后第5~7天愈合。上消化道复方泛影葡胺造影可了解穿孔是否愈合，以及修补后有无狭窄。另外，美蓝试验（美蓝+生理盐水从胃管滴入，观察引流管引流液的颜色）也可协助判断穿孔是否愈合。

（曾兵　李英儒　陈双）

## 参考文献

[1] GUNIGANTI P, BRADENHAM C H, Raptis C, et al. CT of gastric emergencies [J]. Radiographics, 2015, 35: 1909–1921.

[2] AMINI A, LOPEZ RA. Duodenal perforation. In StatPearls. Treasure Island (FL), 2020.

[3] GACHABAYOV M, BABYSHIN V, DURYMANOV O, et al. Surgical scales: primary closure versus gastric resection for perforated gastric ulcer – a surgical debate [J]. Niger J Surg, 2017, 23: 1–4.

[4] NIRULA R. Gastroduodenal perforation [J]. Surg clin north am, 2014, 94: 31–34.

[5] TSUGAWA K, KOYANAGI N, HASHIZUME M, et al. The therapeutic strategies in performing emergency surgery for gastroduodenal ulcer perforation in 130 patients over 70 years of

age. Hepato-gastroenterology, 2001, 48: 156-162.
[6] MOULY C, CHATI R, SCOTTE M, et al. Therapeutic management of perforated gastro-duodenal ulcer: literature review [J]. J Visc Surg, 2013, 150: 333-340.
[7] PASPATIS GA, DUMONCEAU JM, BARTHET M, et al. Diagnosis and management of iatrogenic endoscopic perforations: european society of gastrointestinal endoscopy (ESGE) position statement [J]. Endoscopy, 2014, 46: 693-711.
[8] WONG CH, CHOW PK. Posterior perforation of gastric ulcer [J]. Dig Dis Sci, 2004, 49: 1882-1883.

# 第四节 腹腔镜胆囊切除术

## Section 4 Laparoscopic cholecystectomy

TIPS 腹腔镜胆囊切除（LC）是腹腔镜技术打开外科学大门的敲门砖，是一个标志、一个新时代的标志。

## 一 概述

自1987年法国Philipe Mouret医生成功开展了首例腹腔镜胆囊切除术后，腹腔镜技术逐渐普及。我国首例胆囊切除是由云南省荀祖武医生完成，从此腔镜胆囊切除术在国内慢慢被普及。目前腔镜胆囊切除术已经是胆囊良性疾病外科治疗的金标准。

## 二 病理特点

胆石症是一类病症的统称，临床症状表现可以千差万别。有人将胆囊结石的病理改变分为Ⅳ级。

（1）Ⅰ级：胆囊结石或胆囊息肉。

（2）Ⅱ级：胆囊结石并慢性萎缩性胆囊炎。

（3）Ⅲ级：胆囊结石合并急性化脓性胆囊炎或坏疽性胆囊炎。

（4）Ⅳ级：胆囊结石伴黄疸。

以上分类对外科医生而言，这种病理变化可以提示手术难度。故术前应该通过CT、B超获取全面的影像学资料。同时，对于初学者而言，可以从难度较低的级别开始着手。

TIPS

对于腹腔镜技术的新手，应审慎选择病人，不要跌倒在起跑线上。对于慢性萎缩性胆囊炎，手术的难度要充分预判，必要时要及时中转开放手术。

## 三 临床特点

胆绞痛：由于结石位于胆囊出口或胆管内，胆囊或胆管的平滑肌剧烈收缩引起，短时间内的剧烈疼痛，在数小时内达到疼痛高峰。通常位于右季肋区或右上腹，可向右肩胛骨放射，可伴有恶心、呕吐。典型性质为间歇性的剧痛，持续疼痛少见。需要与其他的绞痛相鉴别，尤其是肾绞痛。

急性化脓性胆囊炎：如果结石持续堵塞胆囊出口，浓缩的胆汁刺激胆囊壁，会导致其产生化学性的炎症。胆囊内充满脓液，但通常难以培养出细菌群落，在此情况下，疼痛变得持续且更为剧烈。发热可达到38～39℃，伴有明显的毒血症和白细胞升高。上腹部存在压痛、反跳痛，胆囊区常扪及明显的包块，显示胆囊炎症包裹或与邻近组织粘连，尤其是网膜。有时会出现胆囊积脓加重或少见穿孔。即使没有结石，肿大的胆囊肿胀可能压迫邻近的胆总管，并产生黄疸。95%的急性胆囊炎与胆囊结石有关，偶发性非结石性胆囊炎，可能由伤寒或气性坏疽感染引起。鉴别诊断是急性阑尾炎、十二指肠溃疡穿孔、急性胰腺炎、基底部的肺炎和冠状动脉血栓形成。

## 四 胆囊血供

胆囊血管虽为终末血管，但胆囊动脉一旦出血，也能危及患者生命，胆囊动脉大多源自肝右动脉，部分变异者源自肝左动脉。在进入胆囊之前，胆囊动脉分为前后两支，分别供应胆囊的背侧与腹侧。处理胆囊动脉的时候，需要注意：可靠止血、梯度凝固，一般超声刀可以安全处理胆囊血管。如果使用电设备按照梯度凝固原则，从分支入手，予以分级分次梯度凝固、离断。

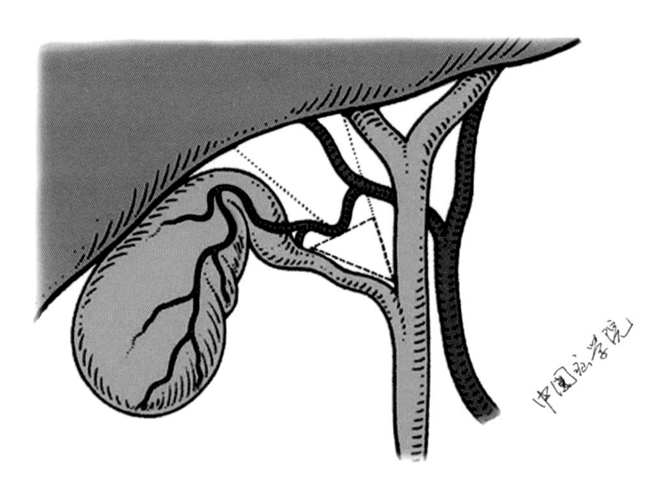

图8-14 胆囊的动脉血供

Calot三角又称为胆囊三角，胆囊管、肝总管及肝部分脏面构成的三角。胆囊动脉穿过此三角，其大多源自肝右动脉，分为前后两支后再进入胆囊，分别供应胆囊的背侧与腹侧

## 五 胆囊管与胆总管关系

胆囊管进入胆总管的方式，可分为斜侧方进入型，本型解剖学上占75%左右；后方进入胆总管的后方型、

从胆总管后方回旋至前方进入的回旋型、几乎与胆总管平行一段进入的平行型，这三型占25%左右。

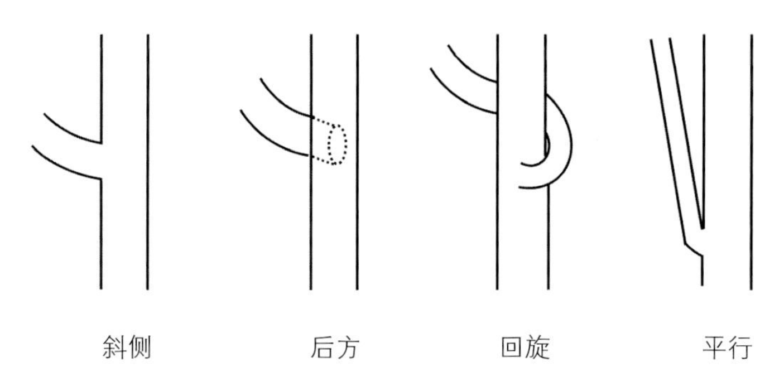


图8-15 胆囊管与胆总管关系

胆囊管与胆总管关系可分为斜侧方进入关系、后方进入关系、回旋进入关系以及平行进入关系

## 六 手术适应证

详见美国胃肠道内窥镜医师协会腹腔镜胆囊切除操作指南。

## 七 手术总体方案

病人体位、术者站位→穿刺孔设计→观察胆囊大小、Hartmann袋局部脂肪多少→辨认三管结构→结扎处理胆囊及切除胆囊。

常规采用全麻，病人仰卧位，头高足低15°～20°，手术台向左倾斜15°。主刀、扶镜手位于病人左侧，一助位于病人右侧，显示器位于患者右上方。手术切口一般采用3孔法，分别于脐下缘、剑突下偏左侧、右侧肋缘下各放置一个Trocar。

探查：切除胆囊（如何显露Calot三角、处理胆囊管与胆囊血管）→取出胆囊。

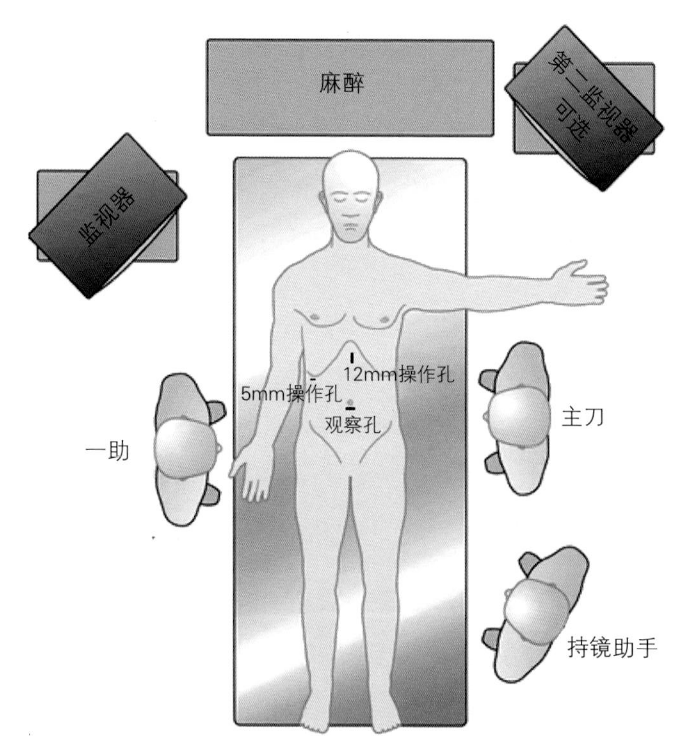


图8-16 腹腔镜胆囊切除手术站位及布孔

主刀站立于病人左侧，持镜助手站立于主刀左侧，如果手术困难，需要一助帮忙加孔暴露，则一助站立于病人右侧。布孔一般为三孔法，暴露困难的可以采用四孔法

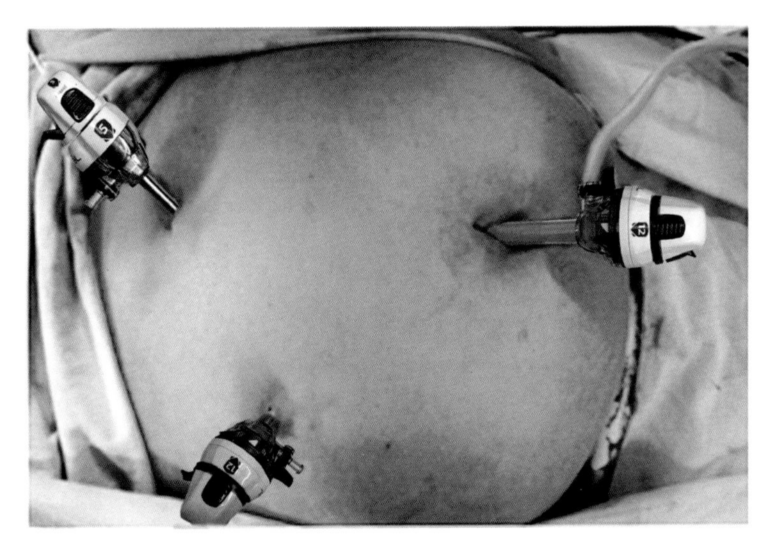

图8-17 腹腔镜胆囊切除手术术中Trocar放置（俯视图）

经典三孔法腹腔镜胆囊切除术，12mm观察孔位于脐下方，12mm主操作孔位于剑突下方偏左侧、5mm主操作孔放置于右侧肋缘下

## 八 手术技术与细节

1．一般从Hartmann袋开始分离

从Hartmann袋入手，一是Hartmann袋是连接胆囊体与胆囊管的中间部分，一般情况下胆囊三角有脂肪组织填充，并不容易显露出胆囊血管。二是Hartmann袋下外侧缘多是安全区域，无有名血管经过，Hartmann袋可以是术者左手的抓手，向外下可牵开、显露Calot三角，也可向内上牵拉，观察胆囊血管的后支。Hartmann袋就犹如一个鸽子蛋，躺在一块脂肪组织上，先游离出

Hartmann袋，三管结构就容易辨认。

胆囊漏斗部（Hartmann袋）是连接胆囊体与胆囊管的结构，与胆囊管关系可分为管上型、管前型、管后型，在显露的时候要注意认清胆囊与漏斗部的关系，要求剔除漏斗周围脂肪纤维组织，直到看清与之相连的胆囊管而无任何其他粘连，这是腹腔镜胆囊切除手术的关键步骤。

关键安全视野（critical view of safety，CVS），在1992年由Strasberg提出，是一种确认胆囊切除术中目标的操作，目标是Hartmann袋即脂肪组织内的胆囊管、胆囊动脉以及胆总管，旨在降低胆管损伤的发生率。

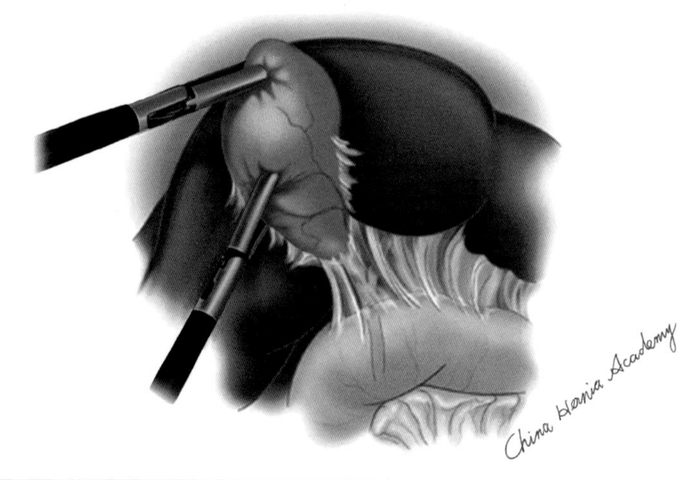


图8-18 关键安全视野

腹腔镜胆囊切除手术术中探查 Hartmann 袋与胆总管的关系，为手术中的一个安全视野

在分离Calot三角、使用电钩时应尽量少量多次分离，并且要看清楚电钩的尖端，先分离疏松的组织，致密的组织应先将电钩偏向右侧进入组织后轻微上下分离，再转向左侧轻微上下分离、向腹侧提起组织并离断。遇到条索状及上下有张力的东西，一定要注意是否血管及胆管。血管及胆管变异很大，不需特意寻找，逐步分离后血管及胆管自然会暴露出来。

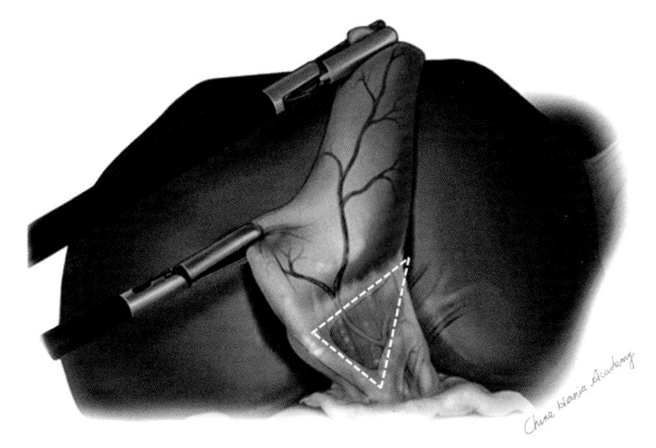


图8-19　关键视角之胆囊三角

腹腔镜胆囊切除手术术中分离Calot三角，明确三管关系，为手术中的一个安全视野

2. 处理胆囊管和胆囊血管

在暴露胆囊管、肝总管及胆总管关系时，就可以离断胆囊管（胆囊管向胆囊方向进入胆囊漏斗可见象鼻征，再者胆囊管进入胆总管后可见肝总管）；如胆

囊动脉较粗大，可选择使用Hemolock血管夹离断，如果胆囊动脉细小，可使用超声刀或Ligasure按照血管凝固宽面梯度原则离断，离断时应该看到血管是往胆囊方向走行；在胆囊管离胆总管约0.5cm处，用两个Hemolock夹闭胆囊管，在两个夹子之间剪断胆囊管。

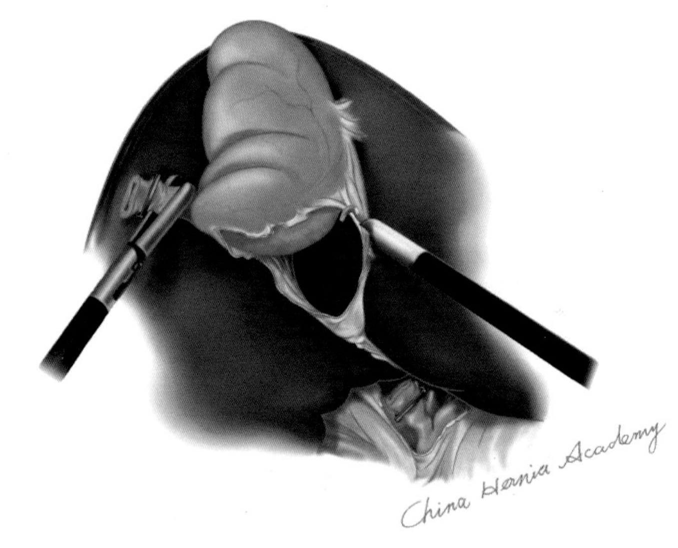


图8-20 离断胆囊管

在离胆总管约0.5cm处离断胆囊管，用两个Hemolock夹闭胆囊管，在两者之间剪断胆囊管：防止术后胆瘘、杜绝术中胆汁由胆囊中溢出

3. 分离胆囊床

离断胆囊管及胆囊动脉后，胆囊抓钳抓住胆囊管上缘，用电钩靠近胆囊壁分离至胆囊浆膜反折处。在浆膜下的无血管间隙进行剥离，剥离时左手抓钳保持

牵拉的张力。有时在胆囊体中下部及胆囊浆膜反折处遇到迷走胆管，可以使用Hemolock夹予以夹闭，或者缝扎。如果胆囊炎症明显，为减少损伤，在将胆囊黏膜剥除后，可以残留部分胆囊壁。如果胆囊床出血，量少时可以压迫止血、量大时应缝扎止血。

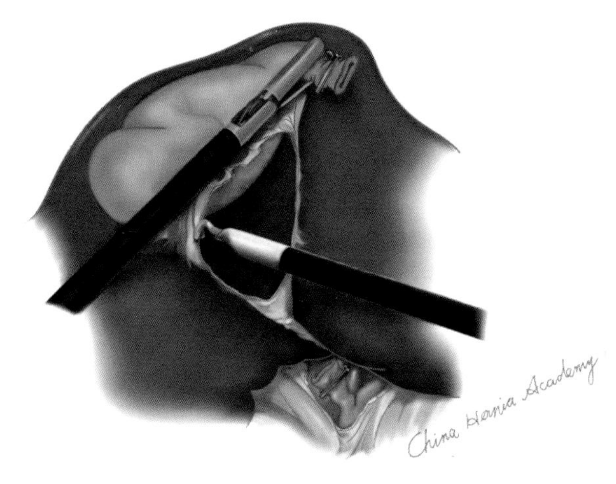


图8-21 剥离胆囊

向不同方向提拉胆囊，使胆囊床组织具有张力，在浆膜下的无血管间隙进行剥离

4. 逆行切除

当存在以下几种情况：急性胆囊炎因其颈部高度充血水肿；反复急性发作的慢性胆囊炎形成致密的纤维性粘连；萎缩性胆囊炎使Calot三角解剖关系不清；胆囊颈部有巨大结石嵌顿使胆囊管阻塞变形，甚或结石嵌顿在胆囊颈与胆总管之间，使胆囊管消失无法辨清胆囊管与

胆总管的确切关系等情况时，难以按顺行法先行胆囊动脉、胆囊管的处理，从安全角度出发，避免意外损伤，可采用逆行式胆囊切除，即从胆囊底部开始解剖，最后处理Hartmann袋、Calot三角后，切除胆囊。

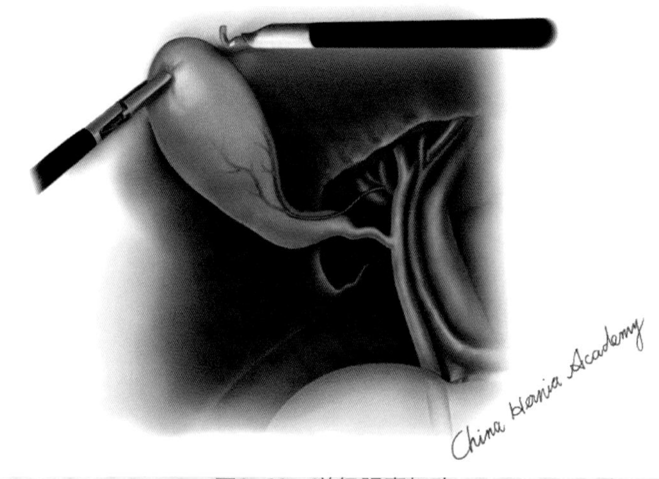


图8-22 逆行胆囊切除

从胆囊底部开始分离胆囊床、逐步分离到 Calot 三角，适用于难度较大的胆囊切除、降低损伤三管结构的概率

5. 取出胆囊及结石

从剑突下取出胆囊更为方便，因为此处位于上腹部白线位置，直接可以使用大弯钳扩大穿刺口取出。在取出之前，可以使用大号注射器将胆汁抽出，胆囊缩小后更加容易取出。如不能排除恶变、大量结石或术中导致胆囊破裂，可以使用取物袋，将胆囊装入袋内再取出。

6. 冲洗及是否放置引流

TIPS 外科有句名言：当手术野情况有疑问时，放置引流。

如果腹腔污染，可使用生理盐水、甲硝唑（灭滴灵）注射液等冲洗腹腔。在胆囊炎症严重、胆囊床渗血或者胆汁、怀疑其他脏器损伤等情况下，需要放置引流管。引流管一般从右侧肋缘下穿刺孔引出接负压引流瓶。

注意穿刺孔等严密缝合关闭。如果取出胆囊的穿刺口存在污染，可以使用碘伏冲洗后，予以缝合关闭。

腹腔镜胆囊切除手术，是最早开展的腹腔镜手术之一。随着手术的广泛普及，临床上也发现了许多的问题。术者除了对手术解剖的了解，对于可能的变异情况也应该了熟于胸，并且加强基本操作的锻炼、手术团队的配合，这样才能最低限度的降低术后并发症的发生。

（周太成　马宁　陈双）

## 参考文献

[1] 龚军，路翔宇，许建，等. 腹腔镜胆囊切除术胆总管损伤的诊治[J]. 当代医学，2019，25（35）：63-64.

[2] 曹锐，张继红，黄春龙，等. 腹腔镜手术分离三要素原则在腹腔镜胆囊切除术中的应用[J]. 广东医学，2019，40(14)：2079-2082.

[3] 刘怀权. 不同Calot三角解剖入路在腹腔镜胆囊切除术中的应用效果比较[J]. 吉林医学，2019，40(07)：1564-1565.

[4] 黎朝良，丁佑铭，黄鹏，等. 困难腹腔镜胆囊切除术的临床分析（附105例报告）[J]. 腹腔镜外科杂志，2019，24(02)：130-134.

[5] 金铭亚，钱增曦. 胆囊三角区严重粘连腹腔镜下的解剖特点及重要胆管损伤的预防[J]. 肝胆胰外科杂志，2018，30(05)：420-422.

[6] 龚德真. 腹腔镜胆囊切除术胆囊血管出血的预防及处理[J]. 中外医疗，2012，31(27)：7-8.

[7] The role of laparoscopic cholecystectomy (L. C. ). Guidelines for clinical application. Society of American Gastrointestinal Endoscopic Surgeons (SAGES) [J]. Surg Endosc, 1993, 7(4): 369-70.

[8] STRASBERG S M, SANABRIA J R, CLAVIEN P A. Complications of laparoscopic cholecystectomy [J]. Can J Surg, 1992, 35: 275-80.

[9] Reynolds W Jr. The first laparoscopic cholecystectomy [J]. JSLS, 2001, 5(1): 89-94.

[10] PUCHER P H, BRUNT L M, FANELLI R D, et al. SAGES expert Delphi consensus: critical factors for safe surgical practice in laparoscopic cholecystectomy [J]. Surg Endosc, 2015, 29(11): 3074-3085.

[11] Kim S S, Donahue T R. Laparoscopic Cholecystectomy [J]. JAMA. 2018, 319(17): 1834.

# 第五节 腹腔镜阑尾切除术

# Section 5 Laparoscopic appendectomy

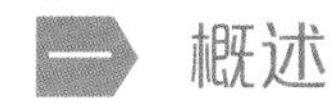

## 一 概述

腹腔镜阑尾切除术主要治疗急性阑尾炎。

早在1886年Fitz就描述了阑尾的急性炎症，然后发展为腹膜炎，最后形成脓肿，并提出应及时行阑尾切除术。100多年后的今天，急性阑尾炎仍然是消化系统急症手术的最主要原因之一。

急性阑尾炎的发病率约110/10 万人，男女比例约1.5∶1，根据Addiss 的计算，男性一生中患阑尾炎的概率为8.6%，女性为6.7%。临床上，急性阑尾炎的误诊率可高达20%，其死亡率为0.1%～0.5%。

阑尾穿孔的发生率为10%～30%。在儿童期，穿孔发生率与年龄成反比，即年龄越小越容易发生穿孔，2～6岁儿童阑尾炎穿孔率高达60%以上；而成年人的穿孔发生率与年龄成正比，即年龄越大越容易发生穿孔，65岁以上阑尾炎病人穿孔率超过50%。

## 二 临床特点

TIPS 腹痛是阑尾炎主要临床表现特点，对腹痛的了解（问诊与记录）是培养外科医生基本功的必修课。如果病人能回忆起准确的时间，通常疼痛是较为剧烈的。

急性阑尾炎不论其病因如何，亦不论其病理变化为单纯性、化脓性或坏疽性，在阑尾未穿孔和弥漫性腹膜炎以前，临床表现大致相似。

98%的急性阑尾炎以腹痛不适为首发症状。典型的急性阑尾炎腹痛从上腹部或脐周开始，阵发性疼痛为主，一般持续6～36h（通常12h内），然后转移至右下腹部，疼痛加剧并变为持续性疼痛。此种典型的症状称为“转移性右下腹痛”，70%以上的急性阑尾炎病人有此症状。右下腹痛的位置有时会因阑尾位置而异，如果阑尾靠近盆腔，可能疼痛位置靠近耻骨上；

如果阑尾位于结肠后，疼痛可能会在右腰部；有时阑尾尖端可到达左髂窝，疼痛可发生在左下腹。

恶心、呕吐是常有的症状，往往从一开始腹痛就会伴随。Murphy归纳了阑尾炎诊断的特征性顺序——脐周痛；呕吐；疼痛转移至右下腹。食欲不振基本都会出现。还经常伴有便秘，但偶尔也会出现腹泻，尤其是阑尾位于回肠后位时，回肠容易受到炎症刺激。

当阑尾出现穿孔时，由于扩张的阑尾压力突然降低腹痛可能会减轻甚至停止。但随后由于炎症播散导致弥漫性腹膜炎，会出现更剧烈更广泛的腹痛，伴随剧烈呕吐。

## 三 诊断与鉴别诊断

TIPS

阑尾炎的诊断是培养外科医生临床思维能力的阶梯和必修课。外科医生得到最大的好处是通过手术很快能验证诊断的正确与否。

1. 诊断

急性阑尾炎的诊断可以通过症状、体征和辅助检查确诊。

（1）症状：主要是典型的特征性腹痛，伴随恶心、呕吐等消化道症状，这也是鉴别阑尾炎与其他原因所致腹痛的重要依据之一。

急性阑尾炎病人的全身症状一般不显著。当阑尾化脓坏疽并有扩散性腹腔内感染时，可以出现寒战、高热、烦躁等全身症状；当弥漫性腹膜炎时，可出现血容量不足与脓毒症表现，甚至多器官功能障碍。

（2）体征：急性阑尾炎的体征在诊断上较自觉症状更加重要，体征取决于阑尾的部位、位置的深浅和炎症的程度。

1）被动体位：常见不少病人就诊时弯腰行走，在床上平卧时其右膝关节常呈屈曲位。

2）压痛和反跳痛：最典型的为右下腹麦氏点压痛和反跳痛，在早期未出现转移性腹痛之前就可出现此体征，对阑尾炎的诊断有重要的意义。年老体弱、反应差的病人炎症有时即使很重，甚至已经有穿孔，但压痛可能比较轻微，对此类病人要有警惕性。

3）右下腹肌紧张：肌紧张是腹壁对炎症刺激的反应性痉挛，见于阑尾炎症已超出浆膜并侵及腹壁时。在弥漫性腹膜炎的病人，可出现弥漫性肌紧张和板状腹。

4）疼痛试验：有些急性阑尾炎病人以下几种疼痛试验可能呈阳性。结肠充气试验（Rovsing征），深压病人左下腹部降结肠处，出现阑尾部位疼痛为阳性。腰大肌试验，病人左侧卧，右腿伸直并过度后伸时阑尾部位出现疼痛为阳性，常见于阑尾后位的病人。闭孔内肌试验，病人平卧，屈右膝并内旋时出现阑尾部位疼痛为阳性，常见于阑尾位于盆位的病人。当阑尾靠近盆腔或直肠膀胱隐窝有积脓时，直肠指检会出现触痛。

（3）辅助检查：血常规、尿常规检查有一定重要性。90%的病人常有白细胞计数增高和中性粒细胞比例升高。急性阑尾炎病人尿常规一般无特殊改变，主要为排除类似阑尾炎症状的泌尿系疾病，如泌尿系结石等。B超等影像学检查有时对急性阑尾炎尤其是阑尾脓肿的诊断有一定的意义，但急性阑尾炎的诊断主要不依赖于影像学检查。

2．鉴别诊断

TIPS

阑尾炎需要的鉴别诊断可分为两大类，一类是需要外科手术解决的疾病，另一类是需要药物或内科治疗的疾病。

急性阑尾炎主要需与以下疾病相鉴别。

（1）其他原因导致的急性腹痛：如消化性溃疡穿孔、急性胆囊炎、急性肠梗阻、急性胃肠炎、急性肠系膜淋巴结炎、Meckel憩室炎、局限性回肠炎（克罗恩病）等。

（2）泌尿系疾病：肾绞痛和急性肾盂肾炎。所有腹痛的病人都应该查尿常规，看是否有血尿或脓尿。值得注意的是，阑尾炎靠近输尿管和膀胱时也可以引起排尿困难、镜下血尿和脓尿，如果鉴别诊断困难仍高度怀疑阑尾炎的存在，最安全的做法是手术切除阑尾。

（3）胸部疾病：基底部肺炎或胸膜炎可引起相应的腹痛，有时相当难以鉴别，尤其是在儿童。

（4）神经系统疾病：脊柱结核引起的闪电样疼痛，带状疱疹引起的爆发性疼痛有时也会跟阑尾炎类似。

（5）妇科疾病：如右侧异位妊娠破裂、右侧卵巢囊肿扭转、急性盆腔炎、黄体破裂等。有时症状和体征与急性阑尾炎极为相似，因此对于女性病人，建议常规查妊娠标志物、B超或CT加以鉴别。

## 四 手术指征

详见世界急诊外科学会（WSES）发布的急性阑尾炎诊疗指南（2015年）。

## 五 术前准备和体位

1. 术前准备

常规术前预防性应用抗生素。根据临床情况决定是否留置导尿管，由于其中一个穿刺孔位于下腹靠近耻骨联合位置，术中留置导尿管更加安全。是否留置胃管减压取决于病人的临床症状和腹胀程度。

2．病人体位及整体手术布局

病人取平卧位。调节手术台高度使病人的腹壁与术者90° 屈肘时的肘关节持平或者与肘关节相距一拳的距离。主刀与助手（扶镜手）均站于病人左侧，主刀靠近病人脚侧，助手靠近头侧，器械护士站于病人右侧靠下方。显示器摆放于病人右侧，根据“视轴原则”，使主刀医生眼睛、病人阑尾及显示器在同一条轴线上（图8–23）。

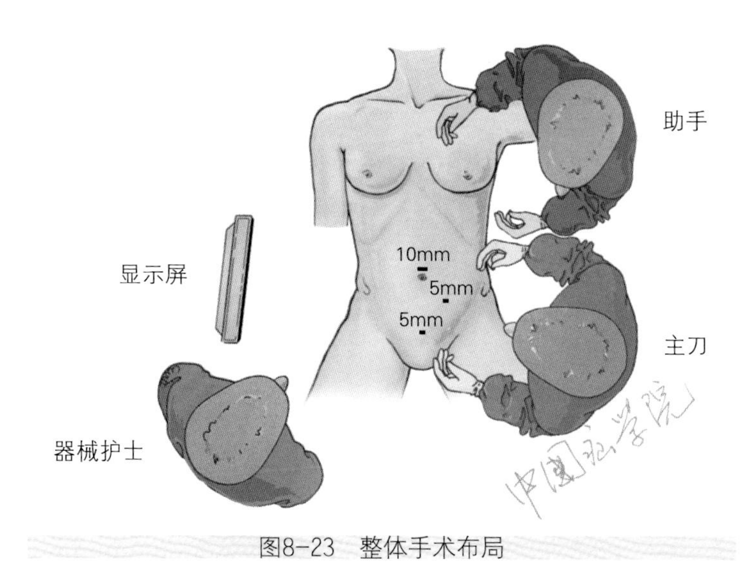


图8–23 整体手术布局

主刀与扶镜手均站于病人左侧，器械护士站于病人右侧

## 六 手术总体方案

TIPS

以往手术台上，低年资住院医生找高年资住院医生或找主任、教授上台帮忙的屡见不鲜，是因为开放手术找不到阑尾。腹腔镜技术彻底改变了这一局面。

腹腔镜阑尾切除术的总体方案是：

（1）建立气腹；

（2）穿刺孔设计；

（3）探查，证实阑尾炎；

（4）显露阑尾；

（5）阑尾系膜的处理；

（6）阑尾的处理；

（7）取出阑尾。

## 七 手术难点与细节

TIPS

腹腔镜手术的至理名言：

看得清才能做，看得好才会有技巧。

1. 穿刺孔设计

一般采用三孔法，也有单孔阑尾手术，但本章节手术操作以最常用的三孔法布孔进行阐述。建立气腹后，观察孔用10mm或12mm套管，在脐上方0.5cm位置穿刺进腹，置入腹腔镜。两个操作孔采用5mm套管，在直视下进行穿刺：第一个操作孔位置在左侧腹半月线内侧，脐与耻骨联合连线中点水平，注意避开腹壁下血管；第二个操作孔位于耻骨联合上方约2cm位置，注意避免损伤膀胱，留置导尿管能增加安全性。阑尾显露或切除困难时可增加一个5mm操作孔，一般选在右上腹锁骨中线上，可用于帮助牵拉阑尾或盲肠。

两个操作孔与阑尾成三角关系分布，以阑尾为顶点，两操作孔之间所成夹角越接近60°，操作时互相干扰的“筷子效应”越小。还需要注意的是，套管穿刺的方向要略微向术野倾斜，这样操作时不需要再额外费力去克服腹壁的张力，尤其对于肥胖的病人。

2. 显露阑尾

腹腔镜手术对于术野显露、阑尾显露较开放手术有明显的优势。

一般顺着升结肠的结肠带向盲肠侧寻找，至回盲部结肠带末端就可以发现阑尾。有时局部有炎症会有大网膜症粘连妨碍阑尾的显露，可通过钝性或锐性分离将粘连松开。粘连较重时通常合并肠管的炎症水肿，注意勿损伤肠管，宜从远处粘连较轻的位置开始分离，从解剖清晰的位置开始着手，辨清回盲部解剖结构后再去寻找阑尾。

阑尾尖端指向有6种类型（图8–24）：回肠前位；盆位；盲肠后位；盲肠下位；盲肠外侧位；回肠后位。除了盲肠后位型，其他类型的阑尾均较好显露。对于盲肠后位型阑尾，需要切开侧腹膜，从外向内将整个盲肠和近段升结肠游离出来才能显露阑尾。

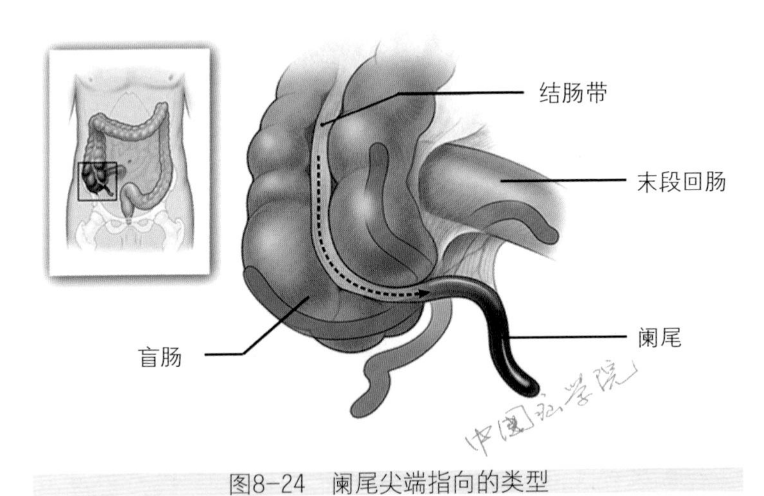


图8–24　阑尾尖端指向的类型

阑尾尖端有不同的指向，回肠前位最为常见，而盲肠后位寻找阑尾最为困难

3．术中阑尾“正常”的处理与考量

如果怀疑阑尾炎的病人行腹腔镜手术时发现阑尾

形态正常时，需进行系统的诊断性腹腔探查。这也是腹腔镜手术的重要优势之一，而开放手术中不延长或增加切口难以做到这一点。

仔细探查腹腔的4个象限，结肠、胆囊、肝脏、胃前壁及十二指肠球部、所有空肠回肠，特别注意距离回盲瓣近端约60cm的区域，排除Meckel憩室的存在。乙状结肠也需要特别检查，因为结肠憩室可能比较隐匿。回盲肠肠系膜探查看是否存在符合淋巴结炎的肿大淋巴结。对于女性，需仔细检查子宫、输卵管和卵巢，排除妇科疾病，如有可疑，谨慎起见术中请妇科会诊为妥。

如果上述探查未发现其他疾病或仅有回盲部淋巴结肿大，建议切除阑尾进行病理评估，因为有些慢性或早期发作的阑尾炎也可以表现为阑尾形态正常。这样可以避免以后出现右下腹痛时难以诊断。

4. 阑尾系膜的处理

左手通过无创抓钳夹持阑尾，轻轻牵拉阑尾使阑尾系膜根部显露并保持一定的张力。若阑尾炎症较重不宜直接用器械去钳夹，否则容易造成阑尾穿孔或断裂，可通过牵拉阑尾系膜远端以显露其根部。

由于阑尾系膜内有阑尾动脉走行，所以一般使用超声刀去处理，在系膜根部将其凝闭、切断（图

8–25）。操作时要注意遵循血管凝固的“宽面梯度原则”，即采用分次、不同点的凝闭可使血管断端形成类似“防坡堤”的宽面梯度，这样可减少因管腔内压力变化导致断端凝痂脱落而引起的术后出血。

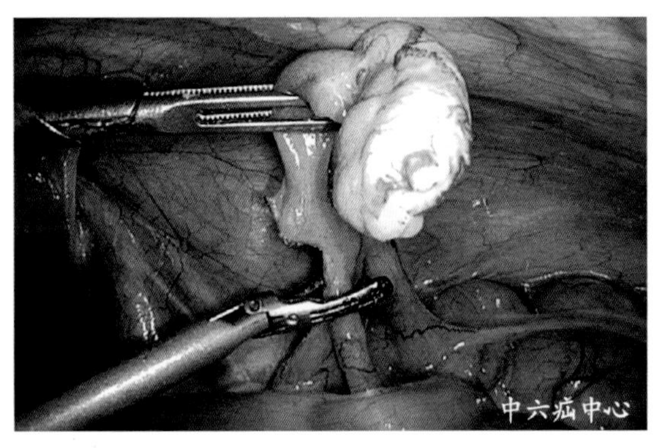


图8–25　在根部切断阑尾系膜

阑尾系膜内有阑尾动脉走行，所以一般使用超声刀去处理，在系膜根部将其凝闭、切断

5. 阑尾的处理

（1）套扎：使用阑尾套扎器（Appendix ligation divice）。这个方法最为常用，也安全可靠，如果套扎器是DIY则更经济。这个方法尤其适合阑尾炎症水肿较严重时。在靠近回盲部约0.5cm的位置套扎阑尾根部（有时为稳妥可作双重套扎），远端阑尾腔再套扎封闭（防止阑尾腔内粪石掉入腹腔），然后在近、远端套扎线之间切断阑尾（图8–26）。

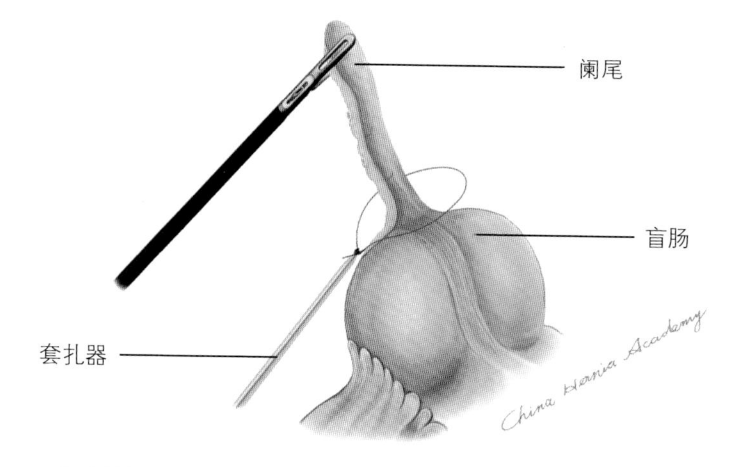


图8-26 套扎器处理阑尾

靠近回盲部约0.5cm的位置套扎阑尾根部

（2）钛夹或Hemolock夹闭：阑尾根部近、远端采用钛夹或Hemolock夹闭后，离断阑尾。这个方法较为快捷，但钛夹或Hemolock有脱落风险，尤其在阑尾炎症水肿明显，组织较脆时。故这个方法仅适用于阑尾较细，炎症水肿较轻者，一般不作为常规推荐。

（3）缝合：主要用于阑尾残端的处理。一般腹腔镜阑尾切除术不需要常规对残端进行缝合包埋，但以下情况需要采用缝合的方法更为稳妥：①残端处理不放心，担心套扎线或Hemolock有脱落风险；②阑尾根部坏疽，处理阑尾时出现阑尾根部断裂；③阑尾大部分已坏死糜烂，剩余残端。

具体方法是：①用3-0可吸收缝线，缝扎阑尾残端；②在回盲部距离阑尾残端约0.5～1cm处缝一个荷包或8字，收紧缝线同时将残端进行包埋；③在距离第一个荷包约0.5～1cm处缝第二个荷包或8字，进行二次包埋。当组织水肿较严重，缝合或收紧缝线过程中容易出现组织切割撕裂，可借助回肠系膜或大网膜做缝合对残端进行包埋。若仍无法缝合或回盲部出现较严重的组织撕裂，可利用切割闭合器（Endo-gia linear cutter stapler）将回盲部连同阑尾残端一并切除。

6. 取出阑尾

TIPS

有时取出阑尾标本是困难的，甚至取标本花的时间比切除时间更长。

为减少对切口的污染，建议将阑尾装入专用的取物袋后再经10mm观察孔取出。若阑尾较粗难以直接经套管取出，切勿暴力拉拽，否则取物袋破裂会造成污染，可在取物袋部分进入套管以后连同套管一并拔除取出。若仍有困难，可适当扩大穿刺孔。

取出阑尾后，根据手术污染程度，以生理盐水冲洗右下腹及盆腔，以清除感染区域的组织碎片和黏液。一般不需要全腹腔灌洗，除非存在阑尾穿孔或化脓性腹膜炎。大面积灌洗可能会使污染液体流遍全腹而增加术后腹腔内脓肿的风险。

大多数情况下不需要放置引流管，引流的适应证包括腹腔脓肿、阑尾残端处理不放心。建议通过独立穿刺孔放置引流管并接负压瓶。引流管放置在右结肠旁沟，沿盲肠延伸至盆腔引流相关区域。

（江志鹏　侯泽辉　陈双）

## 参考文献

[1] ADDISS D G, NATHAN S, FOWLER B S, et al. The Epidemiology of Appendicitis and Appendectomy in the United States [J]. Am J Epid, 1990 (5): 5.

[2] FLUM D R, KOEPSELL T. The clinical and economic correlates of misdiagnosed appendicitis [J]. Arch Surg, 2002, 137 (7).

[3] ALVARADO A . A practical score for the early diagnosis of acute appendicitis [J]. Ann Emerg Med, 1986, 15 (5): 557–564.

[4] FLUM D R, MORRIS A, KOEPSELl T, et al. Has misdiagnosis of appendicitis decreased over time? [J]. JAMA, 2001, 286 (14): 1748–1753.

[5] FLUM D R, MCCLURE T D, MORRIS A, et al. Misdiagnosis of appendicitis and the use of diagnostic imaging [J]. J Am Coll Surg, 2005, 201 (6): 933–939.

[6] PIEPER R, KAGER L, NASMAN P. Acute appendicitis: a clinical study of 1018 cases of emergency appendectomy. [J]. Acta Chir Scand, 1982, 148(1): 51–62.

[7] JONES P F . Suspected acute appendicitis: Trends in management over 30 years [J]. Bri J Surg, 2002, 88(12): 1570–1577.

[8] TAMIR I L, BONGARD F S, KLEIN S R . Acute appendicitis in the pregnant patient [J]. Am J Surg, 1990, 160(6): 571–576.

[9] ANDERSEN B, NIELSEN T . Appendicitis in pregnancy: diagnosis, management and complications. [J]. Acta Obstet Gyn Scan, 2009, 78(9): 758–762.

[10] DORIA A S, MOINEDDIN R, KELLENBERGER C J, et al. US or CT for diagnosis of appendicitis in children and adults? a meta–analysis1 [J]. Radiology, 2006, 241(1): 83–94.

[11] LANSDOWN M, KRALY Z, MILKINS R, et al. Conventional versus laparoscopic surgery for acute appendicitis [J]. Bri J Surg, 1993, 80(10): 1349–1350.

[12] SUMIDA W, KUBOTA H, SUZUKI H, et al. Laparoscopic versus open surgery for acute appendicitis [J]. Coch Data Syst Rev, 2003, 4(10).

[13] ANSALONI L, CATENA F, COCCOLINI F, et al. Surgery versus conservative antibiotic treatment in acute appendicitis: a systematic review and meta–analysis of randomized controlled Trials [J]. Digest Surg, 2011, 28(3): 210–221.

[14] SAUERLAND S, LEFERING R, NEUGEBAUER E A . Laparoscopic versus open surgery for suspected appendicitis (Cochrane Review) [J]. Coch Data Syst Rev, 2002, 6(1).

[15] SCHIRMER B D, SCHMIEG R E, DIX J, et al. Laparoscopic versus traditional appendectomy for suspected appendicitis [J]. Am J Surg, 1993, 165(6): 670–675.

[16] PELOSI M A. Laparoscopic appendectomy using a single umbilical puncture (minilaparoscopy) [J]. J Rep Med, 1992, 37(7): 588–594.

[17] FALLAHZADEH H. Should a laparoscopic appendectomy be done? [J]. Am Surg, 1998, 64(3): 231–233.

[18] KIM J H, KIM H Y, PARK S K, et al. Single-Incision laparoscopic appendectomy versus conventional laparoscopic appendectomy: experiences from 1208 cases of Single-Incision laparoscopic appendectomy [J]. Ann Surg, 2015, 262(6): 1054–1058.

# 第六节 6 腹腔镜卵巢囊肿手术

## Section 6 Laparoscopic ovarian cystectomy

TIPS

腔镜卵巢囊肿手术的关键：第一，要明确卵巢囊肿的性质。第二，套管分布三角形原则。第三，切除卵巢时注意三角牵拉原则。

卵巢良性肿瘤手术几乎都可以在腹腔镜下完成。手术操作一般为三个操作孔，已婚女性可根据具体情况酌情使用举宫器利于显露术野以方便手术。对于直径<100mm的卵巢囊肿可直接行囊肿剥除术，对于直径>100mm或直接剥除有困难的，如能明确其为良性，也可先穿刺吸出囊液，然后再剥除囊壁。常见良性的卵巢囊肿手术可分为囊肿剔除术、切除术和开窗术。

绝经后雌孕激素水平下降，生理性卵巢囊肿一般会消失。另外，子宫内膜异位症囊肿也有可能随着卵巢功能的衰退，在绝经后缩小甚至消失。但在绝经后有一部分囊肿，如像浆液性囊腺瘤、黏液性囊腺瘤等不会消失，甚至会新生。在卵巢功能衰退，新出现的卵巢囊肿多数为病理性囊肿，要进行密切的观察和随访，如果仍持续存在或增长，则需手术治疗。

## 一 手术适应证

（1）患者需要保留生育能力。

（2）年龄<45岁，各种辅助检查初步诊断为良性。

（3）卵巢肿瘤为囊性或囊实性，初步排除恶性。

## 二 手术禁忌证

（1）严重心肺肝肾功能障碍。

（2）卵巢恶性肿瘤。

（3）出血性疾病有出血倾向。

（4）腹腔广泛粘连，分离困难。

## 三 体位及切口设计

采用气管内全麻，病人仰卧位，头低足高15°～20°。常规采用三孔法，脐上放置观察孔，两侧腹直肌旁各放置1个操作孔。

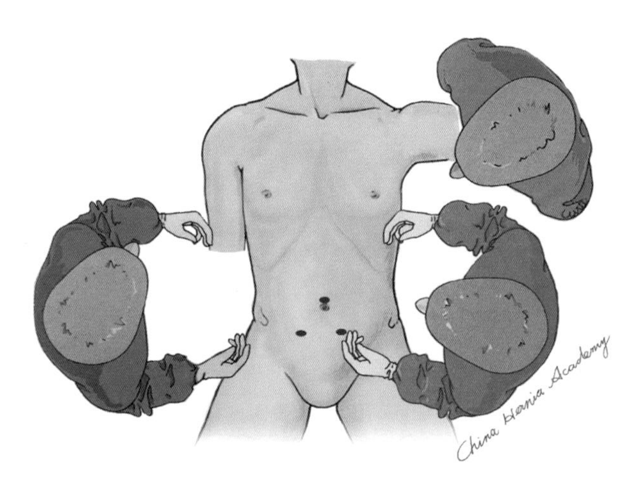


图8-27 手术体位

## 四 手术总体方案

卵巢囊肿可视为立体圆形，绝大多数活动度好，无蒂，手术关键在于如何寻找切线从切入点切入并向两边扩展。手术方案形成点、线、面，解剖分离，剥除或切除。

## 五 囊肿剔除手术步骤

（1）探查：注意子宫的大小、色泽以及浆膜是否光滑完整，双侧输卵管是否正常，子宫骶骨韧带是否增粗或缩短，盆腔是否积液、是否粘连、盆腔腹膜及盆段直肠是否正常等。特别要注意卵巢囊肿的大小、位置、质地、色泽、活动度、表面有无血管及是否粘连。最后检查阑尾、小肠、大肠、肝、胃、网膜、腹膜等器官。

（2）暴露卵巢囊肿：暴露双侧卵巢，探查对侧卵巢大小正常后，才能进行囊肿切除。如果对侧也发现囊肿，应该先剔除囊肿小的一侧，再剔除大的一侧，要重视正常卵巢组织的保留。用分离钳抬起子宫，显露囊肿，助手钳夹卵巢固有韧带，用无损伤钳将卵巢囊肿从下方向上将囊肿挑起。

（3）切除囊肿包膜：距离卵巢门约3cm处做环形切口，剥除卵巢囊肿的同时呈“摘帽式”切除部分包膜。切开包膜一般使用单极电钩，轻轻切开包膜后，用分离钳夹住切开的包膜，钝性锐性相结合分离卵巢皮质与囊肿壁之间的间隙。

（4）剥除囊肿：左手牵拉切开的包膜，钝性撕剥包膜，用力要温柔，注意创面的及时止血。剥离至卵巢门时，血管丰富容易出血，可以用双极电凝后，剪刀离断。

（5）处理创面的出血点：这是保护卵巢皮质、即卵巢功能的关键步骤，无论采用缝合止血或电凝止血，都不能破坏卵巢皮质。由于卵巢皮质对热损伤特别敏感，残留的皮质也很薄，因此不能用单极或超声刀大面积烧灼，只能用精准双极电凝。电凝的顺序一般是先内后外或先上后下。

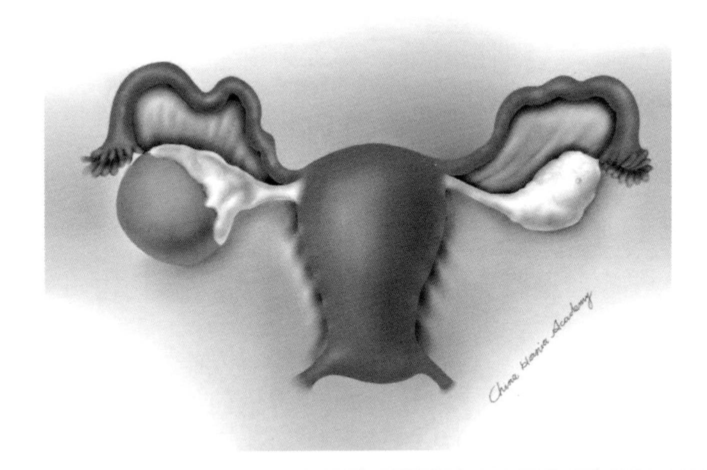


图8-28　囊肿剥除术

（6）取出囊肿：如果囊肿较小，可直接装到标本袋后，从观察孔取出。如果囊肿较大，可以把囊肿装入标本袋后，用穿刺针抽吸囊液后，再取出来。

## 六 囊肿切除手术方式

对于无生育要求的病人可行囊肿切除术，即同时切除输卵管。其关键技术是分离整个卵巢囊肿使其呈完全游离状态，然后再行套扎、双极电凝或切开缝合等方式处理。

（1）囊肿不大而且完全游离可用比较简单的套扎法。先根据卵巢囊肿大小做好相应线圈，将套扎器前方线圈平放在卵巢囊肿上，一手用无损伤钳夹住线圈内的囊肿壁，一手推套扎器，直到卵巢囊肿和输卵管都进入圈套中，检查其他器官无进入圈套后，可收紧线圈。如此在远端再套扎一次后，可离断囊肿。

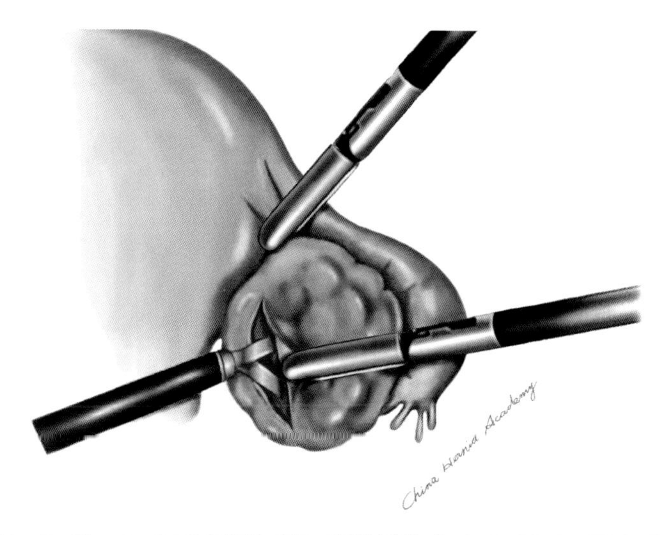

图8-29 囊肿切除术

（2）如果囊肿太大，或卵巢韧带与骨盆漏斗韧带之间有较大距离，估计一次拉拢张力过大，就要分别处理卵巢韧带及骨盆漏斗韧带，否则即使勉强拉拢也可能松脱，血管回缩就会发生出血。可用水分离，先打开贯通阔韧带前后叶，再导入可吸收线结扎骨盆漏斗韧带，或双极电凝后剪断，同时结扎附件近端，切除囊肿。

（3）卵巢囊肿与肠管、盆壁都有粘连：这时第一步先分离肠管与囊肿的粘连。若囊肿与盆壁有粘连，则不必分离，可将腹膜与囊肿一并切除，避免残留卵巢组织以后发生疼痛。但在切除之前一定要小心输尿管的走行，必要时先将腹膜与输尿管分离后，再行腹膜与囊肿切除。如何辨认输尿管？方法一，先辨认圆韧带与骨盆漏斗韧带，将圆韧带拉紧，在无血管区打开阔韧带前叶，用水分离使腹膜肿胀，再打开阔韧带后叶并与前叶贯通，就能看到输尿管轮廓了。方法二，在骨盆入口处找到髂血管就可看到输尿管，因输尿管在此处跨越髂血管而进入盆腔，这是一重要标志。看到输尿管后就可结扎或双极电凝骨盆漏斗韧带，再行剪断，最后将卵巢囊肿连同粘连在其上方的腹膜一起套扎或者电凝切除。

## 七 囊肿开窗术

一般卵巢囊肿都不适合进行细针穿刺或简单开窗。一般都是在行其他手术，看到单纯性囊肿且明显为功能性，直径<3cm时，才开窗减压或者切除一小块活检。大多数学者都认为，囊肿开窗术后又会形成新的囊肿，而且上皮还可能转化为恶性，所以一般都主张完整切除或剔除。

（曾兵　甘文昌　陈双）

## 参考文献

[1] WONG C H, CHOW P K. Posterior perforation of gastric ulcer [J]. Dig Dis Sci, 2004, 49: 1882–1883.

[2] NOWAK–PSIORZ I, CIECWIEZ SM, BRODOWSKA A, et al.Treatment of ovarian endometrial cysts in the context of recurrence and fertility [J]. Adv Clin Exp Med, 2019, 28: 407–413.

[3] TYRASKIS A, BAKALIS S, DAVID AL, et al. A systematic review and meta–analysis on fetal ovarian cysts: impact of size, appearance and prenatal aspiration [J]. Prenat Diagn, 2017, 37: 951–958.

[4] BASCIETTO F, LIBERATI M, MARRONE L, et al. Outcome of fetal ovarian cysts diagnosed on prenatal ultrasound examination: systematic review and meta-analysis [J]. Ultrasound Obstet Gynecol, 2017, 50: 20–31.

[5] FARGHALY S A. Current diagnosis and management of ovarian cysts [J]. Clin Exp Obstet Gynecol, 2014, 41: 609–612.

[6] GIAMPAOLINO P, MORRA I, TOMMASELLI GA, et al. Post-operative ovarian adhesion formation after ovarian drilling: a randomized study comparing conventional laparoscopy and transvaginal hydrolaparoscopy [J]. Arch Gynecol Obstet, 2016, 294: 791–796.

[7] NARDUCCI F, ORAZI G, COSSON M. Ovarian cyst: surgical indications and access [J]. J Gynecol Obstet Biol Reprod (Paris), 2001, 30: S59–S67.

[8] LUI M W, CHEUNG V Y. Three-dimensional versus two-dimensional laparoscopy for ovarian cystectomy: a prospective randomised study [J]. Hong Kong Med J, 2018, 24: 245–251.

# 第七节 腹股沟疝TAPP手术

## Section 7 Laparoscopic repair of inguinal hernia TAPP

TAPP是英文Transabdominal Preperitoneal的缩写，中文名称为腹腔镜经腹腔腹膜前腹股沟疝无张力修补术（laparoscopic transabdominal preperitoneal herniorrhaphy）。

### 一 手术适应证

根据《成人腹股沟疝诊疗指南（2018年版）》、《腹腔镜腹股沟疝手术操作指南（2017版）》。

（1）原发腹股沟斜疝、直疝和股疝。

（2）复发疝、复杂疝。

## 二 禁忌症

（1）不能耐受全麻者。

（2）肝肾心肺功能差。

（3）腹腔手术考虑粘连严重者。

## 三 体位及穿刺孔设计

病人仰卧位，头低足高15°～20°，手术台向健侧倾斜15°，TAPP手术切口一般采用三孔法：脐部上方12mm Trocar、平脐左右腹直肌各放置一个5mm Trocar（见图8-30）。

TAPP手术设计应遵循以下原则。

（1）视向一致的视轴原则。术者和扶镜手、手术部位、显示器三者应处于同一轴线分布，因此扶镜手在头侧扶镜是比较合理的。

（2）腹壁穿刺孔设计原则。腔镜腹股沟疝完全把操作穿刺孔设计成60°不太现实，尤其是双侧疝，可以设计成等腰三角形，操作角度尽可能接近60°。

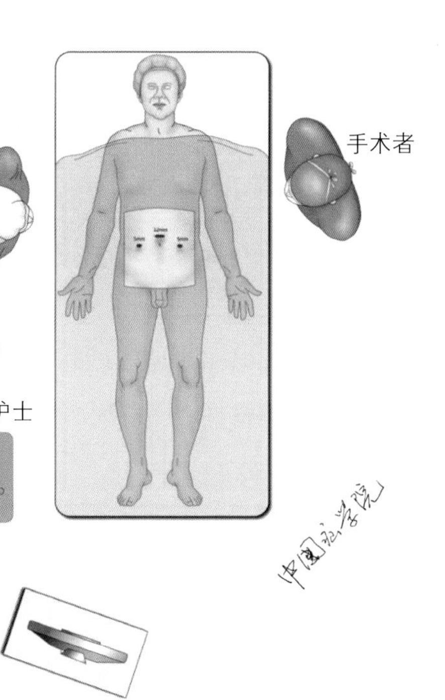


图8-30 TAPP布孔

## 四 TAPP手术总体步骤（七步法）

（1）放置套管。

（2）画眉毛——切开腹膜。

（3）立山头——分离两个间隙。

（4）拉山头、走山脊——分离疝囊。

（5）生殖血管去腹膜化。

（6）放置补片。

（7）缝合腹膜，关闭穿刺孔。

## 五 TAPP手术具体步骤细节

1．放置套管

套管的放置应遵循60° 交角的原则，两个操作孔的操作角度应尽量达到60° 。因此，做单侧疝的时候，患侧套管可以平脐腹直肌外侧缘，健侧套管可以在脐下两横指腹直肌外侧缘。双侧疝则两个操作孔都应平脐于腹直肌外侧缘放置。

2．画眉毛

关键是切开腹膜的第一刀。腹膜切开的起点为脐旁正中皱襞，止点为髂前上棘。左手往内侧牵拉脐旁正中皱襞，暴露脐旁正中皱襞与前腹壁的交界线，沿此交界线切开第一刀，气体迅速扩散到腹膜前间隙，沿着疏松组织切开就能到达正确层次。应距离内环口上方1.5cm处切开腹膜（见图8-31）。

3．立山头

也就是游离Bogros间隙和Retzius间隙。顺着切开的第一刀，沿膀胱前筋膜游离Retzius间隙，暴露耻骨梳韧带、耻骨结节。然后紧贴腹膜游离外侧的Bogros间隙，保护腹膜前脂肪及前方的神经（见图8-32）。

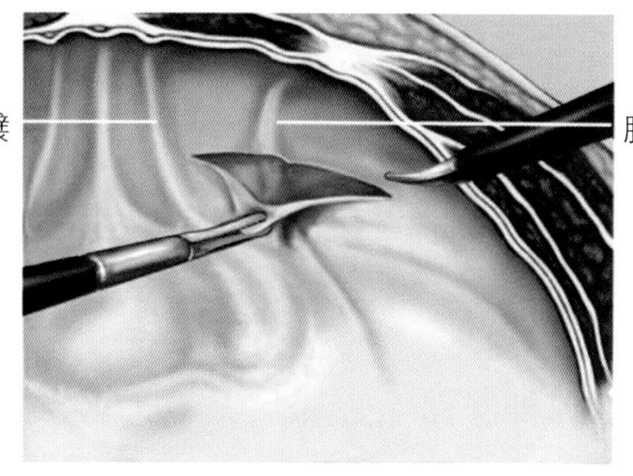


图8-31 切开腹膜

距离内环口上方1.5cm处切开腹膜，从脐内侧皱襞到髂前上棘

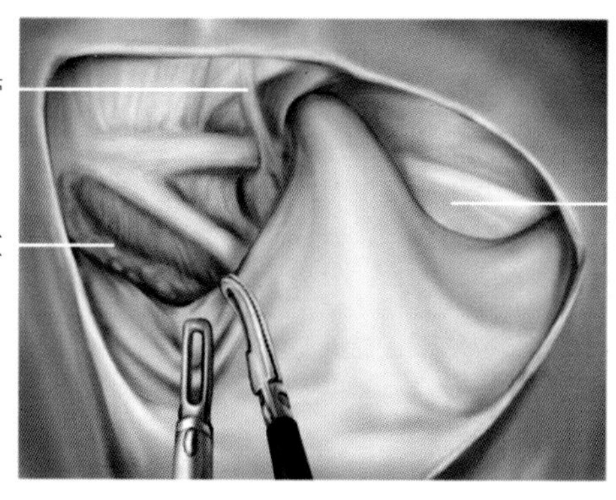


图8-32 游离两个间隙

切开腹膜后，不急于游离疝囊，顺膀胱前筋膜游离Retzius间隙，以及紧贴腹膜游离外侧的Bogros间隙

### 3. 拉山头，走山脊

也就是游离疝囊的过程。把疝囊看成几何模型三棱柱，外侧为A面，内侧为B面，底边为C面。游离疝囊前，应先游离A面与B面的顶边，也就是U型吊带。U型

吊带是疝囊关闭机制的一部分，是腹横筋膜的增厚形成，但同时也阻挡了疝囊的游离，因此，先松解U型吊带，为疝囊的游离提供空间。左手牵拉疝囊向内侧，充分暴露A面底边，沿腹膜线最大化游离A面，逐步缩小C面的面积。同样的方法转向B面的游离，注意保护下方的输精管及髂外静脉（见图8–33）。

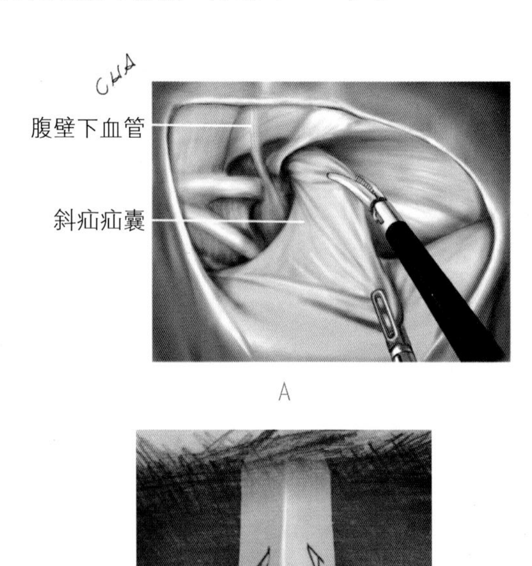


A

B

图8–33　扩大空间

A图为双手交替维持疝囊张力，寻找疝囊的顶端。B图为几何模型化的疝囊，A面为疝囊外侧面，B面为内侧面，C面为底面

A、B面游离的真正意义在于用几何模型来指导疝囊的游离，以利于人工智能在腹股沟疝手术中的应用。

对于疝囊较大、时间较长，难以完整剥离的，还可以选择T型切开疝囊的方式。游离好疝囊后，沿疝囊纵轴方向切开前壁3～4cm，再向内外两侧横行切开疝囊侧壁，最后离断疝囊后壁。T型切开法解决了斜疝疝囊游离困难的问题，减少由于强行剥离疝囊带来的大面积创伤，减少血清肿的发生，是一种安全、可靠的处理疝囊的方式（见图8-34）。

TIPS

游离疝囊要遵循术野显露原则。腔镜腹股沟疝是靠左手的牵拉显露，右手的分离。左手应当灵活牵拉，形成三角形或幕布状，以利于重要结构的游离。

5. 生殖血管去腹膜化

此过程也就是消灭C面的过程。A、B面游离结束后，寻找疝囊的顶端。左手牵拉疝囊的顶端，展成幕布状，电钩推开下方的输精管，沿腹膜线游离。此过程的目的是要打通内外两个间隙，因此要切开间隙韧带。有时候还会遇到未闭的脐动脉导管阻挡输精管的腹壁化，应给予远近端结扎后离断。精索成分去腹膜化长度至少达6cm（见图8-35）。

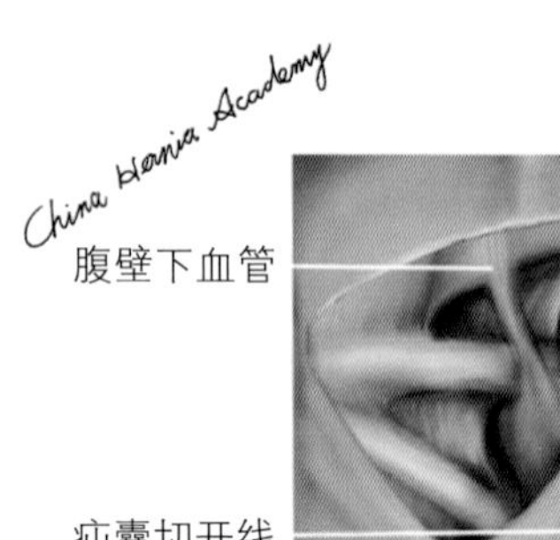


A

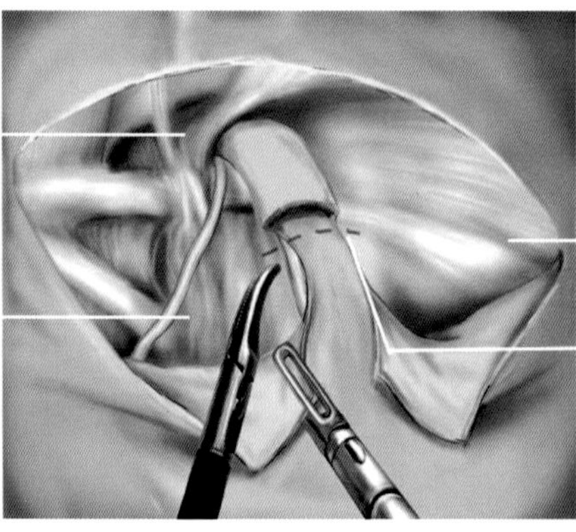


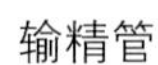


B

图8-34 T型切开疝囊

A 图为先纵行切开疝囊前壁 3 ~ 4cm。B 图为再向内外两侧横行切开疝囊侧壁，最后直视下离断疝囊后壁

6. 放置补片

补片应该要充分覆盖肌耻骨孔，大小10cm × 16cm为宜。放置的顺序是先铺内侧，后铺外侧。补片覆盖的范

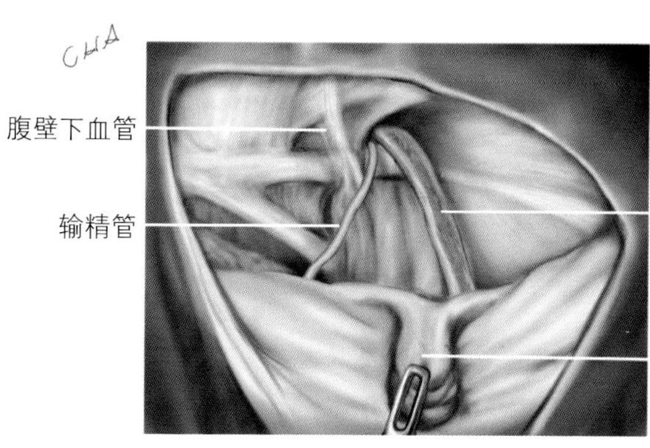


图8-35 生殖血管去腹膜化

提起疝囊顶，紧贴着输精管、生殖血管表面游离疝囊至少 6cm

围内侧应超过耻骨联合，外侧至髂前上棘，上界覆盖超过弓状下缘1cm，下界至耻骨下缘（见图8-36）。

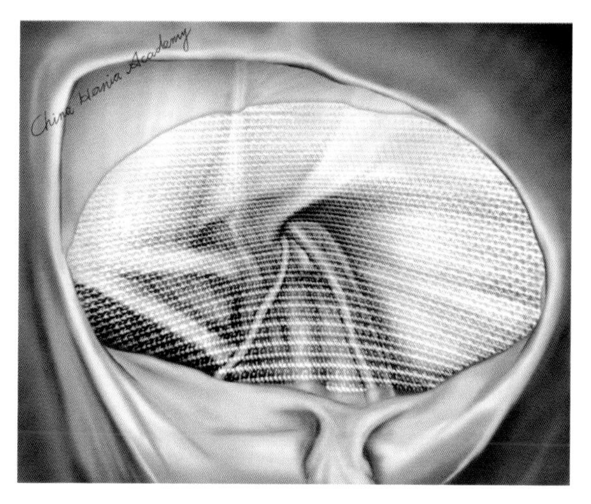

图8-36 补片覆盖范围

补片应该要把整个肌耻骨孔全覆盖，补片的下缘应该与腹膜游离的最下缘距离至少 0.5cm

7. 缝合腹膜，关闭穿刺孔

腹膜缝合是TAPP的难点之一，可以利用直针三尾结，将腹膜自左向右，自下而上的穿越缝合，彻底关闭腹膜，不留死腔（见图8-37）。

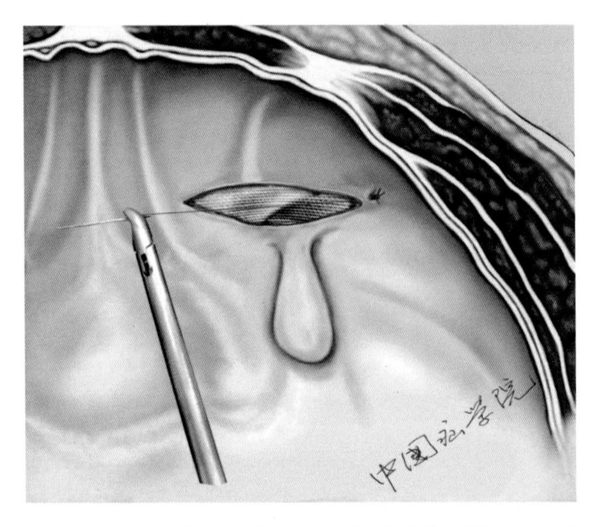

图8-37　直针、三尾线缝合腹膜

直针缝合腹膜，自右向左、自下而上的缝合可大大降低缝合的困难度

拓展阅读：

更多关于TAPP操作的细节，可扫描以下二维码，关注“南方疝论坛”微信公众号阅读。

开讲｜畅谈TAPP手术（二）
开讲｜畅谈TAPP手术（一）
开讲｜嵌顿性膈疝之处理...
开讲｜TAPP之七步

（李英儒　甘文昌　陈双）

## 参考文献

[1] 中华医学会疝和腹壁外科学组. 成人腹股沟疝诊断和治疗指南（2018年版）[J]. 中国实用外科杂志, 2018, 38(07): 704-706.

[2] 唐健雄, 郑民华, 陈杰, 等. 腹腔镜腹股沟疝手术操作指南（2017版）[J]. 外科理论与实践, 2017, 22(06): 483-488.

[3] 周太成, 于洪燕, 马宁, 等. T型疝囊切开游离巨大斜疝疝囊在腹腔镜下经腹腔腹膜前疝修补术中的应用[J]. 中国普通外科杂志, 2018, 27(04): 488-493.

[4] 周太成, 于洪燕, 江志鹏, 等. 自制直针三尾免打结缝线在TAPP腹膜缝合的应用研究[J]. 中国实用外科杂志, 2017, 37(08): 907-910.

[5] 陈双. 腹股沟疝腔镜技术培训教材[M]. 广州: 中山大学出版社, 2018.

[6] 陈双, 李英儒. 谈腹股沟疝腔镜的腹膜外修补操作技术[J]. 中国普通外科杂志, 2017, 26(10): 1227-1229.

# 第八节

# 腹股沟疝TEP手术

Section 8 Laparoscopic repair of inguinal hernia TEP

腹腔镜腹股沟疝修补术是基于肌耻骨孔的修补，是基于补片的修补。

TEP是英文Total extraperitoneal的缩写，中文全称为腹腔镜下完全腹膜外腹股沟疝修补术（Laparoscopic Total Extraperitoneal Herniorrhaphy）。

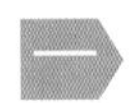

## 手术适应证

原发腹股沟斜疝、直疝和股疝。

## 二 手术禁忌证

（1）不能耐受全麻者。

（2）肝肾心肺功能差。

## 三 体位及切口设计

病人仰卧位，头低足高15°～20°，手术台向健侧倾斜15°，TEP手术切口一般采用中线三孔法：脐下或脐旁放置12mm Trocar做观察孔、脐与耻骨联合上、中1/3处各放置一个5mm Trocar（见图8–38）。

## 四 TEP手术总体步骤

（1）放置套管。

（2）建立操作空间。

（3）立山头。

（4）拉山头、走山脊。

（5）生殖血管去腹膜化。

（6）放置补片。

（7）排出$CO_2$，关闭穿刺孔。

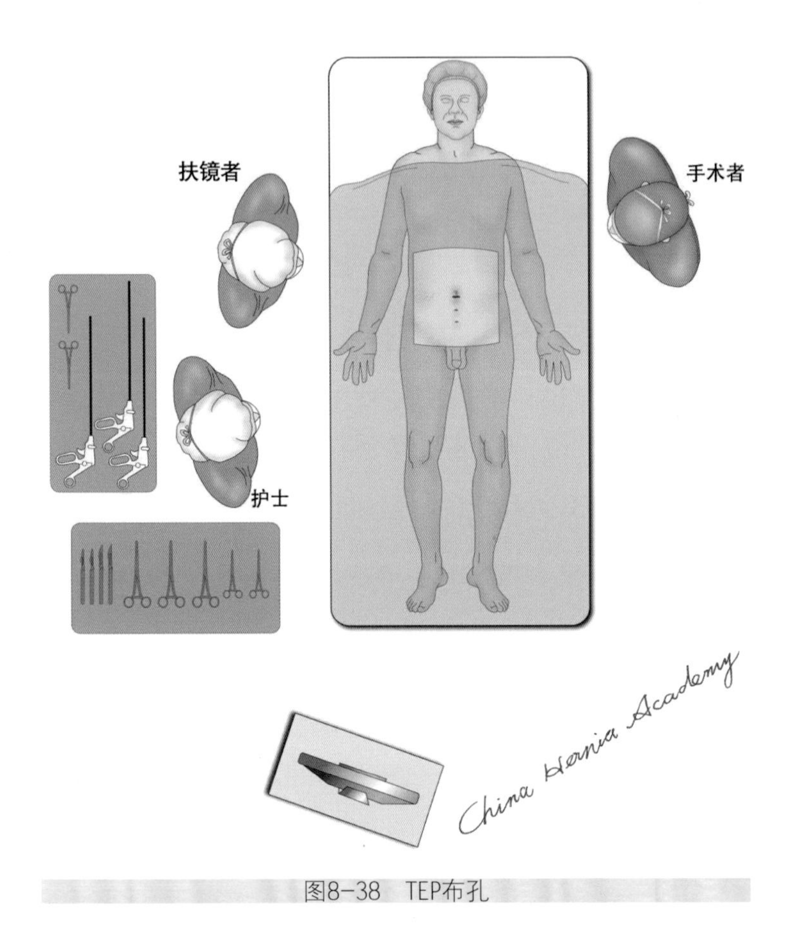


图8-38 TEP布孔

## 五 TEP手术具体步骤

1. 放置套管

TEP的第一个套管放置是关键。在脐下或脐旁切开皮肤后，暴露腹直肌前鞘。于腹直肌前鞘偏患侧（非正中）切开，暴露腹直肌，牵拉开腹直肌显露后鞘，则可以沿后鞘放置第一个套管（见图8-39）。

TIPS

艰难的三厘米。

脐是腹壁最薄弱的地方之一，同时也是腹前壁张力的集中点。第一个套管放置不当，则会严重打击士气。选择在脐旁入路的目的就是保证切开腹直肌前鞘后，能正确暴露腹直肌后鞘，而不至于刚好切到腹白线上。

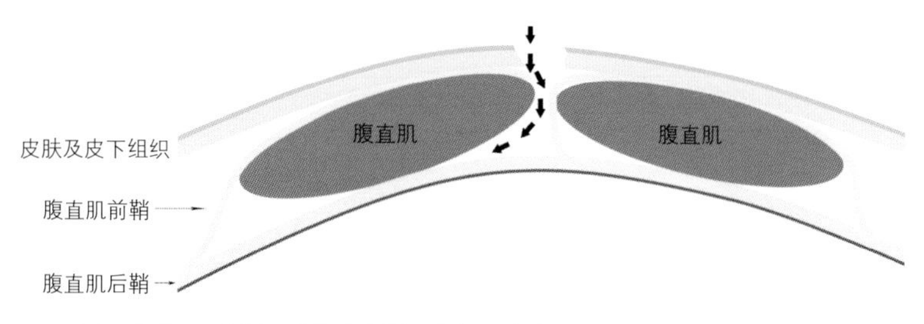


图8-39 放置第一个套管的方法

切开皮肤后，拉开皮下组织，暴露腹直肌前鞘。在腹正中线稍偏患侧切开腹直肌前鞘，拉开腹直肌，暴露后鞘

2. 建立操作空间

充入$CO_2$后，利用腔镜镜头，上下、左右拓展腹膜前间隙。正确的层次应该是沿腹直肌后鞘向前拓展，越过腹直肌后鞘后，向下突破腹横筋膜，进入疏松的组织间隙。在使用镜推法拓展腹腔前空间时，为保证

行走在正确的层次，应明确导航标记。在腹直肌后鞘消失前，腹直肌应该在“天花板”上，腹直肌后鞘在“地板”。在后鞘消失、突破腹横筋膜后，黄色脂肪在“天花板”上。自始至终，腹壁下血管应该在“天花板”上方（图8-40）。

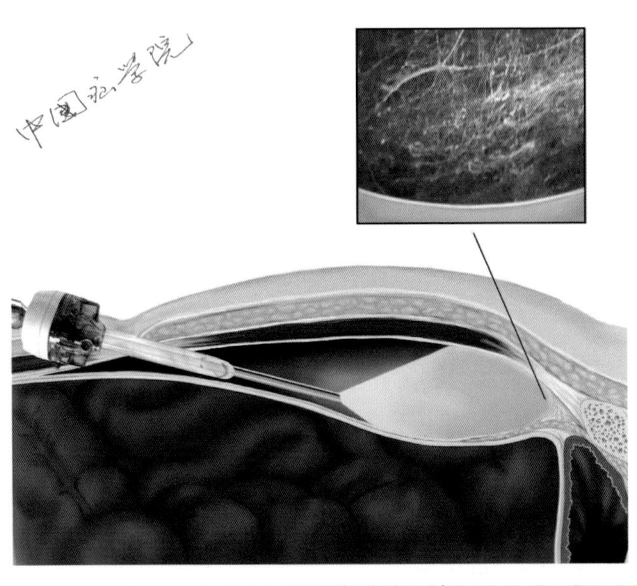

图8-40　拓展腹膜前间隙

腹膜前间隙的导航分两段，第一段是后鞘消失前，此时红色的腹直肌应该在“天花板”上，第二段是后鞘消失后，此时黄色的脂肪应该在“天花板”上

TIPS

七厘米的选择。

成年人距离肚脐大约7cm的左右，腹直肌后

鞘完全消失，此时以腹横筋膜为界，可分腹横筋膜上方间隙和腹横筋膜下方间隙。使用镜推法创建腹膜前空间时，沿着腹直肌后鞘拓展间隙后，很容易拓展到腹横筋膜上间隙。此时，应该用镜头刻意向下突破腹横筋膜，进入其下方的腹膜前间隙。对于初学者，用镜头拓展至腹直肌后鞘消失处，就可停止，置入第一个操作孔，直视下切开腹横筋膜更容易找到正确层次。

3．立山头

TEP的立山头与TAPP的类似，TEP在第二步拓展腹膜前间隙的时候已经把Retzius间隙充分建立好了，然后靠近内环口，紧贴疝囊上方进入Bogros间隙（见图8-41）。TEP的外侧间隙由于半环线的阻挡，常常游离得不够，需要将半环线切开，才能拓展至髂前上棘处（见图8-42）。

4．拉山头，走山脊

游离疝囊的过程同样也是游离A、B面的过程。对于难以完整游离的疝囊，可以选择在疝囊下方分离输精管、生殖血管后，带线结扎后，离断（图8-43）。对于疝内容物难以回纳的，还可以主动切开疝囊，回纳疝内容物后，再离断疝囊。

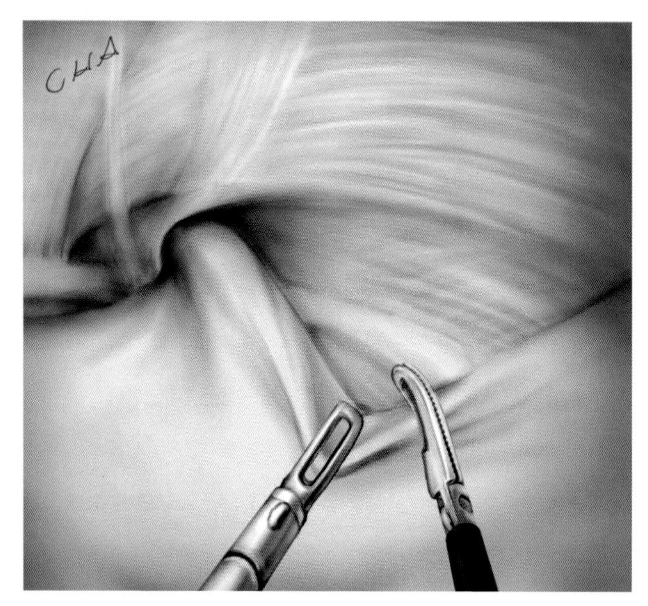

图8-41　游离外侧的Bogros间隙

靠近内环口处，紧贴疝囊上方进入 Bogros 间隙

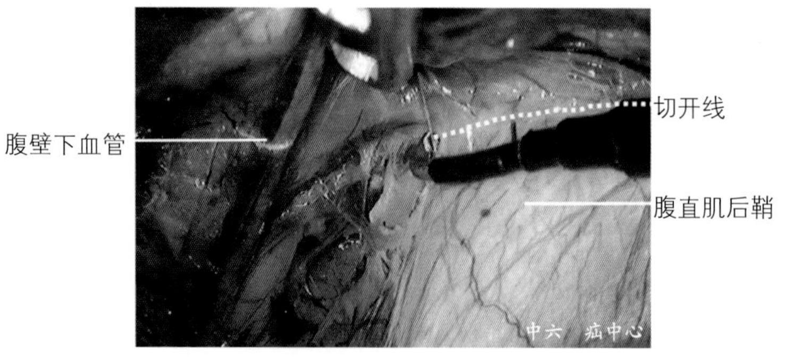


图8-42　切开半环线

紧贴腹壁，切开半环线约 2cm，拓展 Bogros 间隙至髂前上棘处

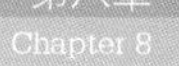

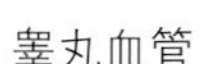


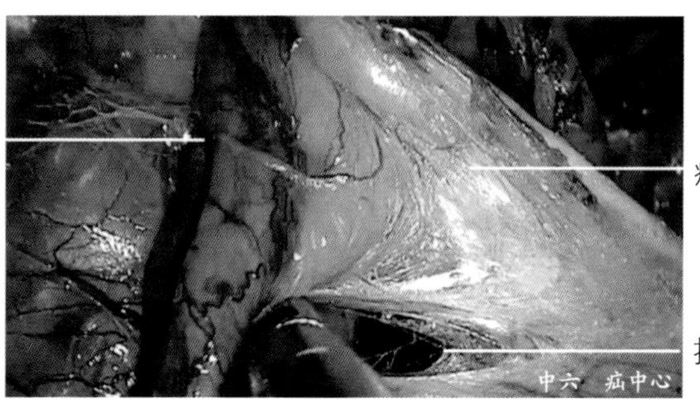


图8-43 结扎横断疝囊

左手将疝囊往左侧牵拉后，看清疝囊、输精管之间的关系，分离下方的输精管后，贯通疝囊，用可吸收线结扎，于远端横断

5．生殖血管去腹膜化

此步骤与TAPP一致。但相对于TAPP，TEP的生殖血管去腹膜化由于腹膜的阻挡，容易导致下缘游离得不够，导致术后复发。因此，TEP生殖血管、输精管去腹膜化时，注意用左手提起腹膜，保证足够的张力，以达到去腹膜化6～7cm的长度（图8-44）。

6．放置补片

TEP补片覆盖的范围跟TAPP一致。补片应先铺外侧，后铺内侧。补片的下缘距离分离的腹膜最下缘至少0.5cm（见图8-45）。

7．排出$CO_2$，关闭穿刺孔

铺完补片后，右手应将疝囊提起至补片中央，左手用吸引器顶住补片下缘，缓慢放气，吸净腹膜前的气体后，关闭穿刺孔（图8-46）。

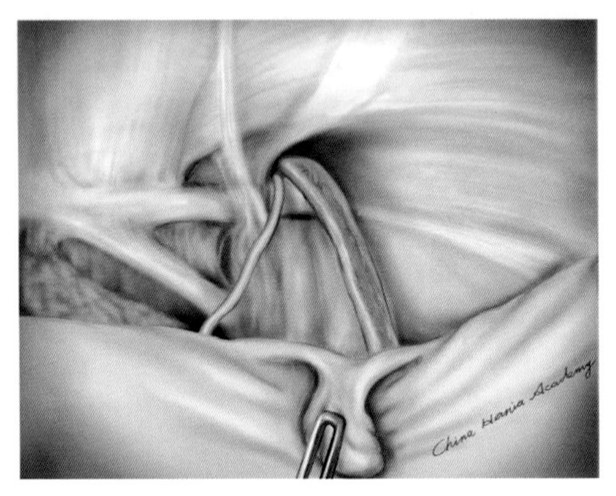


图8-44　生殖血管去腹膜化

左手提起松弛的腹膜，保持足够的张力，以保证去腹膜化达到6～7cm的长度

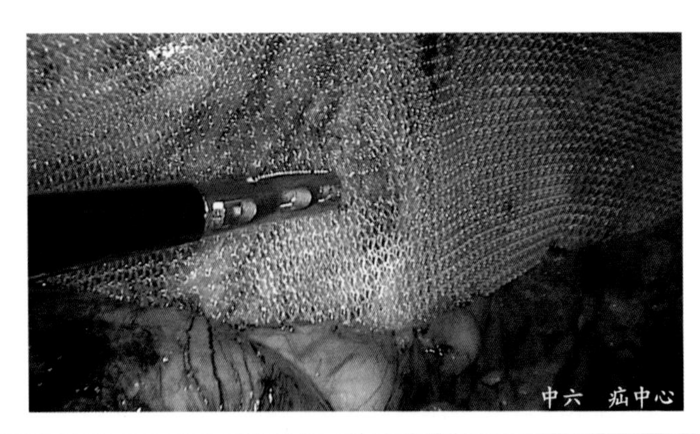


图8-45　补片的放置

补片的下缘距离分离腹膜最下缘至少0.5cm

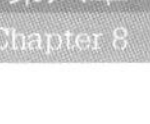

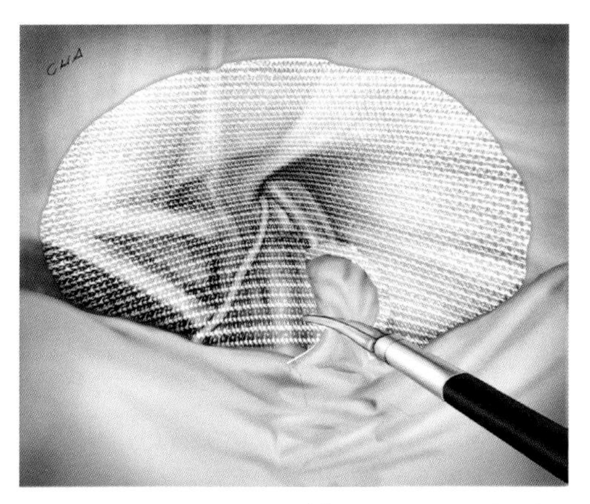

图8-46 排出$CO_2$

排出$CO_2$时，右手应将疝囊提起至补片中央，左手用吸引器顶住补片下缘，缓慢放气

拓展阅读：

更多关于TEP操作的细节，可扫描以下二维码，关注“南方疝论坛”微信公众号阅读。

再读 | TAPP“七步法”

七步法| TEP的操作

（李英儒　曾兵　陈双）

# 参考文献

[1] 陈双. 腹股沟疝腔镜技术培训教材[M]. 中山大学，广州出版社，2018.

[2] 李航宇，顾岩，王明刚，等. 老年腹股沟疝诊断和治疗中国专家共识(2019版)[J]. 中国实用外科杂志，2019，39(08)：782–787.

[3] 贾立伟，蒋会勇，马锐，等. 两种疝囊处理方法在腹腔镜全腹膜外阴囊疝修补术中的比较研究[J]. 腹腔镜外科杂志，2019，24(07)：526–530.

[4] The Hernia Surge Group. International guidelines for groin hernia management[J].Hernia，2018，22：1–165.

[5] BITTNER R，MONTGOMERY M A，ARREGUI E，et al. Update of guidelines on laparoscopic(TAPP) and endoscopic (TEP) treatment of inguinal hernia(International Endohernia Society)[J].Surg Endosc，2015，29(2)：289–321.

第九章

9

# 腹腔镜技术的进阶手术

# Chapter 9 Advanced operations of laparoscopic surgery

## 观点与观念

腹腔镜技术以“微创”的理念，用“LC”敲开了外科大门之后，就不再大谈什么“微创”了。实际上，它的野心就是代替现有的外科手术，这也是腹腔镜这一技术走向成熟的标志。

**Views & Concepts**

Laparoscopic surgery as a surgical tool and technique using the concept of “minimally invasive surgery”, knocked on the door of surgeon with laparoscopic cholecystectomy. The laparoscopic technique has gradually matured and its wings are full. After that, its goals and ambitions became greater, that is, to replace all types and methods of operation in the existing surgery. In fact, this is also a sign of the maturity of laparoscopic technology.

诚然，腹腔镜技术走进外科是以“微创外科”“钥匙孔手术”而被人们所接受的，走过了30年历程后，腹腔镜技术渐渐成熟了、羽翼丰满。在外科医生的不断尝试和挑战下，腹腔镜技术正在向着全面替代传统的、经典的、开放的所有手术的方向发展，目前除了器官移植手术之外，几乎普外科的所有手术都有人尝试了。

如果今天我们上网用PubMed平台搜索“微创外科（minimally invasive surgery）”，文章的数量仍在增加（图9-1）。

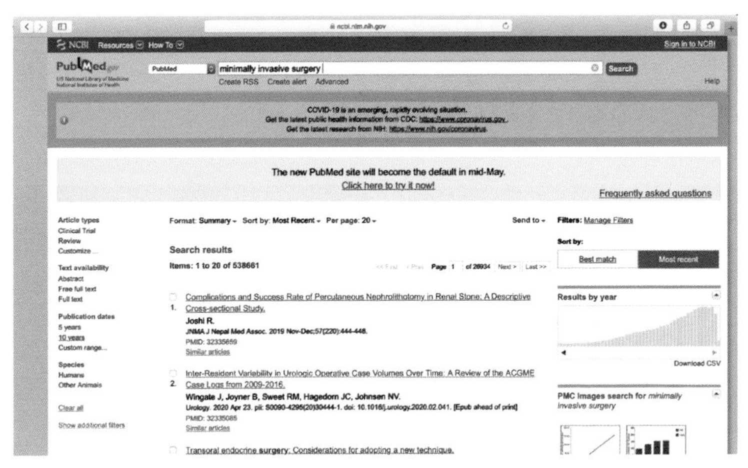


图9-1 PubMed搜索“微创外科”页面

目前在PubMed上搜索"minimally invasive surgery"，共有538661篇文章，且逐年增加

是的，我们处于科学与技术迅猛发展的时代，科学与技术的发展已经改变了我们这个行业。现在仔细回味着这一过程中，我们体验到：以往外科医生从简单的“切除、重建”理念，慢慢地深入到如何切除才更合理、怎样重建疗效才更好。

今天的外科医生从胚胎学入手，腹腔内器官在胚胎期如何成长的，成长过程哪些膜结构发生了旋转、融合，手术的入路、解剖，可以“逆发展”“逆融合”，在腹腔镜镜头画面下如何解构出结构（图9-2），这也是腹腔镜技术的特点与长处。所以说一个成熟的外科医生在没有结构的情况下可以构建结构，在有结构的条件下可以解剖结构，手术过程可以达到精准、精致、精细、精美。

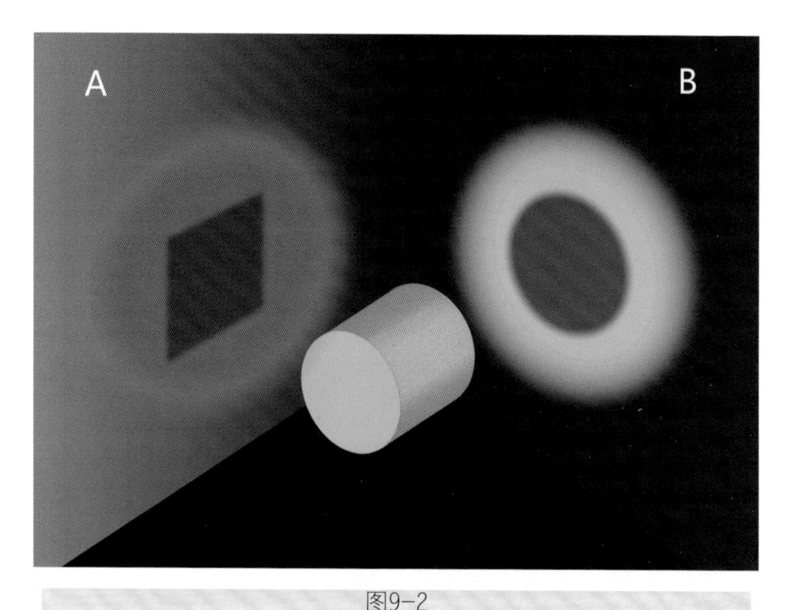


图9-2
如何在没有结构的情况去构建结构，注意A面、B面

以下我们以技术解构方法，阐述三种手术。

# 第一节 腹腔镜胃底折叠术

## Section 1 Laparoscopic fundoplication

TIPS

胃底折叠术的核心是重建并强化贲门、恢复食管下括约肌（LES）的位置和功能，是强调功能作用的手术。

胃食管反流性疾病（GERD）和食管裂孔疝（HH）是临床常见病，其治疗也越来越受重视。对于保守治疗无效的病人，手术治疗是重要的手段之一。1956年Nissen首次采用开放的胃底折叠术治疗GERD，历经多年的验证，胃底折叠已成为治疗GERD和HH的有效方式。1991年Dallemange首先在腔镜下完成胃底折叠术，使这一手术更具微创、取得了良好的效果。此后，由于腔镜手术的自身优势，腹腔镜下的胃底折叠术在全世界深受欢迎，经过随访、对比、总结，成为治疗GERD和HH的一种成熟方式。

## 一 手术适应证与禁忌证

详见中国医师协会外科医师分会胃食管反流病专业委员会制定的《胃食管反流病外科诊疗共识（2019版）》。

## 二 食管下端的"抗反流"机理

整体来看，横膈不是一个平面，而像"帽状形

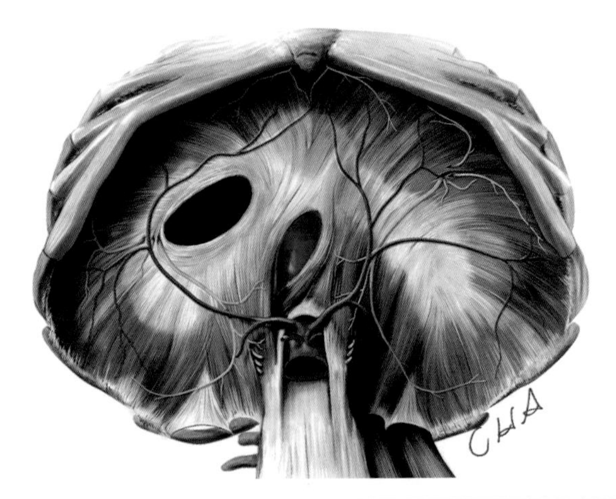

图9-3 膈肌的裂孔

膈肌存在三个裂孔：左上方的腔静脉裂孔，位于T8水平；中间的食管裂孔，位于T10水平；下方的主动脉裂孔，位于T12水平

态”：中央高、周围低（图9–3）。横膈上有三个裂孔，分别位于第8胸椎（T8）、第10胸椎（T10）、第12胸（T12）位置，即下腔静脉裂孔位于T8、食管裂孔位于T10、主动脉裂孔在T12。横膈由于不是一个平面，不同位置的压力差也不一样。

食管下端存在防止胃液倒流入食管内的抗反流机理，包括食管下括约肌（lower esophageal sphincter，LES）、胃食管阀瓣瓣膜（gastroesophageal valve，GEV）以及His角的作用。

LES是指食管下端周围区域内的一系列结构，起着括约食管裂孔、防止腹腔其他脏器进入胸腔，甚至是防止胃内容物反流进入食管、阻止鳞状上皮受胃酸侵蚀的作用。LES主要是平滑肌包括胸段及腹段分内外两层，其中内括约肌部分包括食管下端纵行肌和环形肌，外括约肌部分包括膈肌的肋部和脚部，其收缩和松弛在外部协同食管下端平滑肌。而两层括约肌的协同作用，需要通过膈食管韧带的传导（图9–4）。

GEV大部分情况是在胃镜下，镜头从内部黏膜面，往回看胃底，看到的包绕镜身的一圈黏膜皱襞长4～5cm，在胃内或胃底的压力挤压下关闭，起了一个抵抗胃内容物进入食管的黏膜屏障作用（图9–5）。

His角是胃纵轴方向与食管形成的夹角，是从外部浆膜面看到的一个正常解剖角度（图9-6）。

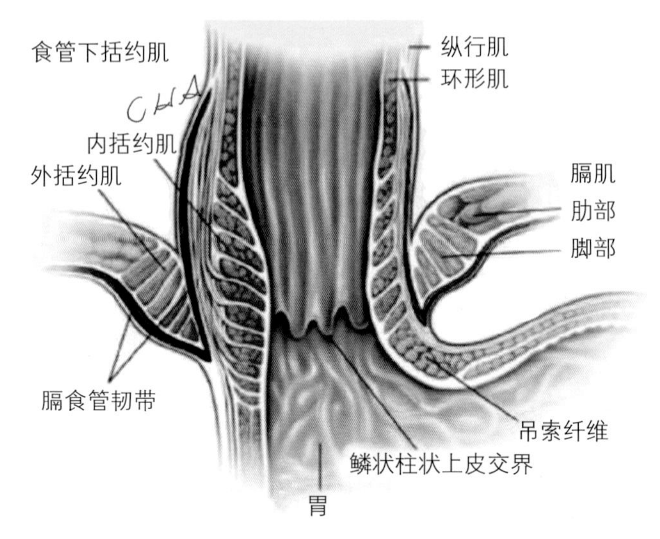


图9-4 食管下括约肌的内外侧部分

双括约肌学说：内括约肌包括食管下端纵行肌和环形肌、外括约肌包括膈肌的肋部和脚部，两者通过膈食管韧带连接、传导

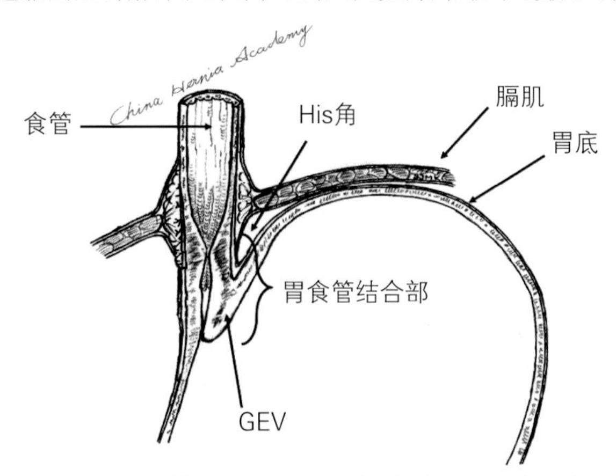


图9-5 胃食管阀瓣结构

胃食管阀瓣（GEV）在胃内类似于“气门芯”，在胃内压力作用下被关闭

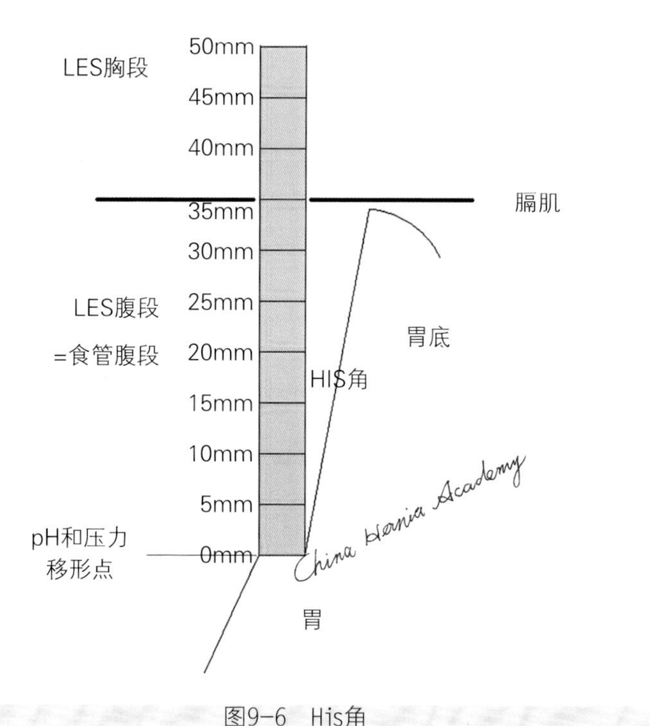


图9-6 His角

His 角与腹段食管长度密切相关

从GEV或者His角的角度来说，食管裂孔疝修补术后的抗反流屏障的建立，我们不光要恢复LES的长度和括约肌功能，还要进一步恢复His角的角度，比如提高胃底甚至是将胃底缝合在腹段食管上；另外就是进行胃底包绕食管下端的各种折叠手术方式，折叠瓣的形成也是恢复了GEV的长度和括约功能，将胃内的压力正对胃食管结合部（esophagogastric junction，EGJ）的方向改变为挤压折叠瓣后，形成的类括约肌张力。

## 三 体位、切口设计

采用人字形体位，头高脚低15° ~ 20°。胃底折叠的手术，大部分操作集中在食管下端、胃近端，也就是胃食管结合部周围，所以病人的手术体位与胃手术要求相似，基本上都采取平卧分腿、头高脚低，方便胃食管结合、食管裂孔等部位的暴露。主刀站病人两腿之间，扶镜手在病人右侧，一助在病人的左侧。

套管穿刺采用五孔法，其中剑突下方套管是为了托举肝左叶，穿刺孔的布孔也是有设计的（见图9-7）。食管裂孔疝腹腔镜修补布孔也基本与上述相同，需要强调方便腹腔镜操作。观察孔位于脐上方2 ~ 3cm，(12mm)，而主操作孔在左侧锁骨中线平肋缘水平以下2cm（12mm），右侧锁骨中线平肋缘水平以下2cm（5mm）；助手操作孔位于剑突下2cm偏右侧，暴露肝左叶（5mm），另一助手操作孔位于左侧乳头线平或略高观察孔，牵拉暴露（5mm）。与胃手术不同的是，胃底折叠术的套管位置选择更加偏上方，以方便操作。

TIPS

由于胃底折叠术强调LES的功能重建，因此胃底折叠需要胃底包绕角度多少，270° 还是360° ，要根据术前的食管测压而定。

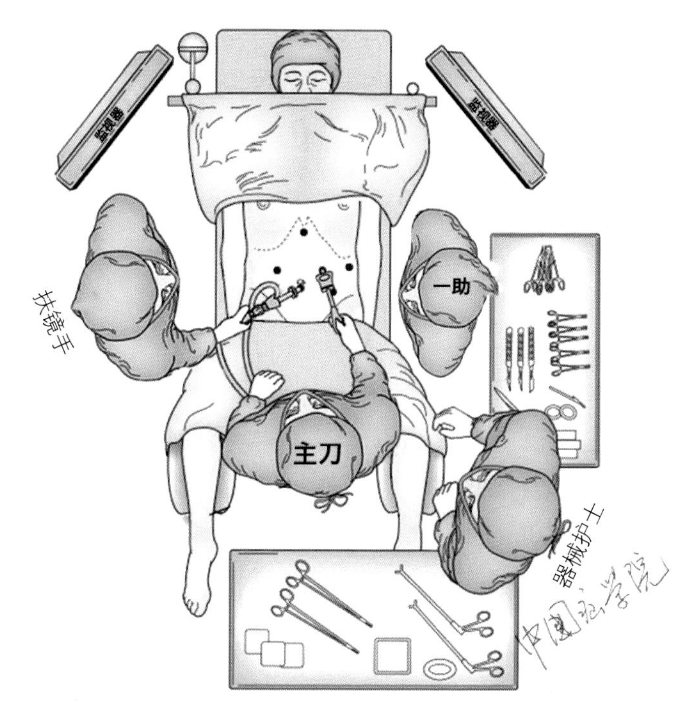


图9-7 腹腔镜胃底折叠术中站位及布孔

主刀站立于病人两腿之间，扶镜手站立于病人右侧，帮忙暴露手术野的助手站立于病人左侧

## 四 手术总体考量与步骤

病人体位、术者站位→穿刺孔设计→观察食管裂孔大小→辨认裂孔疝类型、食管长度→分离膈肌脚→分离疝囊、延长食管下端长度→缝合食管裂孔→根据情况，是否选择使用材料修补加强食管裂孔疝强度、固定补片→胃底折叠→固定折叠圈→放置或不放置引流。

需要强调的是，食管裂孔的修补与加强是将食管向前、向中央，靠食管裂孔的两侧膈肌脚后方缝合关闭、形成坡度。

## 五 细节与场景

1. 腹腔探查

手术者需要进行全面的探查，鸟瞰腹腔全貌，排除一些其他伴发的疾病。然后挡起肝左叶，观察裂孔位置、大小，以明确食管裂孔疝的疝内容物、疝的分型，初步评估食管下端长度，胃底紧张度，为随之的分离做好预估（图9–8）。

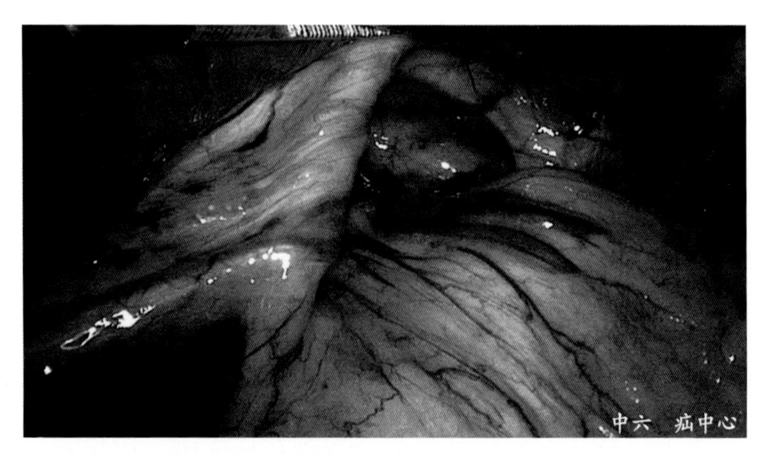


图9–8 腹腔镜胃底折叠术中探查，了解裂孔及疝内容情况

探查了解裂孔大小、明确裂孔疝的类型，辨识重要血管及神经

2．游离食管胃底周围，暴露膈肌脚

一般从胃小网膜开始，在小网膜迷走神经肝支下方开始游离，切开小网膜（保留迷走神经肝支，见图9-9、图9-10），往上游离显露右侧膈肌脚；然后从左侧离断2～3支胃短血管（图9-11、图9-12），显露左侧膈肌脚游离贯通食管前、后方间隙，而后置入吊带（图9-13）。

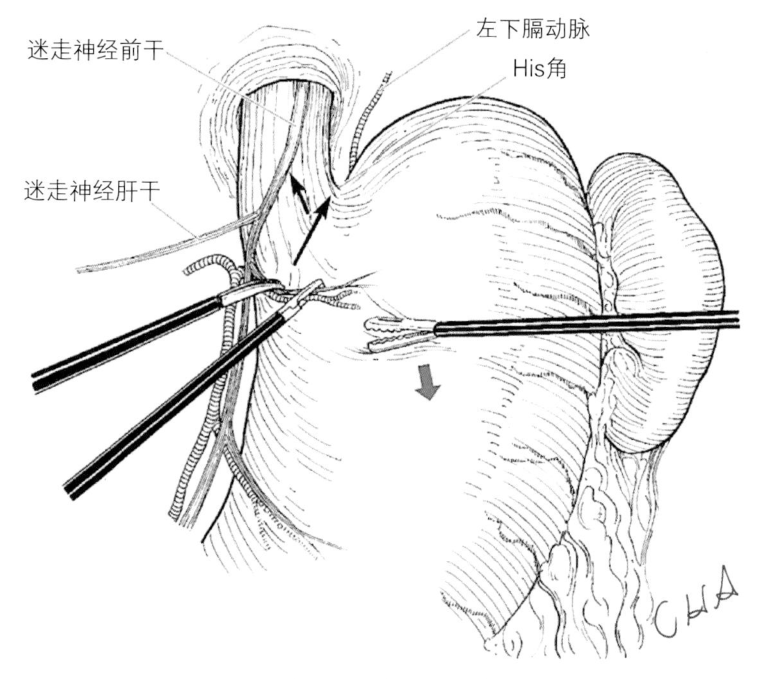


图9-9 保留迷走神经肝支模式图

迷走神经肝支由迷走神经前干发出，向肝脏、胆囊走行

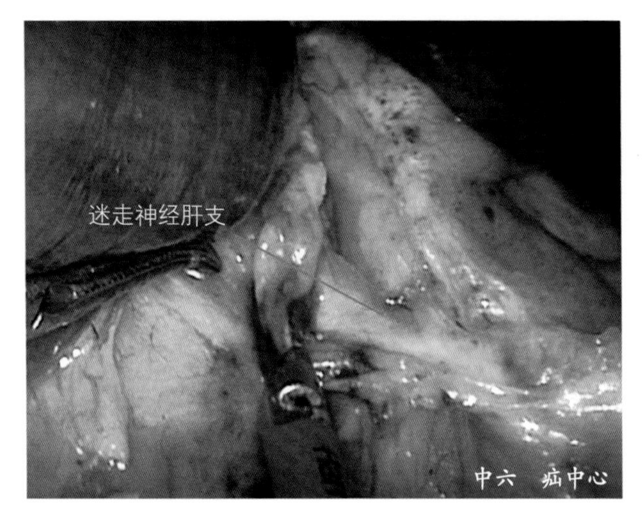


图9-10 术中保留迷走神经肝支

术中辨别迷走神经肝支，并尽量予以保留

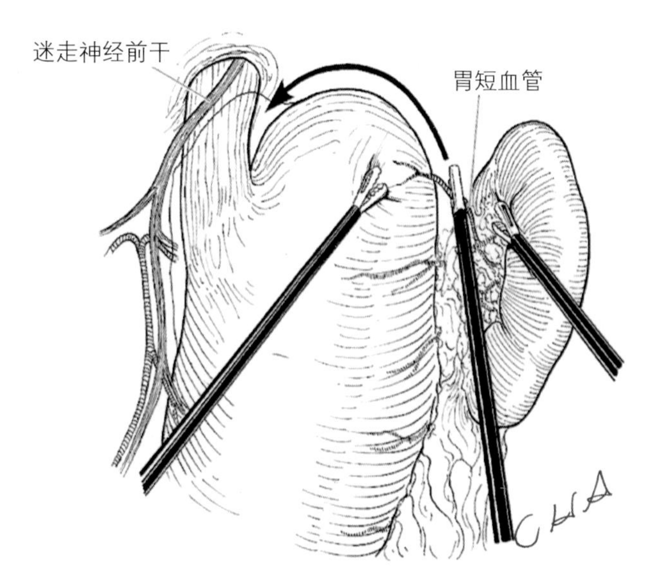


图9-11 胃脾韧带内胃短血管的离断方向

离断 2 ~ 3 支胃短血管，由病人左侧往右侧游离胃底以及食管

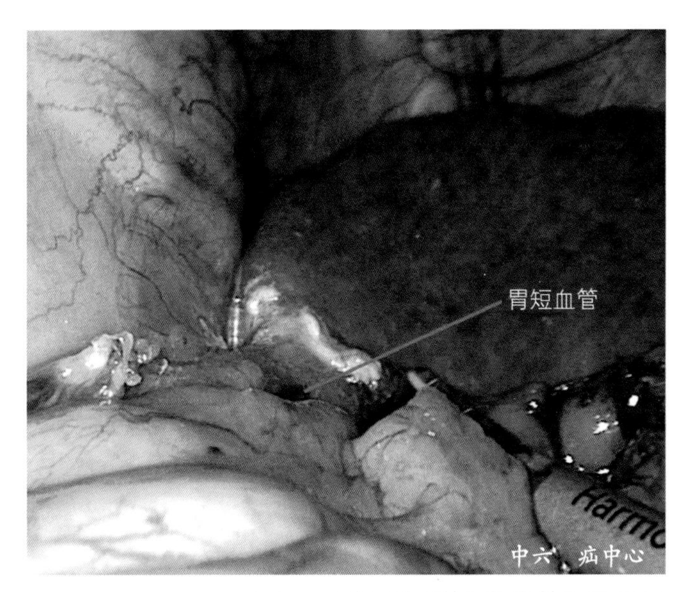


图9-12 术中离断胃脾韧带内的胃短血管

离断胃短血管的时候，注意妥善止血、必要时使用血管夹，避免损伤脾脏

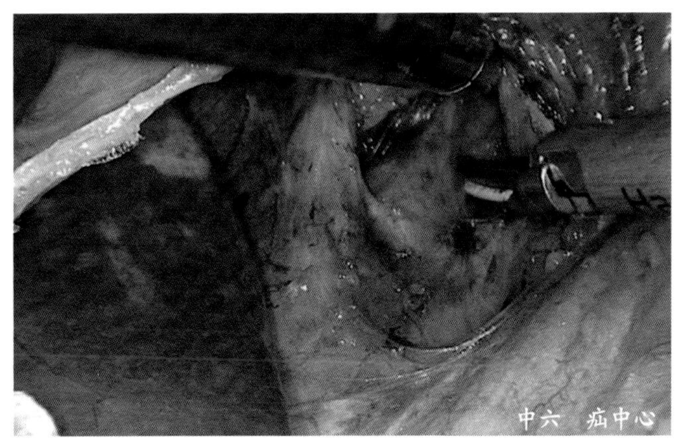


图9-13 游离食管后间隙，此时可置入吊带

分离好的食管后间隙，能清晰见到左右侧的膈肌脚，以及存在于膈肌脚之间的缺损

3. 分离膈肌脚及疝囊，延长食管下端

切开膈食管膜（图9–14），游离疝囊，并去除囊壁上皮，往食管近段继续游离，必要时游离至隆突。游离腹段食管下端长度约4～5cm（图9–15），重新形成胃食管阀瓣GEV、恢复His角的基础。在此过程中，注意保护迷走神经前后干（图9–16）。

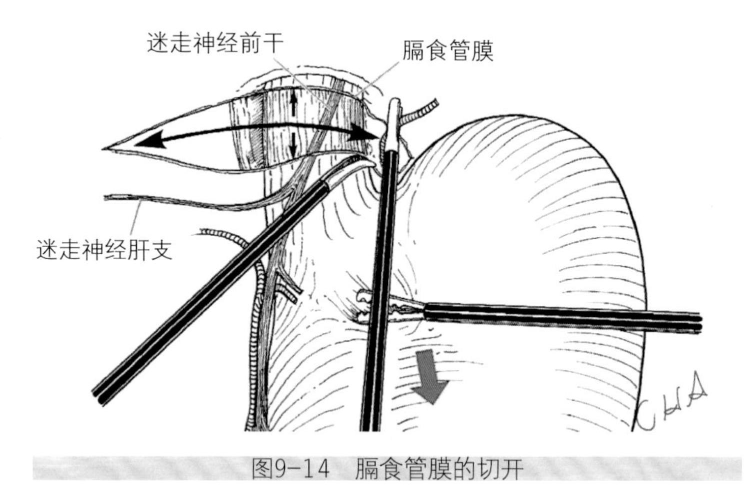


图9–14 膈食管膜的切开

切开膈食管膜的过程中，需要注意保护膜下方的迷走神经前干

4. 缝合裂孔缺损

对于小的食管裂孔疝缝合，可使用不可吸收线间断缝合，注意勿损伤腹主动脉、下腔静脉。而对于大的缺损，因间断缝合张力大，容易撕裂膈肌或膈肌脚，也可以先使用倒刺线连续缝合后，再使用不可吸收线间断加固，以起到减张缝合，勿撕裂膈肌脚的目的。

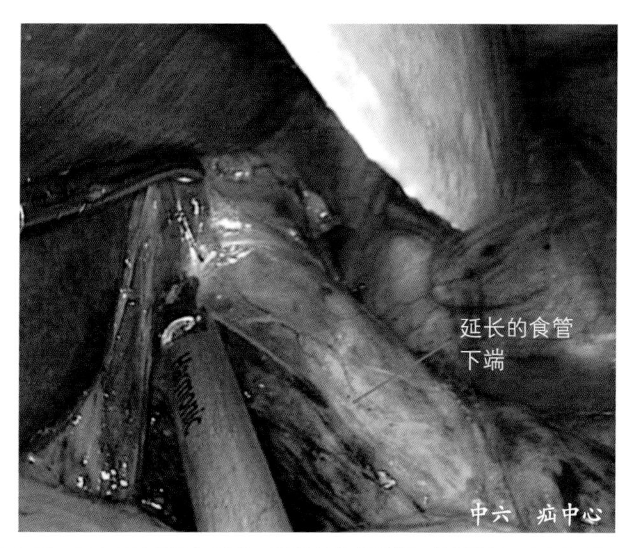


图9-15 延长的食管下端

术中游离好足够长度的食管下端，保证腹段食管长度约为 4 ~ 5cm

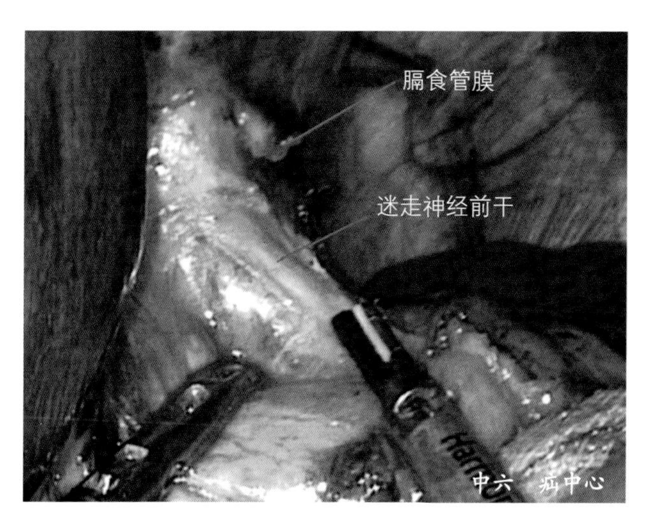


图9-16 迷走神经前干术中图

术中在切开膈食管膜以后，有时可以看见食管表面裸露的迷走神经前干

而对于缝合紧张度的把握，现今还没有量化的标准，我们的经验是，将食管拉紧时，缝合末端距离食管下缘0.5～1cm，将食管放松时，新建的食管裂孔刚好容食管通过（图9–17）。

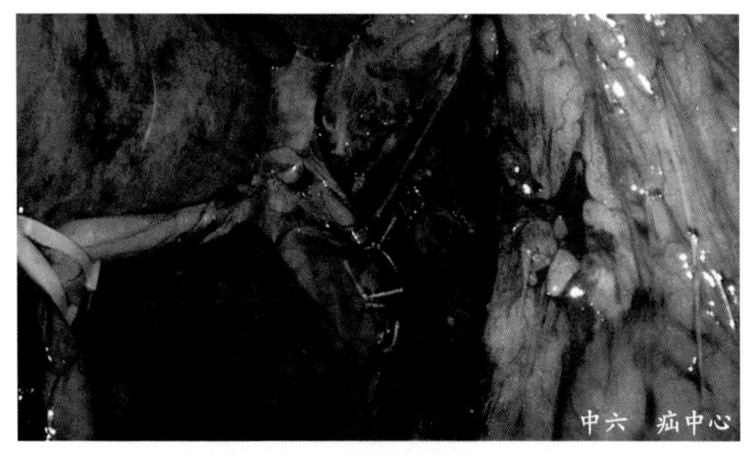


图9–17 裂孔缺损缝合及松紧度

小缺损，使用不可吸收缝线、进行间断缝合。缝合松紧度应该注意：食管拉紧时，缝合末端距离食管下缘0.5～1cm，减少裂孔疝的复发；食管放松时，刚好可通过重建后的裂孔，利于吞咽时食管的上下活动

5．放置、固定补片

现阶段，对于补片的使用，尚存在一定的争议。普遍认为，小的缺损，可以不使用补片或使用生物补片，而对于大的缺损，可以根据情况使用合成补片，但合成补片必须防粘连。根据缺损的大小，进行测量

后，将补片裁剪成为适合大小。在尽量让补片覆盖缺损范围的同时，不产生卷曲。

而对于补片的固定方式，现在也没有统一的标准，可采取的方式包括：钉枪、缝合、胶水固定。需要指出的是，对于生物补片的固定，缝合或胶水可能是最适合的方式（图9-18）。如果使用钉枪固定，需要注意钉脚高度，有些钉脚过长或者是消瘦的病人，有可能因为固定钉损伤重要血管甚至心包，导致病人生命危险。所以一般建议短钉脚的可吸收钉，在重要部位采用缝合固定（图9-19）。

而合成补片在固定好以后，补片上缘距离食管需要有一段安全的距离，如果距离过小补片容易侵蚀食

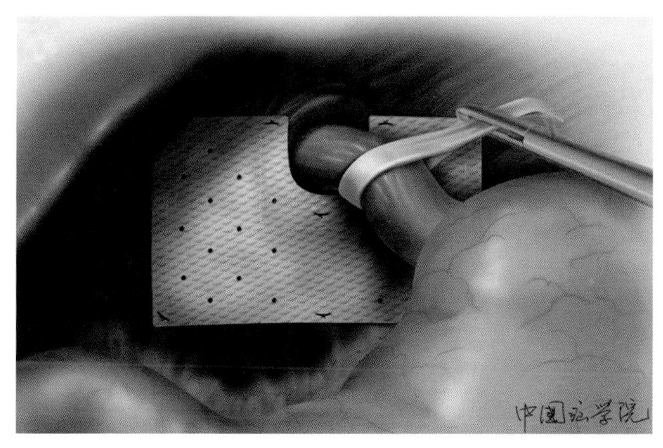


图9-18 生物补片的使用及固定

可吸收钉枪一般难以打透生物补片，一般需要利用缝合的方法进行固定

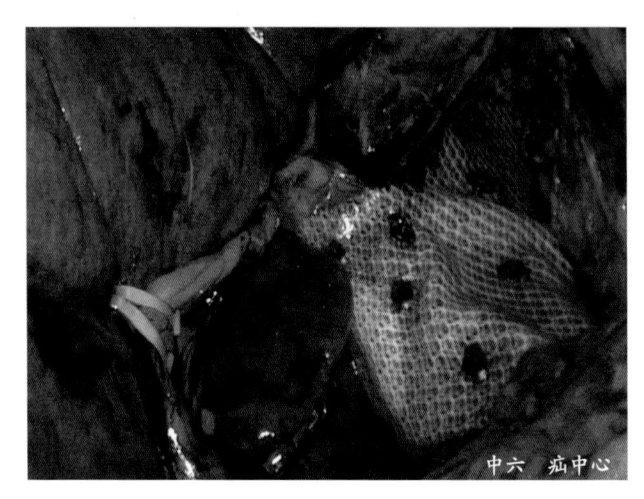


图9-19 合成防粘连补片的摆放、固定

合成防粘连补片与食管需要有一段安全距离（约为0.5～1cm），可使用钉脚较短的可吸收钉枪固定，也可以使用缝合的方法固定

管，过大则增加复发风险。一般认为，这段安全距离的长度是距食管后方1cm。

6．胃底折叠、折叠圈的固定

TIPS

手术的核心是将食管下端“种入”胃底中形成食管-胃结合部的阀瓣，发挥其抗反流作用。

胃底折叠的目的是为了重新形成胃食管阀瓣的结构，或者是形成His角，起到抗反流的作用。一般按选择使用不可吸收线进行胃底折叠，折叠后固定于膈肌脚，防止移位、旋转。

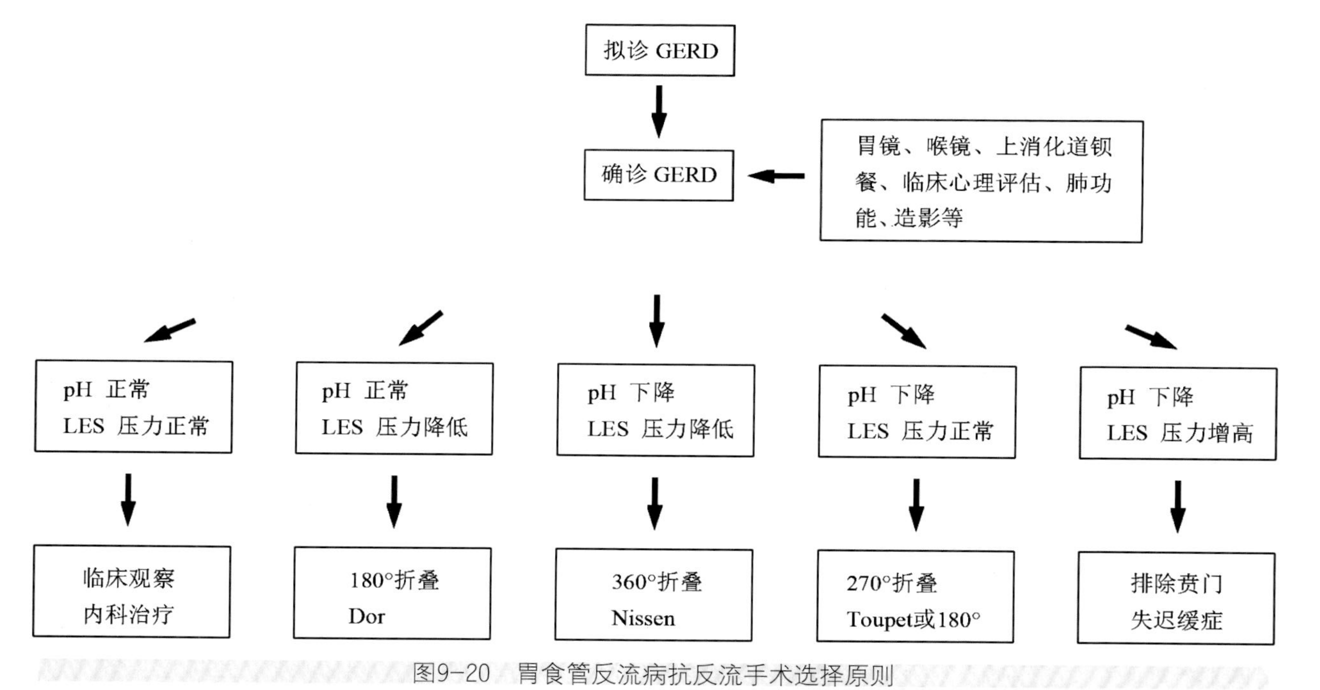


图9-20 胃食管反流病抗反流手术选择原则

胃食管反流病外科诊疗共识（2019版）建议胃食管反流手术胃底折叠方式的选择原则

而对于胃底折叠的方式，最近的专家诊疗共识指出，根据食管pH值测定、食管下端括约肌的压力进行选择（图9-20）。

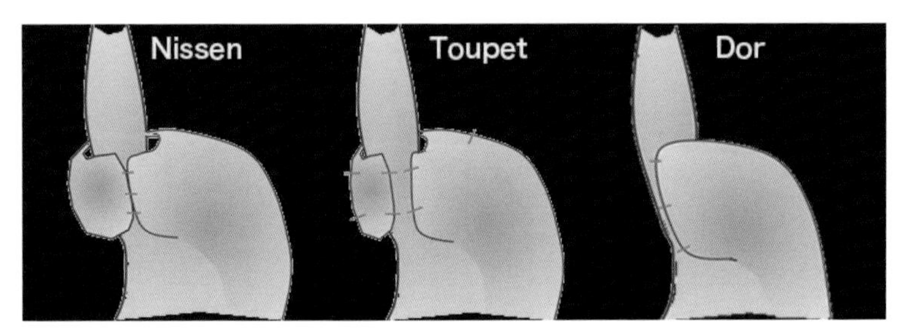


图9-21　三种不同的胃底折叠方式

Nissen360° 全折叠、Toupet270° 部分折叠、Dor180° 仅从前方部分折叠

为了避免出现折叠部位不准确（见图9-22）、甚至是两个胃腔（见图9-23），必须把食管“种入”胃底。如何实现食管下端“种入”胃底，其关键操作是用牵引带在食管-胃底角处的“擦皮鞋”动作（Shoeshine action）（图9-24）。

如果采用完全360° 的折叠方式，建议短松折叠：使用不可吸收线将胃底缝合2～3针进行折叠，折叠圈内容留钳子轻松通过（图9-25）。并将折叠圈妥善缝合固定与左右侧膈肌脚，每侧缝合2～3针（图9-26）。防止折叠圈再次突入胸腔或者旋转，导致复

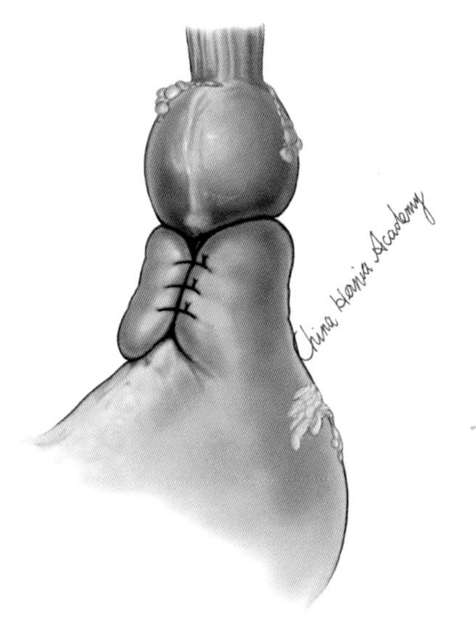


图9-22 不准确的折叠部位导致术后效果差

胃底未能种入胃壁内，导致折叠部位过低、未能包绕食管下端，错误地包绕贲门下方

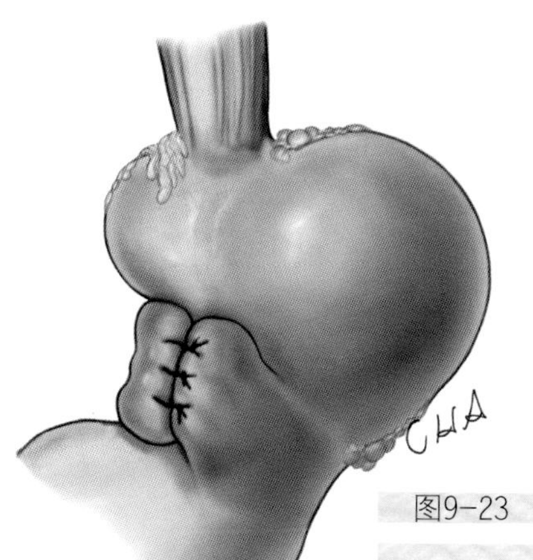


图9-23 过低的折叠长时间后形成两个胃腔

随着术后时间的推移，过低的折叠圈会随着胃的运动而继续滑动，甚至形成两个胃腔，导致折叠抗反流效果的丧失

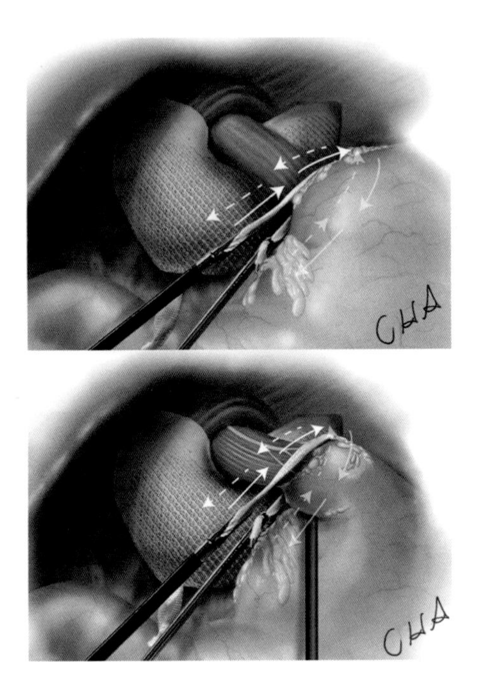


图9-24 重建抗反流屏障的关键动作

牵引带在食管－胃底角处的“擦皮鞋”动作将食管“种入”胃壁内

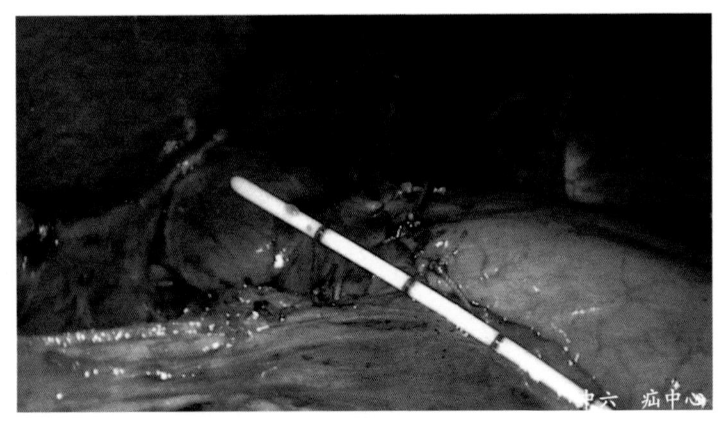

图9-25 短松的Nissen折叠

短松的标准：一般2～3针、长度为2～3cm，折叠圈容纳钳子轻松通过

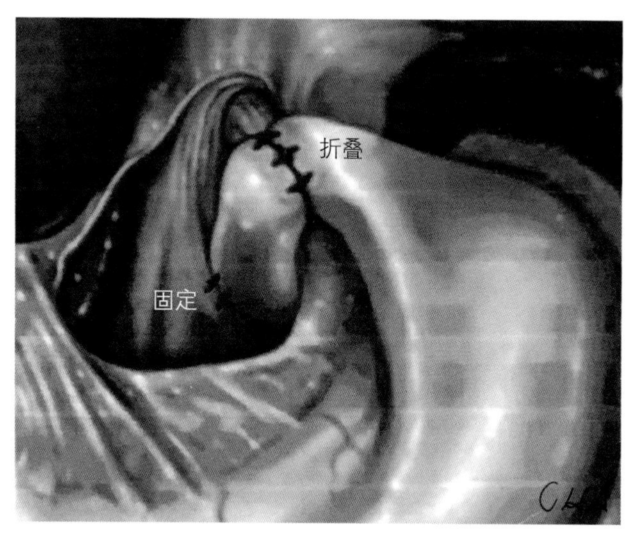


图9-26 折叠圈的固定

对于 Nissen 折叠和 Toupet 折叠，需要将折叠圈固定在左右两侧的膈肌脚上（如有补片，则缝透补片、一起固定于膈肌脚），每侧各 1 ~ 2 针，一般使用不可吸收线缝合固定

发或者是吞咽困难的发生。

另外一个在胃底的“擦皮鞋”动作、来回牵拉，以测试胃底的紧张度和张力，最大程度的避免折叠过紧导致的术后吞咽困难。在胃底进行“擦皮鞋”动作的要点是，助手往下牵拉悬吊食管下端的吊带（图9-27），主刀左右手的无创抓钳抓住a、b两点（图9-28），在食管下端反复牵拉，确保胃底包绕部位在EGJ上方。

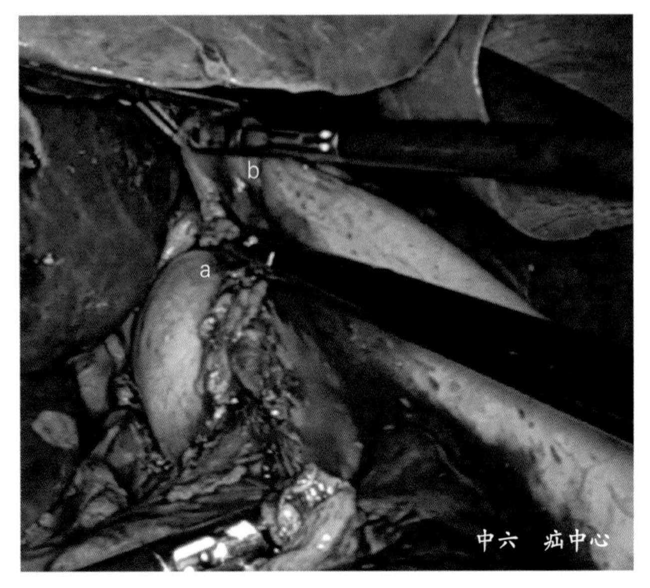


图9-27 术中胃底围绕食管下端的“擦皮鞋”动作

做 360° Nissen 折叠、270° Toupet 折叠之前，将胃底围绕食管下端做牵拉动作，减少折叠过紧的机会

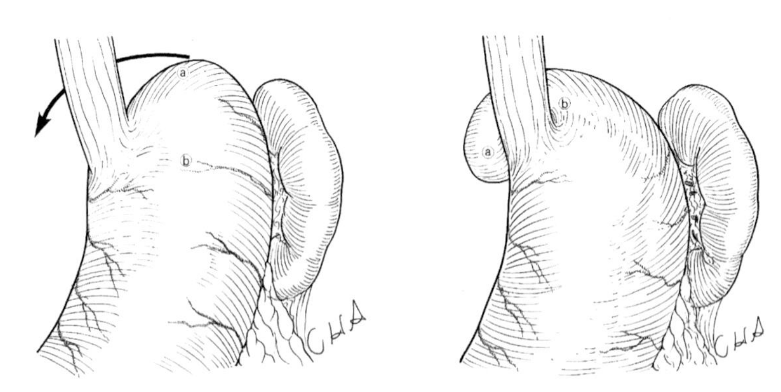


图9-28 “擦皮鞋”动作中牵拉的a、b点

主刀左手牵拉的 a 点为胃底的最高点，将其绕过食管后方后、拉至食管的对侧，右手牵拉与 a 点水平对称的 b 点（以食管下端为对称轴）

7. 放置引流管，关闭穿刺孔

根据病人术前凝血、术中情况选择是否进行引流，对于术中渗出较多、怀疑胃食管切开等情况，建议放置引流。最后妥善关闭穿刺孔。

近年来，随着中国医师协会以及中国医疗保健国际交流促进会胃食管反流病专业委员会的成立，腹腔镜下胃底折叠手术已经越来越普遍，在一定程度上，促进了国内相关专业的发展。但现阶段手术治疗的规范化并不乐观。未来，随着多学科诊疗模式的完善，涉及许多学科的食管裂孔疝、胃食管反流疾病，也会越来越依赖于多学科的诊疗、规范化。另外一方面，腹腔镜下胃底折叠手术，毕竟属于腔镜手术范畴，许多操作，比如打结、分离、缝合等，需要从最基本的操作开始规范化培训，这样才能从根本上解决手术的技术问题。至于现今仍存在争议的一些问题，比如补片的使用与否、补片类型的选择、固定方式的选择等等，仍需要进一步的临床研究来进行明确，从而达到广泛的统一以及规范化。

（周太成　马宁　陈双）

## 参考文献

[1] 汪忠镐，胃食管反流病［M］//陈孝平，汪建平，赵继宗. 外科学（第9版）. 北京：人民卫生出版社，2018.

[2] 陈双，周太成. 食管裂孔疝解剖学观点［J］. 临床外科杂志，2019，27（09）：745–747.

[3] 陈双，周太成，马宁. 食管裂孔疝的病理生理［J］. 中华胃食管反流病电子杂志，2019，6（02）：49–54.

[4] 陈双，周太成，马宁. 食管裂孔疝修补力求结构与功能的统一［J］. 中华胃肠外科杂志，2018，21（7）：734–739.

[5] 汪忠镐，吴继敏，胡志伟，等. 中国胃食管反流病多学科诊疗共识［J］. 中国医学前沿杂志（电子版），2019，11（09）：30–56.

[6] 汤睿，吴卫东，周太成. 腹外疝手术学［M］. 上海：科学出版社，2019.

[7] 周太成，马宁，陈双. 食管裂孔疝的腔镜修补规范化操作七步法［J］. 中国普通外科杂志，2019，28（10）：1186–1191.

[8] 中国医师协会外科医生分会胃食管反流病专业委员会. 胃食管反流病外科诊疗共识（2019版）［J］. 中华胃食管反流病电子杂志，2019，6（01）：3–9.

[9] 周太成，于洪燕，马宁，等. 食管裂孔疝患者胃底折叠术后吞咽困难的处理［J］. 中华胃食管反流病电子杂志，2019，6（02）：61–65.

[10] WATSON D I, DAVIES N, DEVITT P G, et al. Importance of dissection of the hernial sac in laparoscopic surgery for large hiatal hernias［J］. Arch Surg. 1999, 134（10）：1069–1073.

[11] WADE A, DUGAN A, PLYMALE M A, et al. Hiatal hernia

cruroplasty with a running barbed suture compared to interrupted suture repair[J]. Am Surg, 2016, 82(9): e271–274.

[12] KOETJE J H, OOR J E, ROKS D J, et al. Equal patient satisfaction, quality of life and objective recurrence rate after laparoscopic hiatal hernia repair with and without mesh[J]. Surg Endosc, 2017, 31(9): 3673–3680.

[13] TAM V, WINGER D G, NASON K S. A systematic review and meta–analysis of mesh vs suture cruroplasty in laparoscopic large hiatal hernia repair[J]. Am J Surg. 2016, 211(1): 226–238.

[14] PANAIT L, NOVITSKY YW. Hiatal hernia repair: current evidence for use of absorbable mesh to reinforce hiatal closure [J].Surg Technol Int, 2017, 30: 182–187.

[15] MEMON M A, MEMON B, YUNUS R M, et al. Suture cruroplasty versus prosthetic hiatal herniorrhaphy for large hiatal hernia: a Meta–analysis and systematic review of randomized controlled trials[J]. Ann Surg, 2016, 263(2): 258–266.

[16] POWELL B S, WANDREY D, VOELLER G R. A technique for placement of a bioabsorbable prosthesis with fibrin glue fixation for reinforcement of the crural closure during hiatal hernia repair[J]. Hernia, 2013, 17(1): 81–84.

[17] LOCOCO F, CESARIO A, MEACCI E, et al. Intrathoracic gastric perforation: a late complication of an unknown postpartum recurrent hiatal hernia[J]. Interact Cardiovasc Thorac Surg, 2012, 15(2): 317–318.

# 第二节 腹腔镜右半结肠癌根治术

2

## Section 2 Laparoscopic radical resection of right colon cancer

1990年美国Moises Jocobs医生在腹腔镜下完成第一例右半结肠（right-sided colon cancer）切除术，借助腹壁一个辅助小切口来完成小肠—结肠吻合以及标本取出。随着腹腔镜技术和切割闭合器等腔镜器械的发展，使得腹腔右半结肠癌手术操作更加便利和安全。美国医生Joseph Uddo于1991年完成第一例完全腹腔镜右半结肠切除术。我国腔镜结直肠癌手术的发展虽然晚于欧美国家，但由于临床病例数众多，近几年发展迅速，不逊色于西方国家。

## 一 手术适应证

详见美国国立综合癌症网络（NCCN）临床实践指南：结肠癌（2020.V1）。

## 二 结肠的胚胎与解剖

TIPS

从胚胎学角度研究结肠的旋转、膜的融合，用于手术分离、术野场景的安排，体现腔镜的细节。

1. 膜

膜，腹腔器官的筋膜，一般而言可分壁层与脏层。

膜的结构在结肠中很常见，我们所看到的系膜和腹膜都是包含双层结构的膜，即由面上的浆膜和深层的筋膜构成。现代微创外科之所以能做到微出血或者不出血，其解剖学基础就是膜解剖。腹腔内器官之间是有膜隔离的，尤其是结直肠。TME和CME理论的提出与实践证明，结直肠都是被膜所包裹的，也就是“信封”学说，切破了膜，就可能导致出血、神经损伤甚至肿瘤播散。

膜是有连续性的。小肠系膜的背侧叶，移行为升结肠系膜背侧叶，再移行为横结肠系膜背侧叶、降结肠系膜背侧叶、乙状结肠系膜背侧叶等。右半结肠切除的第一刀就是要寻找小肠系膜与结肠系膜移行处（又称膜桥）切开。

右半结肠的筋膜由于在胚胎时期结肠的旋转、相互融合，有三个地方应充分重视。第一关注点是从结肠尾侧至肝曲的Toldt融合筋膜，是升结肠系膜与后腹膜的融合。第二关注点是胰前筋膜，是升结肠旋转后升结肠背侧系膜与胰前筋膜的融合。第三关注点是横结肠腹侧系膜。横结肠与大网膜的关系比较复杂，简单来说，大网膜分四层结构，其中第四层与横结肠系膜腹侧相融合并固定于胰腺下缘。因此，裁剪横结肠系膜时，必须要打开第三层大网膜，才能找到第四层与横结肠系膜腹侧的融合筋膜。

2. 结肠的旋转

胚胎时期，肠管的旋转是以肠系膜上动脉为轴心进行的逆时针旋转，在旋转过程中结肠的大部分筋膜会与后腹膜相融合，并固定于后腹膜。

结肠的旋转就形成了右半结肠手术的三大间隙。第一个间隙，也就是最容易寻找的间隙，Toldt间隙。该间隙是Toldt筋膜与肾前的Gerota筋膜之间的间隙。第二个间隙是胰前间隙，就是升结肠系膜与十二指肠，胰腺之间的间隙。第三个间隙是横结肠后间隙，该间隙是横结肠系膜与胰腺之间的间隙（此时横结肠腹侧系膜已与大网膜第四层形成融合筋膜）。

手术的过程其实就是逆向解剖，拆除器官与器官之间的膜结构，充分理解结肠在胚胎时期的旋转后，手术就容易走在正确间隙。

3．血管分布特点

结肠血管分布的特点正是由于肠管的旋转而形成。整个结肠的血供是由肠系膜上血管和肠系膜下血管供应，其中中肠发育的部分由肠系膜上血管供应，后肠发育的部分由肠系膜下血管供应。肠系膜上动脉分别发出回结肠动脉（约100%）、右结肠动脉（约33%），结肠中动脉（约100%）。

血管的分布又是与淋巴结分布规律密切相关的。日本人早年研究的淋巴结分站方法就是根据淋巴结回流的规律而制定。日本的淋巴结分站数字有三位数组成。第一位数“2”代表的是结直肠。中间那位数则表示血管的名称，“0”代表回结肠血管，“1”为右结肠血管，“2”为中结肠血管，“3”为左结肠血管，“4”为乙状结肠血管，“5”为直肠血管和肠系膜下血管。最后位数表示淋巴结的分站，“1”为肠旁淋巴结，“2”为肠中间组淋巴结，“3”表示肠根部淋巴结（见图9-29）。

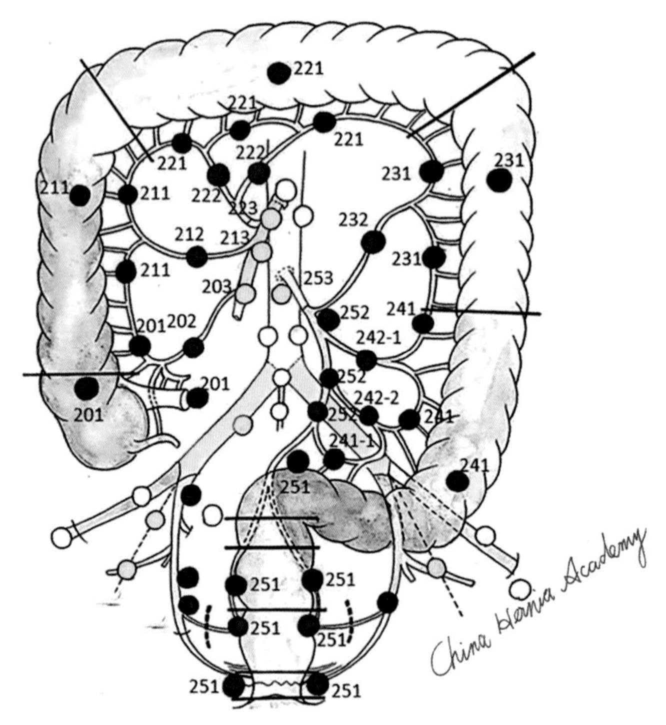


图9-29 日本的大肠癌规约关于淋巴结分站图

## 三 手术总体方案（以经典中间入路为例）

（1）探查腹腔。

（2）切开肠系膜与清扫回结肠血管根部淋巴结。

（3）拓展右半结肠系膜下方的Toldt间隙。

（4）以肠系膜上静脉（SMV）为指导，清扫D3淋巴结。

（5）离断胃结肠韧带。

（6）切开右半结肠外侧。

（7）拉出标本，体外切除，消化道重建。

## 四 手术细节与特点

1. 穿刺孔的设计

采用传统的五孔法，于下腹正中与双侧髂前上棘连线交界处置入观察孔，左右两侧腹前壁分别放置2个Trocar。整个腹部Trocar的分布是围绕右半结肠呈笑脸设计的（见图9-30）。

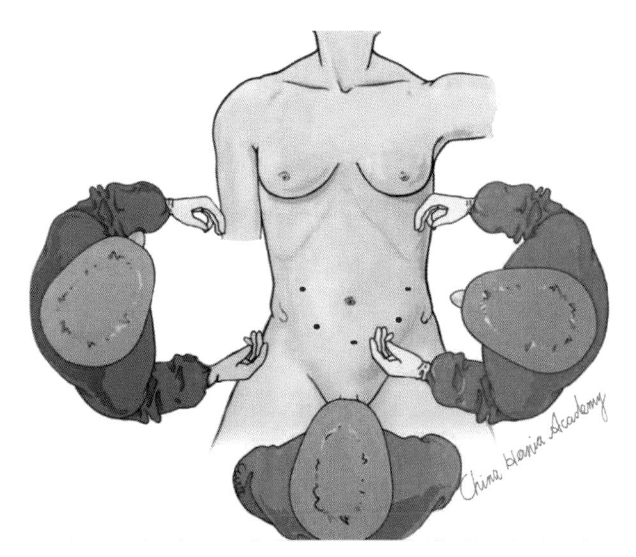


图9-30 腹腔镜右半结肠手术穿刺分布

观察孔位于双侧髂前上棘连线与腹正中线的交点处。其余四孔呈U型分布

TIPS

腹壁穿刺孔的设计原则。右半结肠癌尤其是盲肠癌的手术操作部分非常靠近肚脐，如果在肚脐周围放置套管，则距离靶目标太近，操作不便，因此必须远离靶目标，在脐下4～5cm处放置观察孔，围绕观察孔在左右两侧呈U型分布其余4个套管。

2．场景一，第一刀的切开

腔镜右半结肠癌常用中间入路，第一刀就非常讲究三角牵拉暴露。助手左手提起横结肠血管蒂，右手提起回结肠血管蒂，显露小肠系膜与结肠系膜交界处的凹陷，主刀左手向自身方向牵拉，就可以形成三角牵拉（见图9–31）。此时切开肠系膜，并沿肠系膜上静脉血管解剖游离，清扫回结肠血管根部淋巴结。

TIPS

牵拉和暴露是腹腔镜手术的重要基本动作。腹腔镜手术只有看得清才能做，看得好才会有技巧。腔镜结肠癌的术野暴露，讲究“三角牵拉”原则。

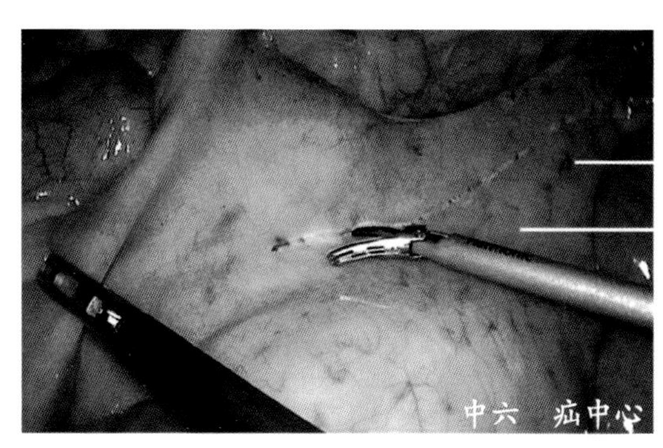


图9-31 小肠系膜与结肠系膜的切开

助手提起回结肠血管，暴露结肠系膜与小肠系膜之间的自然凹陷，在凹陷处切开

3. 场景二，Toldt间隙的拓展

切开小肠系膜与结肠系膜的交界后，进入Toldt间隙，并向上向外侧拓展，上界暴露至胰腺下缘，外侧界拓展至腹膜反折处。这里的游离最讲究张力，助手像支帐篷一样顶起升结肠系膜，要时刻保持升结肠系膜与肾前筋膜足够的张力，Toldt间隙就容易展示出来，电刀或者超声刀稍加分离即可完成。如果此时张力不足，则容易走错间隙，浅了，容易进入系膜床，深了，则容易破坏肾前筋膜（见图9-32）。

TIPS

学习腹腔镜技术的前提，是手术者有足够的格局与视野，能在有限的空间中构建结构的本领，能够回到胚胎学。从胚胎发育过程中去寻找手术层面，拆解那些融合的点线面。右半结肠癌就是要潜在的Toldt间隙中，利用术者空间构建感，生理性拆除Toldt间隙与Gerota筋膜之间的阻挡。

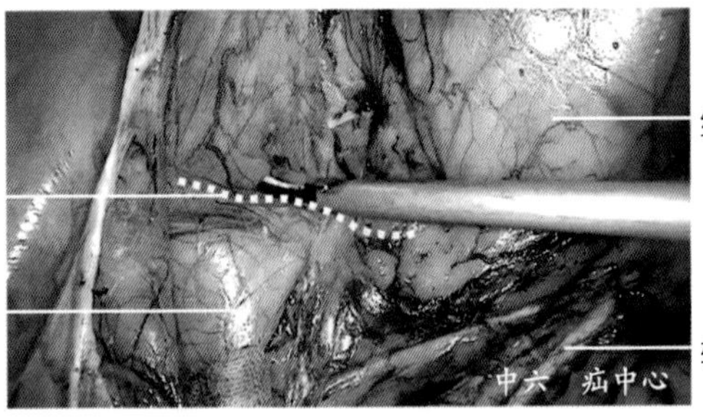


图9-32 Toldt间隙的拓展

正确拓展此间隙关键点在于助手要保证合适的张力

TIPS

组织血供守恒原则。右半结肠的血供变异较多，当发现异常小或异常粗大的血管，应仔细弄清血管的来龙去脉，不应贸贸然予结扎。

4. 场景三，胰腺前间隙的游离

右半结肠的游离分三阶梯。第一阶梯就是Toldt间隙的游离。第二、三阶梯就是胰腺前间隙的游离。第二阶梯游离的是十二指肠，第三阶梯游离的是胰腺。

原始后腹膜分两层包绕着十二指肠，助手保持结肠系膜足够的张力后，主刀用剥离子或纱布钝性工具将十二指肠向下压，将十二指肠充分游离下来。注意保护十二指肠前面的筋膜不要被破坏。

接着游离第三阶梯，胰腺前间隙。把胰头钩突充分游离，直至暴露Henle干的属支右结肠静脉、胰十二指肠上前静脉后，可停止游离。填塞纱布做指引（见图9-33）。

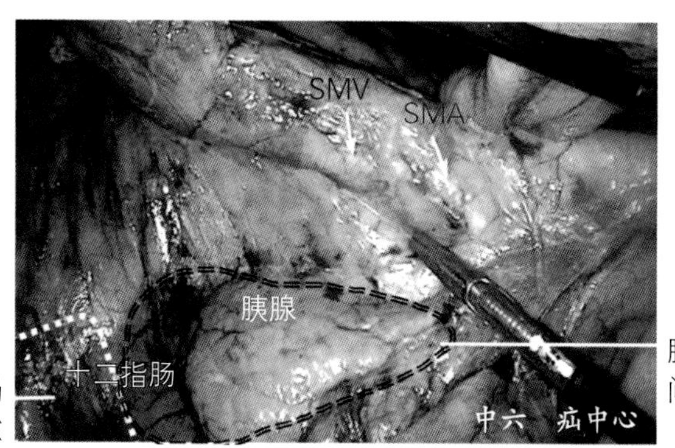


图9-33 十二指肠前间隙和胰腺前间隙

这两个间隙就像两个阶梯，逐渐爬升

TIPS

血管凝固宽面梯度原则。尤其在离断一些小静脉时，为保证充足的止血，超声刀应在血管上进行多点凝固，形成宽面，俗称“防坡堤”，再行血管离断就比较安全了。

5. 场景四，淋巴结的清扫

拓展后面的Toldt间隙后，继续沿着SMV向头侧清扫，彻底清扫203、213、223组淋巴结。右结肠血管大多数情况下是缺如的，如果是结肠肝曲癌，则需要在中结肠血管根部离断，清扫223组淋巴结。若是盲肠癌，则可以清扫中结肠血管淋巴结，然后离断中结肠血管的右支。Henle干的游离是重点与难点，细致操作后，结扎副右结肠静脉。对于右半结肠癌扩大根治术，还需要结扎胃网膜右动静脉，并清扫第6组淋巴结（见图9-34）。

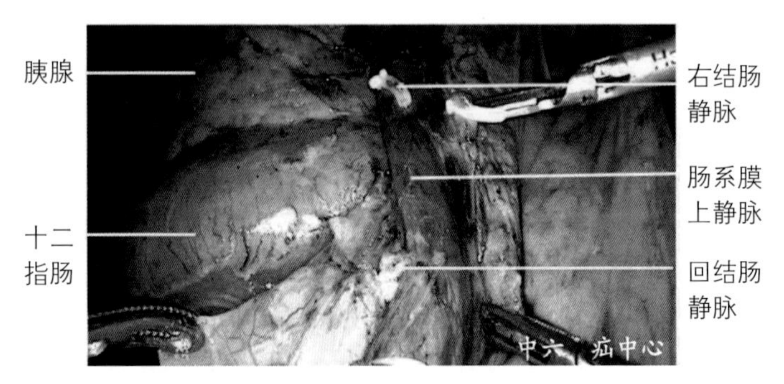


图9-34　清扫后的肠系膜上静脉

对于 T1 或 T2 的肿瘤，可清扫至肠系膜上静脉右侧即可，对于局部晚期（T3/T4）的，应清扫至肠系膜上静脉左侧

6. 场景五，切开右半结肠外侧

助手提起阑尾，将结肠向内牵拉，充分暴露右半结肠外侧的腹膜反折。由于下方的间隙完全游离，此时紧贴结肠将腹膜反折打开即可（图9–35）。

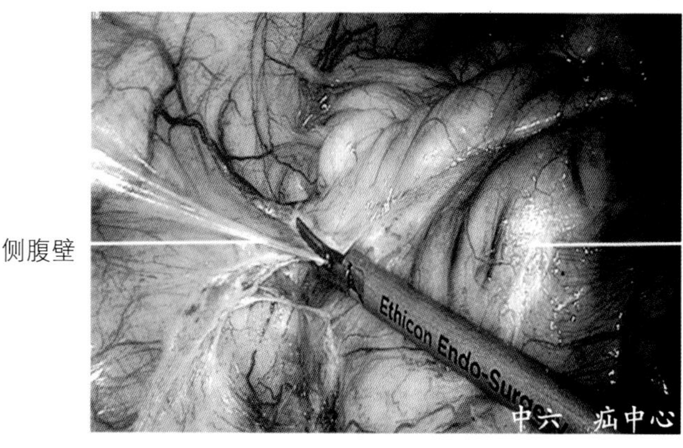


图9–35 沿结肠旁沟切开侧腹膜

（李英儒 曾兵 陈双）

## 参考文献

[1] 郑民华. 腹腔镜结直肠癌手术的现状与展望[J]. 中国实用外科杂志, 2011, 31(9): 841–843.

[2] 中华医学会外科学分会腹腔镜与内镜外科学组. 腹腔镜结直肠入路选择专家共识[J]. 中国实用外科杂志, 2017, 37(4): 415–419.

[3] Global cancer statistics 2018: GLOBOCAN estimates of incidence and mortality worldwide for 36 cancers in 185 countries [J]. Freddie Bray BSc, MSc, PhD, Jacques Ferlay ME, Isabelle Soerjomataram MD, MSc, PhD, Rebecca L. Siegel MPH, Lindsey A. Torre MSPH, Ahmedin Jemal PhD, DVM. CA: A Cancer Journal for Clinicians . 2018, 68(6): 394–424.

[4] 姚宏伟, 李心翔, 崔龙, 等. 中国结直肠癌手术病例登记数据库2019年度报告: 一项全国性登记研究[J]. 中国实用外科杂志, 2020, 40(01): 106–110, 116.

[5] 杜晓辉, 张红亮. 腹腔镜右半结肠切除术外侧入路和内侧入路合理选择: 争议与共识[J]. 中国实用外科杂志, 2020, 40(03): 278, 281.

[6] 冯波, 周乐其. 右半结肠癌D3淋巴结清扫范围及入路选择[J]. 中国实用外科杂志, 2020, 40(03): 274–278.

# 第三节 腹腔镜直肠癌根治术

## Section 3 Laparoscopic radical resection of rectal cancer

TIPS

自20世纪80年代英国外科学者Bill Heald提出直肠癌“全直肠系膜切除术（total mesorectal excision，TME）”技术，经两代外科医生的努力，目前这一理念已经成为业界的共识。腹腔镜TME技术的疗效超过开放手术技术疗效，只是时间问题。因为腹腔镜直肠癌根治术可以使手术更加精细、精准、精致。

腹腔镜直肠癌根治术的关键点在于：第一，盆脏层筋膜、邓氏筋膜及肛提肌筋膜共同构成“信封套”，将直肠及直肠系膜完整的包裹，是TME手术的重要解剖分离参考平面。第二，如何保护自主神经、实现环周切缘阴性和彻底清扫淋巴结，达到肿瘤学和功能学的平衡，亦是TME手术的重点。第三，如何进行三角牵拉、还原术野立体显露原则，是实现精准膜解剖的关键。

## 一 适应证和禁忌证

参照2017年《中国结直肠癌诊疗规范》和2019版NCCN临床实践指南。

## 二 手术总体方案

（1）建立气腹→腹腔探查、明确肿瘤位置及状况→确定执行直肠癌根治术。

（2）中间入路先清扫253组淋巴结→拓展Toldt's间隙→裁剪侧腹膜、结肠系膜→分离直肠后间隙、前间隙分离、侧方间隙分离。

（3）定位、冲洗、离断直肠→切除、重建→测漏、放置引流。

## 三 手术解剖及基础

### 1. 膜解剖基础

在胚胎时期，肠管以肠系膜上动脉为中心发生旋转。

（1）横结肠系膜背侧叶和大网膜第4层发生融合，并与降结肠系膜背侧叶共同组成横结肠系膜根，走形并止于胰体尾后方。

（2）降结肠、乙状结肠背侧系膜和后腹膜下筋膜脏层发生融合，将降结肠固定于后腹膜下筋膜。

（3）直肠后方、侧方系膜与盆筋膜脏层（腹下神经前筋膜）融合；在约S4水平，直肠后方固有筋膜与盆筋膜脏层形成融合筋膜，构成直肠骶骨筋膜。

（4）直肠前方系膜与邓氏筋膜前叶紧密结合。邓氏筋膜的起源、临床意义目前仍然存在争议。在超高清腹腔镜手术和尸体解剖观察下，目前普遍认为邓氏筋膜分为两叶，前叶即邓氏筋膜，后叶为直肠固有筋膜。

（5）直肠末端系膜与肛提肌筋膜紧密融合，在肛提肌裂孔周围形成“终点线”，是完成TME手术的重要标志。

2. 自主神经的行径

（1）腹腔丛的下行神经纤维与T12~L2脊神经发出的交感神经纤维形成腹主动脉丛（APP），沿着腹主动脉侧前方走行，在肠系膜下动脉根部两侧形成肠系膜下左、右侧神经丛（IMP）。

（2）在肠系膜下动脉根部尾侧方向，两侧肠系膜下神经丛逐渐汇合，并接收来自L1～L2的交感神经纤维，在约腹主动脉分叉水平形成上腹下丛（SHP）。

（3）在骶骨岬水平下方、输尿管的内侧，上腹下丛分为左、右侧腹下神经丛（HN）向盆腔两侧走形。

（4）在约S3水平，两侧腹下神经丛与S2～S4骶神经根发出的副交感神经汇合形成两侧下腹下丛，即盆丛。

（5）两侧盆丛向直肠发出分支，形成直肠丛，穿过侧方的腹下神经前筋膜，构成直肠侧韧带。

（6）在两侧精囊腺的尾侧、前列腺的后外侧，截石位2点和10点方向，盆丛脏支和来自阴部内动静脉的末梢血管形成神经血管束（NVB）。

3．保护自主神经的临床意义

泌尿和性功能的神经主要由盆腔自主神经（交感神经、副交感神经）和躯体神经（主要为阴部神经）共同调控。交感神经主要来自T12~L2脊神经前根发出的神经纤维。交感神经主要控制前列腺和精囊腺的分泌、射精及尿道括约肌的收缩。术中损伤可能出现逆行射精或无射精，尿频、尿急或压力性尿失禁。副交感神经主要来自S2～S4骶神经，控制阴茎勃起和膀胱逼尿肌的收缩。术中损伤可能出现勃起功能障碍、尿潴留等症状，影响生活质量（图9–36）。

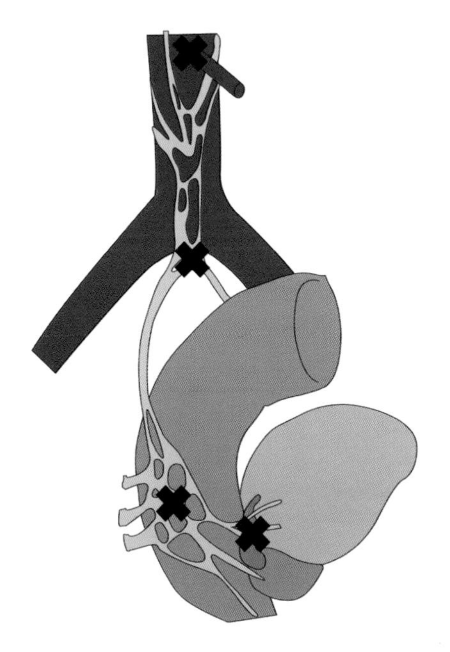

图9–36 自主神经易损伤部位

术中自主神经容易发生损伤的部位有肠系膜下丛、上腹下丛、腹下神经丛及盆丛

## 四 患者体位

患者取仰卧截石、分腿位，右侧腿稍低平，以利于主刀操作，并放置肩托，防止摔落。手术开始后体位调至头低约30°，右侧倾斜15°。显示器置于尾侧（图9–37）。

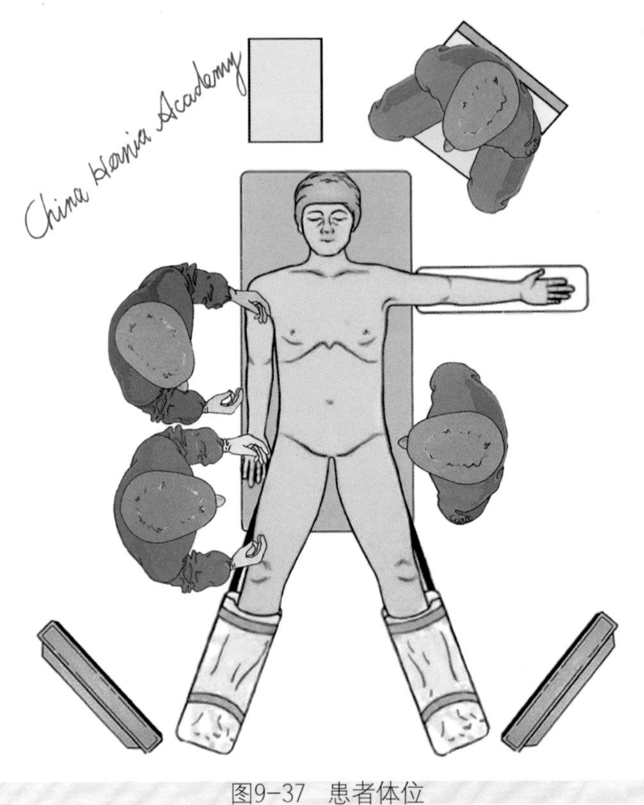


图9-37 患者体位

头低脚高，右侧倾斜位

## 五 术者站位及Trocar位置

一般采用常规五孔法，主刀位于患者右侧，助手位于患者左侧，扶镜手位于患者头侧或右上侧。

常规建立气腹，于肚脐上缘置入10mm观察孔，右侧髂前上棘水平内侧约2cm处置入12mm Trocar作为主刀主操作孔，右侧锁骨中线距离主操作孔约10cm处置入5mm Trocar作为主刀副操作孔，正中线耻骨联合上2cm置入5mm Trocar作为助手主操作孔，左侧髂前上棘至脐连线中点上方约2cm置入5mm Trocar作为助手副操作孔（图9-38）。进展期直肠癌建议行辅助切口进行标本取出。消化道重建常规行吻合器端端吻合，超低位直肠癌可经肛手工吻合。

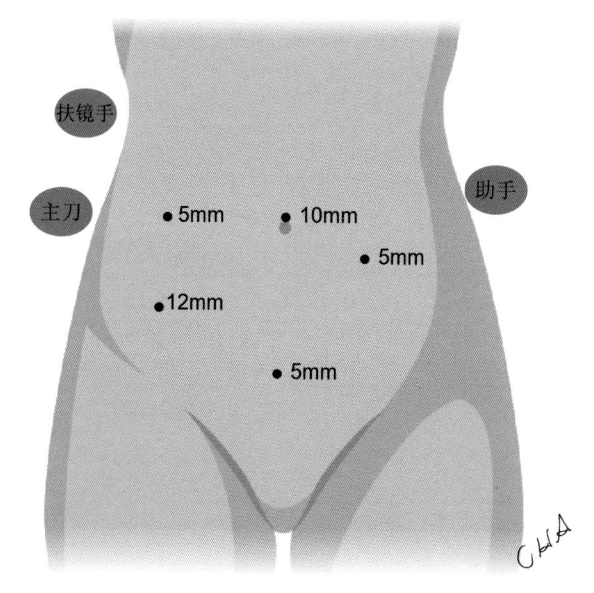


图9-38 穿刺布孔及术者站位

术者位于患者右下侧，助手位于左侧，扶镜手位于右上侧

## 六 手术切除范围和淋巴结清扫

### 1. 直肠系膜切除范围

低位直肠癌行TME。切除肿瘤远端≥2cm的肠管和全直肠系膜，切除肿瘤近端10cm的肠管（图9-39）。中上段直肠癌行TSME，切除肿瘤远端5cm的肠管和直肠系膜，切除肿瘤近端10cm的肠管（图9-40）。直肠癌253组淋巴结总体转移率为0.3%～13.5%，进展期直肠癌建议行253组淋巴结清扫。对考虑侧方淋巴结转移的可行治疗性侧方淋巴结清扫。

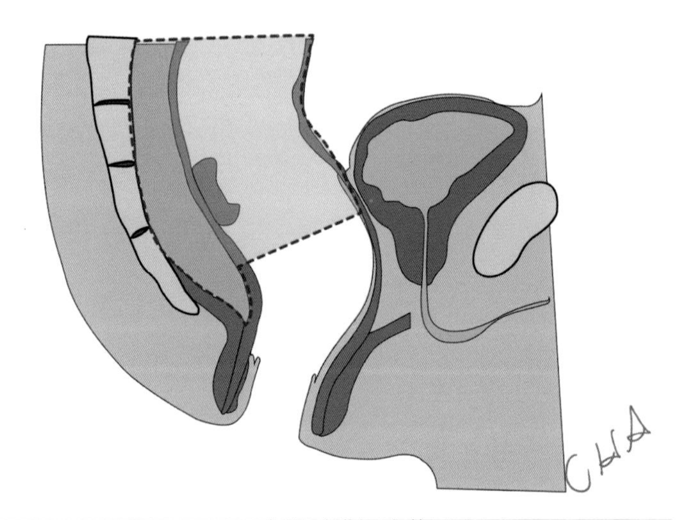


图9-39 TME直肠系膜切除范围（1）

切除远端肠管 2cm，切除全部直肠系膜

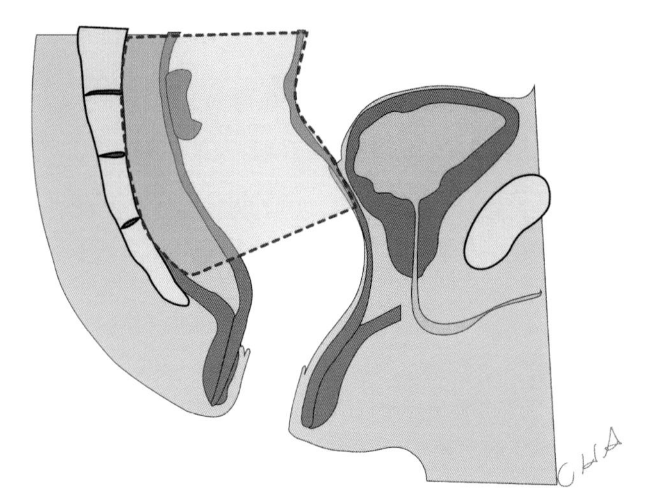

图9-40 TSME直肠系膜切除范围（2）
切除 5cm 直肠系膜

2. 侧方淋巴结清扫解剖基础

直肠的侧方淋巴结引流大致可分为3个方向：①向前外侧沿膀胱上动脉、膀胱下动脉、闭孔动脉到髂外动脉内侧缘的淋巴结；②向外侧沿直肠中动脉至髂内血管周围淋巴结，然后经髂总淋巴结上行至腹主动脉旁淋巴结；③向后沿骶中动脉和骶外侧动脉入骶淋巴结，再向上至腹主动脉分叉处淋巴结。

侧方淋巴结清扫主要分为5个区域：髂总血管区、髂内近端血管区、髂内远端血管区、闭孔区及髂外血管区。侧方淋巴结清扫仍然存在争议。目前国内学者普遍赞同治疗性清扫，而不行预防性清扫的观点。

2019年日本结直肠癌研究学会（JSCCR）颁布的《大肠癌处理规约》中，将髂总、髂内、髂外及闭孔动脉周围处淋巴结视为区域淋巴结，作为N3期考虑。第8版美国癌症联合委员会（AJCC）分期将髂内动脉周围淋巴结被定义为直肠癌的区域淋巴结，作为N期考虑，而髂外动脉和髂总动脉周围淋巴结转移作为M1a期考虑。

TIPS

直肠癌切除的2cm与5cm原则，是指中段直肠癌行TSME时，切除肿瘤远端2cm肠管，而系膜需切除5cm。

## 七 手术技术与细节

1. 中间入路游离左侧Toldt’s间隙

助手左手钳提起肠系膜下动脉根部系膜，右手钳提起直乙状结肠交界处系膜，向外上牵引和展平；主刀左手钳向右下方向牵引骶骨岬处后腹膜，切开结肠系膜、后腹膜及腹下神经前筋膜三者形成的“膜桥”，进入左侧Toldt’s间隙，低位直肠癌行TME，切除肿瘤远端≥2cm的肠管和全直肠系膜，切除肿瘤近端10cm的肠管（图9-41）。对上段直肠癌，牵拉直肠和乙状结肠系膜容易触碰或导致肿瘤翻动，尤其是T4a

期的肿瘤，致使肿瘤播散，建议行头侧入路或优先处理肠系膜下动脉（IMA）的中间入路，初步分离左侧Toldt's间隙。

TIPS

第一刀的选择：利用还原术野立体显露原则，进行三角牵拉，超声刀气化后，骶骨岬处“膜桥”浮起，中间可见疏松的含气空间，是中间入路第一刀的最佳选择。此外，左结肠系膜在肠系膜下静脉根部位置较薄弱，其背侧叶与后腹膜下筋膜间融合较疏松，是头侧入路第一刀最佳选择。

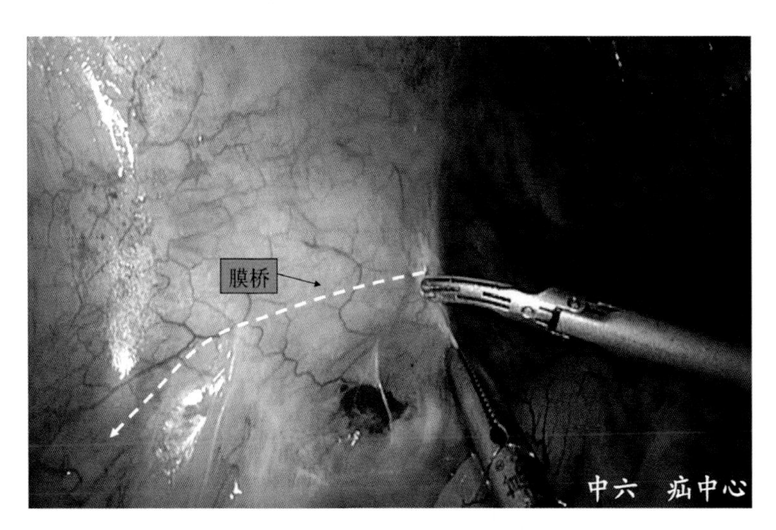


图9-41 中间入路第一刀的选择

在骶骨岬处用超声刀气化膜桥

2. 253组淋巴结清扫

第九版《日本大肠癌处理规约》对253组淋巴结的定义为肠系膜下动脉起始部至左结肠血管之间沿着肠系膜下动脉分布的淋巴结。具体范围：肠系膜下动脉（IMA）根部为头侧，肠系膜下静脉（IMV）内侧为其外侧界，左结肠动脉（LCA）起始至IMV交汇处为底边，其内侧界目前尚未有明确界定。

进展期直肠癌，253组淋巴结转移率最高可达13.5%，需进行253组淋巴结清扫。清扫时，沿着腹下神经前筋膜进行拓展分离左侧Toldt's间隙，显露肠系膜下动脉根部，根据肿瘤分期选择高位结扎或低位结扎（图9-42）。肠系膜下静脉是否需要高位结扎目前尚无定论，根据系膜张力、重建需要选择高位结扎或低位结扎。然后，充分拓展左侧Toldt's间隙，直至左

TIPS

术野的显露是淋巴结充分清扫的前提，利用还原术野立体显露原则，助手左手钳反向牵拉IMA，使其与腹主动脉成30°～45°，右手持肠钳或夹持纱布向右上方阻挡小肠，充分显露253组淋巴结的头侧，以及十二指肠左侧界，是避免十二指肠损伤和充分清扫253组淋巴结的关键。

侧结肠旁沟（图9-43）。

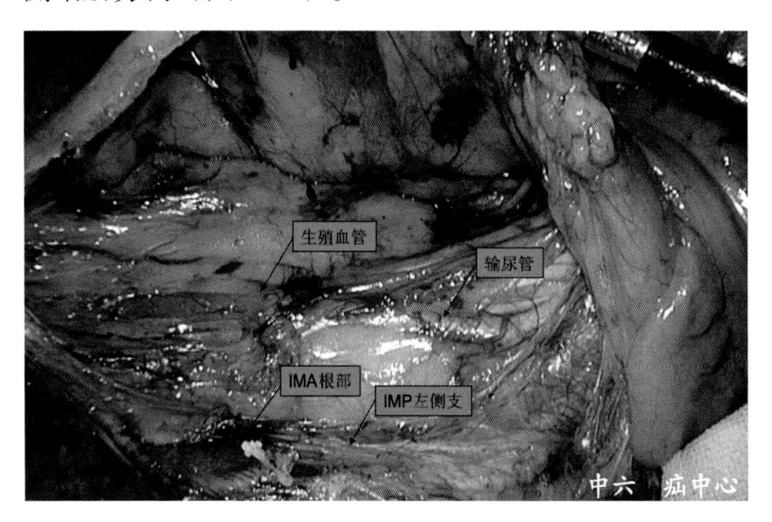


图9-42 253组淋巴结清扫情况

距离 IMA 根部 0.5cm 结扎，保护肠系膜下神经丛左、右支

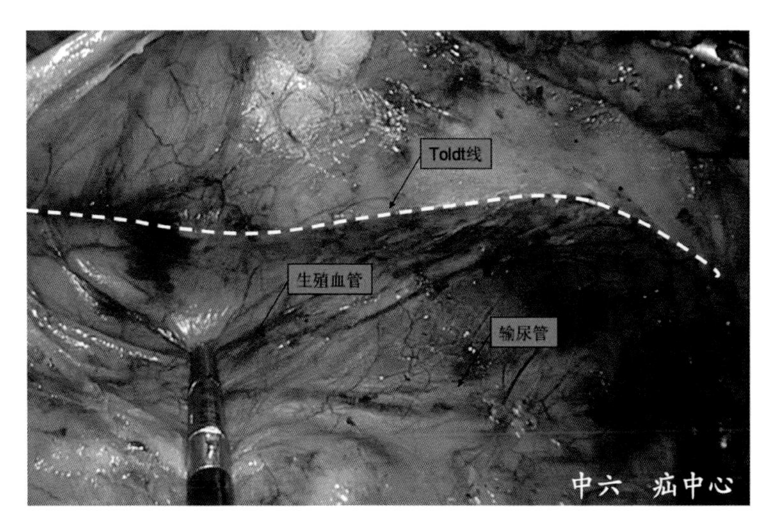


图9-43 左侧Toldt's间隙分离后的展示

保持肾前筋膜的完整性，向左侧拓展 Toldt's 间隙至左侧结肠旁沟

3．裁剪侧腹膜和结肠系膜

游离乙状结肠与侧腹膜间的粘连，主刀与助手形成三角牵拉，向头侧裁剪侧腹膜，直到与内侧分离的Toldt’s间隙头侧融合（图9–44）。降结肠系膜裁剪，助手左手钳向尾侧牵拉降乙结肠交界处系膜，右手钳向外侧牵拉降结肠系膜，主刀左手钳向右侧牵拉肠系膜下动脉系膜根部，形成三角牵拉（图9–45）。如需进行脾曲游离，采用头高20°，右侧倾斜15°，“内侧–外侧–头侧”三路包抄法。

TIPS

基于膜解剖的脾曲游离技巧，①横结肠上区：采用头侧网膜囊入路，进入网膜囊后，从Treitz韧带左侧向胰尾方向切开大网膜第三层。②横结肠下区：在根部离断IMV，沿左侧Toldt’s间隙由尾侧向头侧，由内侧向外侧分离，直到横结肠系膜根部。也有由内侧向外侧，沿胰腺下缘依次切开横结肠系膜根。③脾曲：保护胃网膜左血管，离断其到大网膜横结肠侧的分支，离断脾结肠韧带和膈结肠韧带，与横结肠上区和下区会师。

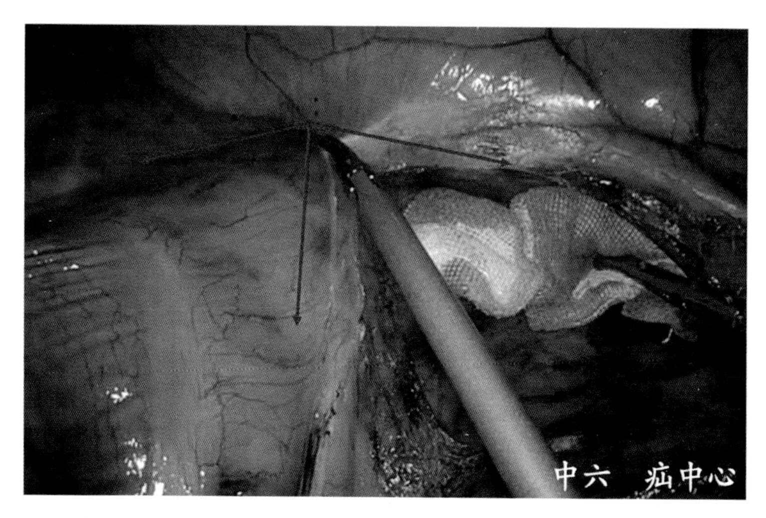


图9-44 三角牵拉裁剪侧腹膜

向头侧切开侧腹膜，与内侧间隙会师

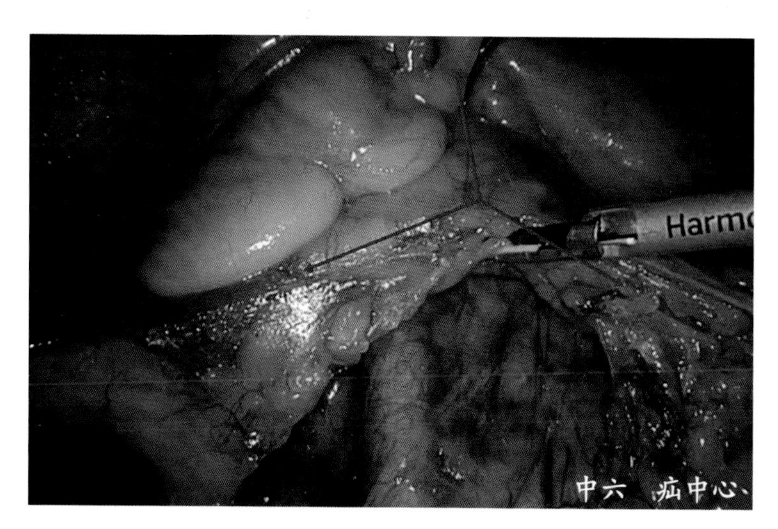


图9-45 三角牵拉裁剪结肠系膜

向尾侧沿着 IMV 外侧缘裁剪降结肠系膜

4. 直肠后方间隙分离

助手用右手肠钳向上提拉直肠，左手使用吸引器或钳夹纱布上挑直肠后壁，主刀左手下压或牵拉腹下神经前筋膜，形成对抗牵引，暴露直肠后间隙，采用隧道式分离，到直肠骶骨筋膜处予以切开，进入肛提肌上间隙（图9-46）。

TIPS

直肠骶骨筋膜在约S4处将直肠后方间隙分为两个间隙，以上为直肠后间隙，以下为肛提肌上间隙。直肠上间隙分离的正确平面为直肠固有筋膜与腹下神经前筋膜之间，是直肠固有筋膜与盆脏层筋膜间的间隙。

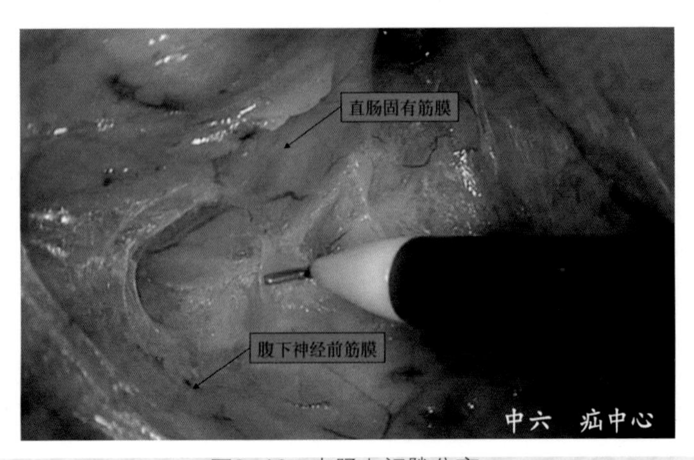


图9-46 直肠上间隙分离

在腹下神经前筋膜和直肠固有筋膜间分离

5. 直肠前间隙分离

如肿瘤位于直肠前壁，于腹膜反折上方约1cm处切开，进入邓氏筋膜前间隙，在邓氏筋膜前叶和泌尿生殖筋膜间分离直肠前间隙，在距离精囊腺底部约0.5cm处，即神经血管束汇入之上方横断邓氏筋膜，再进入邓氏筋膜后间隙分离。如肿瘤位于直肠后壁或侧壁，可于腹膜反折处切开，在直肠固有筋膜和邓氏筋膜前叶之间，即邓氏筋膜后间隙，分离直肠前间隙（图9-47）。

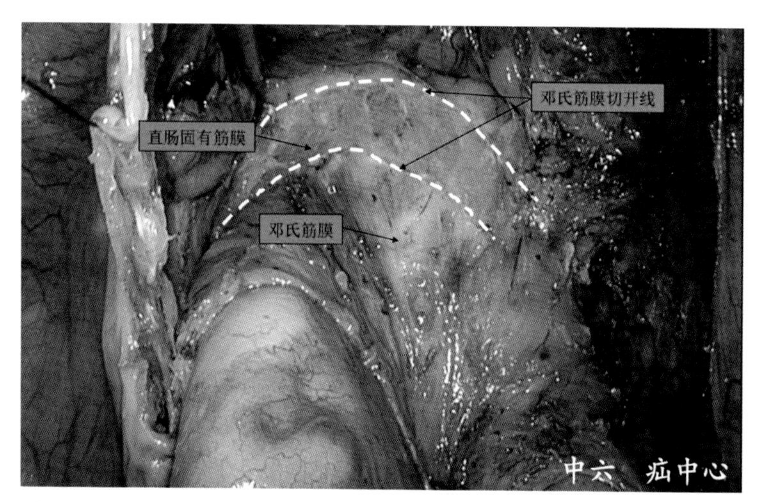


图9-47 直肠前间隙分离

助手右手将直肠牵拉直，左手与主刀配合分离直肠前间隙

6. 侧方间隙分离

充分分离后方和前方间隙后，助手右手向头侧、对侧牵拉直肠，主刀左手用肠钳协助维持张力，助手

左手使用吸引器向外侧分离显露侧韧带张力点，主刀右手使用超声刀分离，采用“双主刀”模式分离直肠侧方间隙（图9–48）。如行全直肠系膜切除，则沿肛提肌筋膜和直肠固有筋膜之间，分离“终点线”至肛提肌裂孔边缘。在肛提肌延续为外括约肌之前，部分患者可见曲张的静脉丛（图9–49）。

7. 切除和重建

肛门指检或直肠镜进行肿瘤定位，标记肿瘤下切缘，冲洗肠腔，采用切割闭合器离断直肠或经肛全层切开离断直肠。取下腹部辅助切口，置入保护套，取出直肠，标记上切缘，裸化肠管，置入荷包缝线，离断移除标本，消毒后置入底钉座，重新建立气腹。采

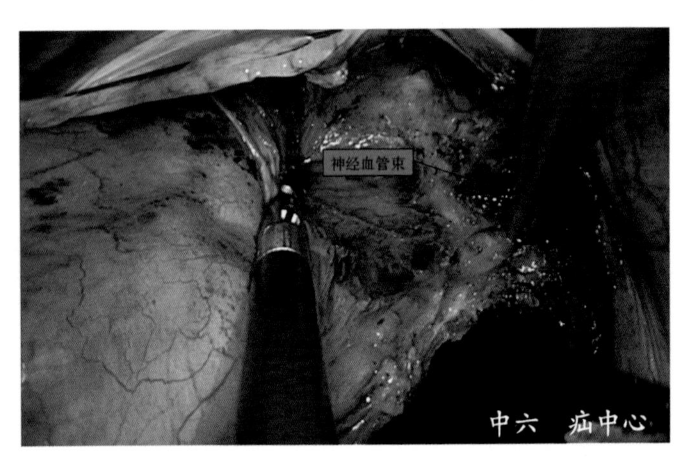


图9–48 直肠侧方间隙分离

助手向左侧牵拉直肠，左手持吸引器与主刀对抗牵拉，协助分离的同时保护血管神经束（NVB）

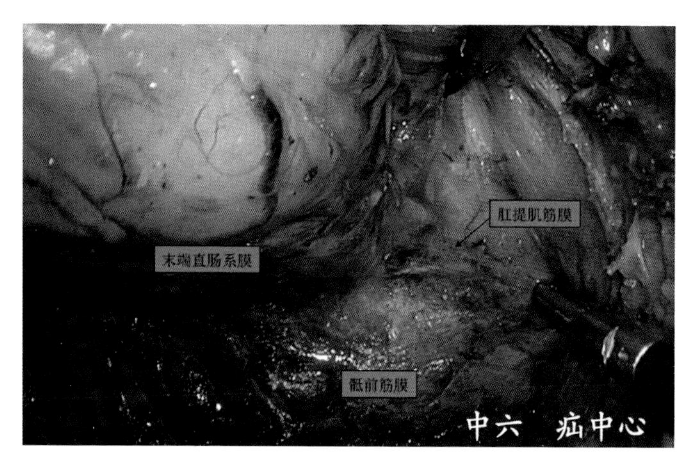


图9-49　末端直肠系膜分离

助手右手向对侧牵拉直肠，左手持吸引器协助吸取烟雾和显露

用管型吻合器行端端吻合或经肛手工吻合重建消化道（图9-50）。

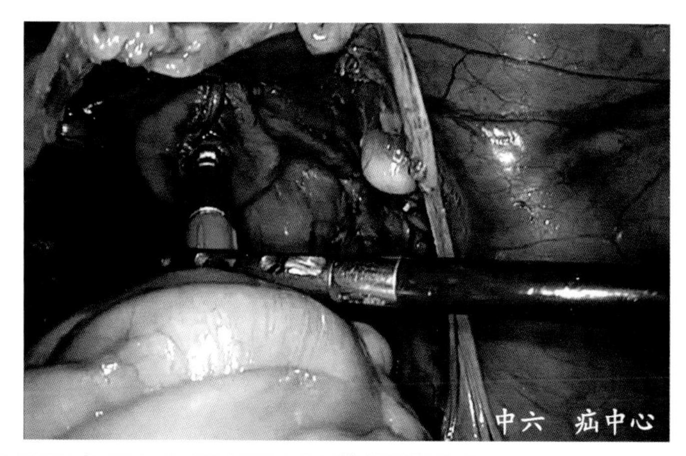


图9-50　消化道重建

主刀右手抓持钉头对接好，助手进行吻合

8．测漏和放置引流管

吻合完成后，经肛门置入带气囊的导尿管，打起气囊，然后经尿管注入气体，腹腔内用肠钳夹住吻合口近端，腹盆腔内注入生理盐水或蒸馏水，观察有无气泡。置入双套管于盆腔引流（图9–51）。必要时行临时性回肠保护造口。

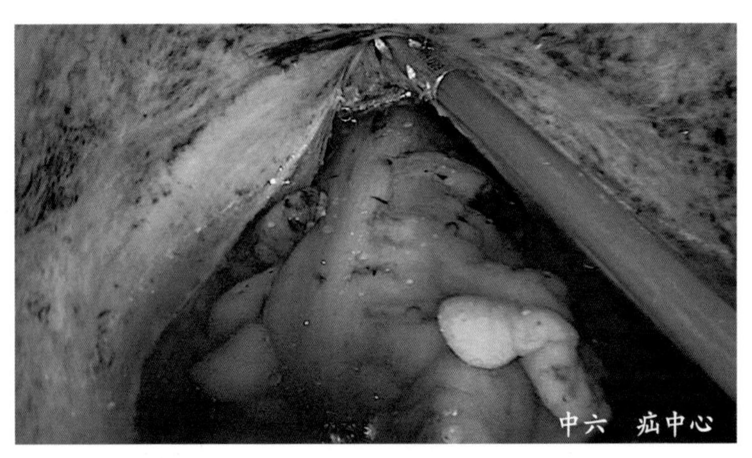


图9–51 测漏

盆腔注入生理盐水或蒸馏水，从肛门置入带气囊的导尿管，打起气囊后注射空气，观察有无气泡

（曾兵 李英儒 陈双）

## 参考文献

[1] 陈双. 直肠癌直肠系膜全切除技术的再思考[J]. 岭南现代临床外科, 2009, 9(6): 405-406.

[2] 陈双. 直肠癌的直肠全系膜切除技术[J]. 岭南现代临床外科, 2002, 2(1): 4-5.

[3] 池畔, 王枭杰. 膜解剖—推动精准腔镜与机器人结直肠外科的动力[J]. 中华胃肠外科杂志, 2019, 22(5): 406-412.

[4] 古朝阳, 王自强, 邓祥兵. 低位直肠癌手术中直肠系膜周围解剖与操作平面要[J]. 中国实用外科杂志, 2017, 37(6): 686-691.

[5] 梁志平, 杨永裕, 武天同, 等. 直肠癌手术相关腹膜后自主神经的筋膜解剖学观察[J]. 中国临床解剖学杂志, 2019, 37(2): 121-125.

[6] 黄颖, 池畔. 膜解剖引导下的腹腔镜直肠手术[J]. 中华腔镜外科杂志(电子版), 2017, 10(6): 339-342.

[7] 蔡灿锋, 曾兵, 黄闻东. 从膜解剖看腹腔镜辅助全直肠系膜切除术[J]. 中华胃肠外科杂志, 2019, 22(5): 417.

[8] 池畔, 王枭杰, 官国先, 等. 全直肠系膜切除术中直肠系膜分离终点线的发现和解剖及其临床意义[J]. 中华胃肠外科杂志, 2017, 20(10): 1145-1150.

[9] 卫洪波, 黄江龙, 郑宗珩, 等. 腹腔镜直肠癌根治术中保留Denonvilliers筋膜对男性排尿及性功能的影响[J]. 中华胃肠外科杂志, 2015, (3): 282-287.

[10] 冯波, 苏浩. 腹腔镜直肠癌根治术中保留盆自主神经的关键技术与意义[J]. 中华普外科手术学杂志(电子版), 2019, 13(1): 8-12.

[11] 刘骞, 王锡山. 直肠癌侧方淋巴结清扫手术指征和清扫范围[J]. 中国实用外科杂志, 2020, 40(3): 311-315.

[12] 练磊, 谢明颢. 从“两面三道”浅谈直肠癌手术侧方淋巴结清扫的技巧—复杂问题简单化的一个思考[J]. 中华胃肠外科杂志, 2019, 22(6): 597-600.

[13] 卫洪波, 雷普润. 低位直肠癌根治术中Denonvilliers筋膜切除的争议[J]. 腹部外科, 2020, 33(1): 4-8.

[14] 邓祥兵, 孟文建, 张元川, 等. 直肠前间隙Denovilliers筋膜分层结构及与前列腺血管分支的关系[J]. 中华胃肠外科杂志, 2013, 16(5) 489-493.

[15] HINAGAWA T, TANAKA T, NOZAWA H, et al. Comparison of the guidelines for colorectal cancer in Japan, the USA and Europe[J]. Ann Gastroenterol Surg, 2018, 2: 6-12.

[16] HASHIGUCHI Y, MURO K, SAITO Y, et al. Japanese Society for Cancer of the Colon and Rectum (JSCCR) guidelines 2019 for the treatment of colorectal cancer[J]. Int J Clin Oncol, 2020, 25: 1-42.

[17] BENSON A B, VENOOK A P, AL-HAWARY M M, et al. Rectal Cancer, Version 2. 2018, NCCN Clinical Practice Guidelines in Oncology[J]. J Natl Compr Canc Netw, 2018, 16: 874-901.

[18] FUJITA S, MIZUSAWA J, KANEMITSU Y, et al. Mesorectal excision with or without lateral lymph node dissection for clinical stage ii/iii lower rectal cancer (JCOG0212): a multicenter, randomized controlled, noninferiority trial[J]. Ann Surg, 2017, 266: 201-207.

[19] FUJITA S, AKASU T, MIZUSAWA J, et al. Postoperative morbidity and mortality after mesorectal excision with and without lateral lymph node dissection for clinical stage II or stage III lower rectal cancer (JCOG0212): results from a multicentre, randomised controlled, non-inferiority trial [J]. Lancet Oncol, 2012, 13: 616-621.
[20] OTERO DE PABLOS J, MAYOL J. Controversies in the management of lateral pelvic lymph nodes in patients with advanced rectal cancer: east or west? [J] Front Surg, 2019, 6: 79.
[21] ATEF Y, KOEDAM T W, VAN OOSTENDORP S E, et al. Lateral pelvic lymph node metastases in rectal cancer: a systematic review [J]. World J Surg, 2019, 43: 3198-3206.
[22] LIU J, HUANG P, LIANG Q, et al. Preservation of Denonvilliers' fascia for nerve-sparing laparoscopic total mesorectal excision: a neuro-histological study [J]. Clin Anat, 2019, 32: 439-445.
[23] FANG J, ZHENG Z, WEI H. Reconsideration of the Anterior Surgical Plane of Total Mesorectal Excision for Rectal Cancer [J].Dis Colon Rectum, 2019, 62: 639-641.
[24] GHAREEB W M, WANG X, CHI P, et al. The 'multilayer' theory of Denonvilliers' fascia: anatomical dissection of cadavers with the aim to improve neurovascular bundle preservation during rectal mobilization [J]. Colorectal Dis, 2020, 22: 195-202.
[25] HEALD B. Autonomic nerve preservation in rectal cancer surgery --the forgotten part of the TME message a practical

"workshop" description for surgeons [J]. Acta Chir Iugosl, 2008, 55: 11–16.

[26] HEALD R J, MORAN B J, BROWN G, et al. Optimal total mesorectal excision for rectal cancer is by dissection in front of Denonvilliers' fascia [J]. Br J Surg, 2004, 91: 121–123.

[27] MAC FARLANE J K, RYALL R D, HEALD R J. Mesorectal excision for rectal cancer [J]. Lancet, 1993, 341: 457–460.

[28] ITO M, KOBAYASHI A, FUJITA S, et al. Urinary dysfunction after rectal cancer surgery: Results from a randomized trial comparing mesorectal excision with and without lateral lymph node dissection for clinical stage II or III lower rectal cancer (Japan Clinical Oncology Group Study, JCOG0212) [J]. Eur J Surg Oncol, 2018, 44: 463–468.

[29] SAITO S, FUJITA S, MIZUSAWA J, et al. Male sexual dysfunction after rectal cancer surgery: Results of a randomized trial comparing mesorectal excision with and without lateral lymph node dissection for patients with lower rectal cancer (Japan Clinical Oncology Group Study JCOG0212) [J]. Eur J Surg Oncol, 2016, 42: 1851–1858.

10

第十章

# 腹腔镜操作如何练成高手

# Chapter 10 How to become a master in laparoscopic surgery

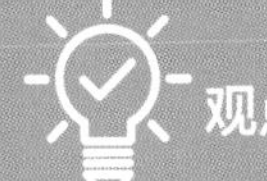

## 观点与观念

一个医生是否成功，绝不会以他/她拥有多少财富为尺度。源远流长的中国文化告诉我们：成功与否有三种层面：立功、立言、立德。

**Views & Concepts**

Whether a surgeon is successful will never be measured by how much wealth he / she has. The long-standing Chinese cultural value shows that there are three different levels of one's success: meritoriousness, doctrine, and virtue.

如何练成高手，面对这个问题不由让人想起了10年前的著名电影《Inception（盗梦空间）》的一段台词：

“An idea is like a virus. Resilient. Highly contagious. The smallest seed of an idea can grow. It can grow to define or destroy you. The smallest idea such as：“Your world is not real”. Simple little thought that changes everything.”

若把其中的“Your world is not real”改成“I want to be the top master of surgery”，最终翻译就是这样：

“一个想法就像病毒，可变性和传染性都极强。这个想法就像最微不足道的种子，但可以成长。它通过成长来定义你或摧毁你。这个最小的想法是：我要成为外科高手。简单的小想法会改变一切。”

是的，2020年，在着手写此书时正值新型冠状病毒肺炎（COVID- 19）流行全世界。正是新冠病毒，让我们的生活、工作、学习按下了暂停键，我们居家隔离，也给我们时间，我们从来没有像在写书的这段时间如此充足，我们可以思索我们的构想，去整理我们团队近年来的一些看法、想法和做法。

无论如何，病毒的流行都会过去，我们期待的生活和工作将重启，本书的最后一个章节也希望那些学习腹腔镜技术、阅读本书的读者也要有个最简单的想法，即“I want to be the top master of surgery”。希望这个想法也像病毒一样，会传染，也能改变一切。希望这个想法也像一颗种子，能在年轻读者的心中扎根生长，开出花来，结出果实。

# 第一节 1 什么是高手？

## Section 1 What is a master？

TIPS 什么是高手？高手首先要有匠心，即具有巧妙心思，能打破常规，发散思维，匠心还须眼到手到，有技艺高超的妙笔之手。

什么是高手？什么是外科手术的高手？还是先从历史典故“庖丁解牛”说起……

那是春秋战国时期，一位厨师叫庖丁，一天宰牛时，魏国的国君梁惠王特地去看了看。国君一看，哇，这可了不得！

梁惠王说：你看庖丁手所接触的地方，肩所靠着的地方，脚所踩着的地方，膝所顶着的地方，都发出皮骨相离声，刀子刺进去时响声更大，更难让人相信的是，这些声音还很合乎音律，竟然同当时的乐曲《桑林》、《经首》的曲调和节奏相合拍。梁惠王说：“好！好啊！你的技术怎么会高明到这种程度呢？”

“庖丁为文惠君解牛，手之所触，肩之所倚，足之所履，膝之所踦，砉然响然，奏刀騞然，莫不中音。合于桑林之舞，乃中经首之会。”

文惠君曰：“嘻，善哉！技盖至此乎？”

庖丁放下刀子回答说：“臣下所探究的其实是事物的规律，这已经超过了对于宰牛技术的追求。当初，我刚开始宰牛的时候（对于牛体身体的结构还不了解），无非看见的只是整头的牛。几年之后，宰牛的时候见到的是牛的内部肌理筋骨，再也看不见整头的牛了。又过了几年，现在，宰牛的时候，臣下只是用一种精神去接触牛的身体就可以了，可不必用眼睛去看，好像视觉都停止活动了，只要凭精神意愿就可以自由地飞动手中的刀。”

庖丁解牛，庖丁就是高手，高手的水平岂止是熟练，宰牛的过程有动感，有节奏感，有美感，就是一种高手的境界，一种艺术的享受！这个典故告诉我们：凡事要探究的其实是事物的规律，找到了事物的规律，手中的那把刀就显得游刃有余了。

其实，现代做腹腔镜也是如此。做好腔镜手术，成为高手，这是多数读者，或者说，作为外科医生的一个愿望。腹腔镜手术的高手肯定比古代庖丁要伟大许多，因为腹腔镜医生面对的不是动物，医生面对的是活生生的病人；因为做腹腔镜手术的医生既要有战略即手术的总体步骤，还要有战术，在具体手术方面操作的技术、技巧，同时还能把握好手术的节奏。

# 第二节 高手长成的定律

Section 2 How to become a master of laparoscopic surgery

TIPS

高手一定是有悟性之人，悟从何来？独立思考，慧眼识珠，举一反三。外科医生，在镜头下表现出：没有结构可构建出结构，可以解剖出结构。

成为腔镜手术高手有秘诀吗？有，世界上高手的长成都用以下高手长成的定律。

## 一 一万小时定律

在20多年前，著名的心理学家K. Anders Ericsson和他的两个同事在柏林的一所顶级音乐学院做了一个这样的研究：即在这个学院里，通过一些教授的帮助，

悟性
取消
搜索范围
排序
对话 | 外科医生的悟性
就外科医生的"悟性"略谈一二。有人说，做一名外科医生是要讲究悟性的。最近...
南方疝论坛 2016-4-10
人文 | 外科医生需要有"悟性"
能否举个例子？其实，"悟性"是讲人的感知、发现和领悟的能力。可理解为一种...
南方疝论坛 2017-4-21
人文 | 外科医生要有"悟性"
能否举个例子？其实，"悟性"是讲人的感知、发现和领悟的能力。可理解为一种...
南方疝论坛 2016-12-5
随笔 | 外科医生谈"悟性"
何谓"悟性"？可能又颇为抽相，也许是讲一个人的感知、发现和领悟的能力。也...
南方疝论坛 2016-7-14

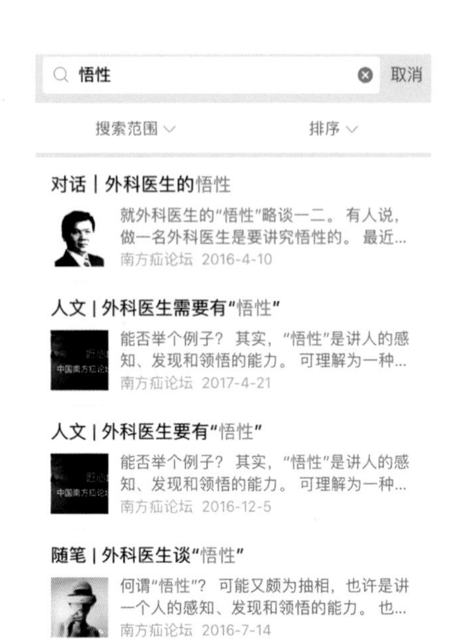

图10-1　自媒体上关于悟性的搜索

更多关于"悟性"方面的知识，可于微信公众号"南方疝论坛"上搜索相关推文

他们把学院学习小提琴演奏的学生分成三个组。第一组是学生中的明星人物，非常具有成为世界级小提琴演奏家的潜力；第二组的学生只被大家认为比较优秀；第三组学生的小提琴演奏水平被认为很难达到专业水准，他们将来的目标只是成为一名公立学校的音乐教师。然后，组织所有学习小提琴的学生认真地回答一个问题：在你的一生中，从拿起小提琴开始，你练习过多少个小时？

所有的人，三个组所有的学生，都开始回放自己

已经过往的时间——差不多都是从5岁的时候开始。在开始学习小提琴的几年里，每个人练习的时间几乎都是一样——每周大约2～3个小时。

但是到8岁左右，差别开始显现出来。一个班级最为出色的学生练习的时间开始多于其他学生：9岁的时候每周6小时，12岁的时候每周8小时，14岁的时候每周16小时，这样一步一步增加练习时间，一直到20岁的时候，他们还在不断练习——这时他们的练习更具有明确的目标和个人方法，从而，表演得更为出色——这样的练习每周超过30个小时。

实际上，到20岁的时候，这些卓越的演奏者已经在他的生命中练习了10 000个小时。与这些卓越者相比，那些比较优秀的学生练习的时间是8 000个小时，而那些未来的音乐教师，他们的练习时间只有4 000个小时。

随后，Ericsson和他的同事又在钢琴业余演奏者和专业演奏家之间做了比较，得到的结果也是一模一样。钢琴业余演奏者在童年时期，每周练习的时间从来没有超出过3个小时，到20岁左右，他们练习的全部时间大约是2 000个小时；与他们形成鲜明对比的是，那些专业演奏家，他们每年都会有计划地逐步增加自己每周的练习时间，在他们20岁左右，练习钢琴的全部时间达到了10 000个小时。

Ericsson和他同事的研究，让人们惊讶地发现，在卓越者中并没有“与生俱来的天才”——如果和其他人一样仅练习很少的时间，任何一位音乐工作者都不可能成为佼佼者。他们也发现很少有“劳而不获者”，一个比他人更勤勉工作的人，不仅会停留在一个较高的水准，而会寻求更大的突破。Ericsson的这项研究表明，如果一个人拥有进入顶级音乐学校的实力，那么，看他是否比其他人更勤勉，就能断定他是否能从学生中脱颖而出。那些最为卓越的人，不仅比他人勤勉，而且，他们非常非常地勤奋刻苦，这不是一般人能想象的。

也就是说，一定程度的紧张练习对那些能够肩负重要使命的卓越者而言，是必不可少的——他们需要一遍一遍研习专业技能。事实上，研究者们都认为，卓有成效的练习时间必须达到10 000个小时，这真是不可思议！

这个例子来自几年前的畅销书《异类》，正是在这本书中，作家Malcolm Gladwell 提出了一个著名的一万小时定律：即一个普通的人，自开始从业到成为这个业界或某个领域的专家乃至世界级大师，都有一个共同的必要条件，即至少要花10 000个小时的不断实践和锻炼。这个定律几乎适用于所有领域的从事各种技能的工作者，当然也包括外科医生。

一万小时，可以计算，即每天工作8小时，需要5~8年的时间。换个角度来看，是否你只要是花足够时间，就能在你所花费时间的那个领域做得很棒，但实际上也并不完全是如此。如果仅仅是简单的重复，你很可能只是达到一个较高的熟练水平，而不是达到最棒。所以，通往高手的阶梯上不只是一个时间的问题。

## 二 练成高手的方法“刻意训练”

如何更快的成长，特别是在专项的技术方面，有人引出了刻意训练（Deliberate Practice）的观念。其实，这个观念是源于佛罗里达州立大学心理学教授Anders Ericsson。心理学研究的当然是注重人们的行为。

通过学习和实践，我们体会到刻意训练是为了发展某项技能或某些相互关联的技能而产生“刻意”的有时程的训练。

（1）要求学员持续不断地挑战那些刚好不会或不熟的，但又可以达到具体操作的动作。

（2）训练包括有特定的目标或分阶段的目标。

（3）组建具有竞争性友好的环境，利于激发自我的潜力。

（4）训练过程包括反馈，即有导师的指导，纠正再加上自我的调整（特别是对于腔镜技术，视频就是通过回顾找到可以反馈和改进的方法）。

（5）提升那些已经获取的技能，随着训练时程，将这些技能细节在关键点上进行改进，最终产生卓越的表现。

作为操作技能方面，刻意训练和普通的重复性训练存在一个很重要的不同在于反馈。反馈（feedback）又称回馈，是控制论的基本概念，指将系统的输出返回到输入端并以某种方式改变输入，进而影响系统功能的过程。通俗地讲就是刻意训练需要有人的指点。试想一下，如果你重复性的训练过程其实都是错误的，那么你只会在错误的道路上会越走越远。很多专家和普通从业者之间的差别，可能仅仅是某些细节上的，但是很多细节的积累，就表现出水平的差异。

我们这个教材的编排和组织国家级继续教育项目是向着这个方向进行的一次尝试。

## 三 高手注重细节

成功取决于细节，或者说，细节决定成败。

例如，我们熟悉的“减兵增灶计”说的是一千多年前的三国时期，诸葛亮北伐曹魏之事，诸葛亮出祁山，因佞臣苟安粮草违限之事，得罪小人，中了司马懿的离间计。刘禅（阿斗，刘备的儿子）宣召孔明（诸葛亮）回兵。两军对垒，关键时刻轻率退兵极有可能遭到敌对方的追击，一旦被司马懿大军随后攻击，则可能造成蜀兵的溃散，损失将非常巨大。诸葛亮害怕司马懿在后追杀，便用“减兵增灶计”。比如军中只有一千军士，则晚上扎营时要掘两千个灶，第二天晚上则掘三千个灶，依此类推。如果细节上做得不好，就会被人识破。司马懿见蜀军每日灶数增加，以为有兵士不断加入，于是不敢再鲁莽追击。诸葛亮则成功撤回蜀中。

一样道理，手术也讲究细节，如何体现，记得在一次手术视频大赛上，一位选手的视频很干净、漂亮。但再仔细一看发现电刀的时间较长，火花也明显，再追问一下，术后有没有血清肿出现，回答是肯定的。

腹腔镜能让手术者进步的更快，为什么？腹腔镜很容易采制成视频，这是一个非常便利的条件，高手手术视频，网络上也较容易找到。关键点是从视频中如何去分析？找场景，找细节。

“场景”可能是电影和戏剧中的名词，但可不管这些，腹腔镜手术视频中的“场景”就是一空间分析，一个角度分析，如图10-2，作为这个场景，镜子的角度在哪里，左手在什么位置，右手在什么位置，从哪个角观察，向哪个方向运动，运动中的轨迹是什么。这些就是细节，这样去学习，就会很有效果，进步很快。

所以，腔镜下疝手术细节就是你手中的电刀功率大小，细节可能就是你“画眉毛”时的腹膜前气化，细节就是你“拉山头、走山脊”能看到什么。细节还可以看到切开的精索内筋膜，细节还在于如何牵拉疝的方向。

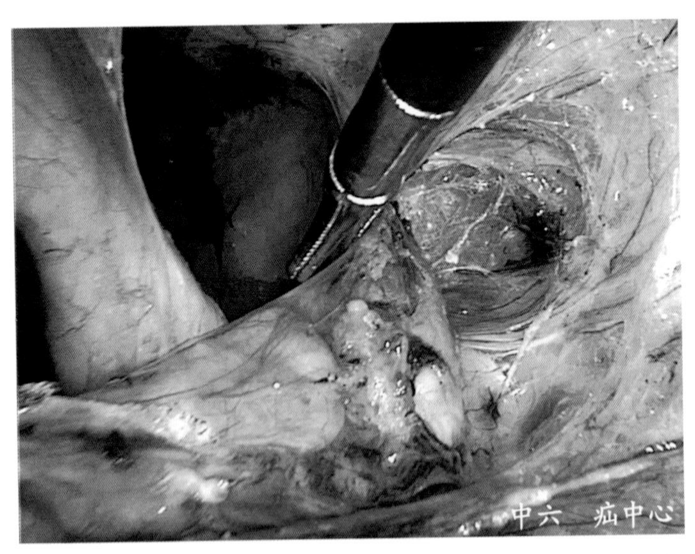


图10-2 腹股沟疝手术场景之一

图中显示了分离了两个间隙后，中间的山头“立”了起来，从中可以显示前后、左右、上下的空间关系

希望每一位学员学会注重细节，从细节中成长，成为一位有良好习惯的人，最终成长为一位优秀的外科医生。

# 第三节 实现目标

3

## Section 3 Achieving goals

TIPS 立德、立功、立言，现在可以理解为人生的三个最高标准，说白了，就是做人、做事、做学问。

在本书的最后，还要说的是：学以致用，融会贯通。

如何才能学以致用，融会贯通？这里就要讲如何论“道”和实现目标施之有法。

在老子的《道德经》一书中开篇的第一句话就是：

“道可道，非常道，名可名，非常名。”

什么是“道可道，非常道”？“道”即是规律、秩序的意思，其文中，第一个“道”是名词，泛指宇宙中的一切自然之规律，是万事万物在各自位置上的运行之道。第二个“道”是动词，指代解释、交代、澄清、说明白的意思。第三个“道”的意思跟第一个“道”的无异。句子中“名”的用法跟“道”的用法基本一样，第一个和第三个“名”指代世间一切实实在在的名称、名分或代号，是人们所认为的实物，不能用来虚构，第二个“名”指给事物命名或定名。

老子早已远去，当今还有论述科学与技术的达人长者——美国著名学者Kevin Kelly（凯文·凯利），凯文·凯利说：“未来，你的薪水高低将取决于你能否和机器人默契配合。而目前90%的同事将会是看不到的机器，而没有它们，你的大部分工作将无法完成。”

是的，腹腔镜本身就是一套机器系统，今天我们对未来充满无限期待，用天马行空的想象力描述它，但真正伟大的东西远远超出我们的想象。未来是令人难以置信的，但是，我们须相信那些不可能之事，我们尚处在开始的开始。在不远的将来，我们会向哪些方向前行，必然而然。凯文·凯利还基于过往从业经历和对未来趋势的敏锐观察对十二个关键词在未来三十年中产品和服务的总趋势做出阐述。新兴技术正在席卷全球，这股迅猛的大潮会潜移默化且持续坚定地改变我们的文化。这十二个关键词就是：

形成（becoming）、知化（cognifying）、流动

（flowing）、屏读（screening）、使用（accessing）、共享（sharing）、过滤（filtering）、重混（remixing）、互动（interacting）、追踪（tracking）、提问（questioning）以及开始（beginning）。

请注意，它们不仅仅是动词，还是一种“现在分词”，用来表达“持续动作”的一种语法形式。而这些力量正是处在加速中的动作。

愿意与我们的读者一起，学以致用，融会贯通，实现目标。

更多的资讯，更紧的联系，请在微信中搜索公众号“中国南方疝论坛”（图10-3、图10-4），加关注，我们会与你同在。

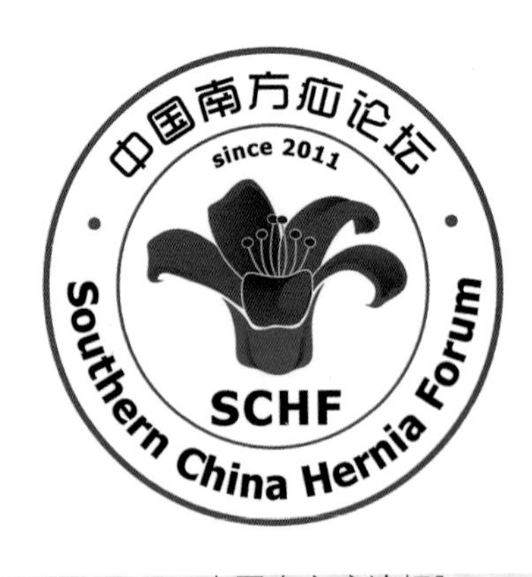


图10-3　中国南方疝论坛logo

在疝界颇具影响力的学术论坛，已经举办9届

图10-4　南方疝论坛微信公众号
请扫二维码关注

融会贯通，这是外科医生努力要做的，记得我的老师曾反反复复地说："举一而反三，闻一而知十，乃学者用功之深的体现，穷理之熟，融会贯通，成长的表现。"这里穷理是指穷究事物之理，找寻事物的规律。对于手术的原理一旦明白，分析今天各种技术和技巧，将他人的技术和技巧融会贯通，水到渠成自然就会成为高手。

我们编写本书的目的是想从方法学入手，想换个方式、换个角度去分析腹腔镜操作技能、技巧。

回到本章的主题：如何练成高手？

高手的功夫体现在手术，体现在对病人的细节，手术无论大小，好的手术有三个一致的标准。

那就是：

一个有解剖、有层次的手术；

一个有战略、有节奏的手术；

一个有细节、有技巧的手术。

（江志鹏　周太成　侯泽辉　马宁　陈双）

## 参考文献

[1] ERICSSON KA, CHENG X, PAN Y, et al. Memory skills mediating superior memory in a world-class memorist [J]. Memory, 2017, 25 (9): 1294-1302.

[2] COUGHLAN E K, WILLIAMS A M, MCROBERT A P, et al. How experts practice: a novel test of deliberate practice theory [J]. J Exp Psychol Learn Mem Cogn, 2014, 40 (2): 449-458.

[3] KEVIN KELLY.The Inevitable: Understanding the 12 Technological Forces That Will Shape Our Future [M]. Penguin New York: books, 2016: 22-87.

# 部分索引

## Partial index